Gesund durch Wissen

Andreas Schauffert

Andreas Schauffert

Gesund durch Wissen

Ein praktischer Wegweiser für eine allumfassende Gesundheit.

Dezember 2016, 3. erweiterte Auflage

Shaker Media

Bibliografische Information der Deutschen Nationalbibliothek
Die Deutsche Nationalbibliothek verzeichnet diese Publikation in der Deutschen Nationalbibliografie; detaillierte bibliografische Daten sind im Internet über http://dnb.d-nb.de abrufbar.

Printed in Germany.

ISBN 978-3-95631-536-7

Shaker Media GmbH • Postfach 101818 • 52018 Aachen
Telefon: 02407 / 95964 - 0 • Telefax: 02407 / 95964 - 9
Internet: www.shaker-media.de • E-Mail: info@shaker-media.de

Inhaltsverzeichnis

Gesund durch Wissen
Andreas Schauffert

Allgemeine Information für den Leser

Dieses Buch dient der Information über Produkte der Gesundheitsvorsorge und Selbsthilfe. Wer sie für sich nutzt, tut dies in eigener Verantwortung. Autoren und Verlag beabsichtigen nicht, Diagnosen zu stellen oder endgültige bzw. alleingültige Therapieempfehlungen zu geben. Die hier beschriebenen Produkte sind auch nicht als Ersatz für professionelle medizinische Behandlungen bei gesundheitlichen Beschwerden zu verstehen. Jede Einnahme nach Bestellung oder die Anwendung technischer Produkte stehen in der Verantwortung des Lesers und Anwenders. Diese Informationen können den Besuch beim Arzt nicht ersetzen, sie können Ihnen jedoch dazu verhelfen, sich auf ein Fachgespräch mit Ihrem Therapeuten vorzubereiten.

Warum dieses Buch?

Tatsächlich gibt es bereits zahlreiche Angebote zum Thema Gesundheit und man könnte sich fragen: Warum dieses Buch?

Entstanden ist das Buch aufgrund zahlreicher, sehr eindrücklicher Rückmeldungen von Menschen, welche schon alle Hoffnung auf selbst eine kleine Verbesserung aufgegeben hatten. Dies gab den inneren Anlass dazu, dieses Buch zu schreiben und das Wissen und die Erfahrungen einer breiteren Leserschaft zukommen zu lassen. Dieses Buch soll ein zuverlässiger Richtungsweiser im Dschungel der Medizin sein, soll Ihnen neue Erkenntnisse in bisher verborgene Zusammenhänge bieten und Ihnen einen neuen Hoffnungshorizont eröffnen. In der Klarheit und Zuverlässigkeit der Diagnose sowie der Einfachheit der angewendeten Mittel liegt oft das Geheimnis der Heilung verborgen.

Zum ersten mal in der Geschichte der Menschheit wird uns in aller Klarheit aufgezeigt, welche Nahrungsmittel für den Menschen und sogar Tiere empfehlenswert sind und welche nicht. Die Auswirkungen der guten und schlechten Nahrungsmittel eröffnet demjenigen, der sie anwendet völlig neue Perspektiven in der Behandlung seiner Gesundeitsprobleme und kann die Wirksamkeit am eigenen Leibe in sehr kurzer Zeit erfahren.

Dieses Buch kann Ihnen neue Sichtweisen über Zusammenhänge des Lebens und Ihrer Gesundheit aufzeigen. Wenn man bereit ist, sich für Neues oder Ungewöhnliches zu öffnen, gibt es für Vieles eine Erklärung, wenn auch nicht immer eine Lösung. Die meisten Menschen beschäftigen sich erst mit dem Thema Gesundheit, wenn sie ihnen abhanden gekommen ist. Die Autoren befassen sich mit den Angeboten für Ihre Gesundheit schon seit mehr als 20 Jahren. Sie suchten nach immer neuen Lösungswegen in der Komplementärmedizin. Ihren Erfahrungsschatz versuchen die Autoren Ihnen mit Hilfe dieses Buches vorzustellen.

Jeder Therapeut hat seine ganz speziellen Therapie-Empfehlungen für seine Patienten. Die Autoren gehen davon aus, dass dieses Buch eine Ergänzung Ihres bisherigen Wissens darstellen kann.

Die Verfasser komprimieren den umfangreichen Erfahrungsschatz vieler Ratschläge in nur einem Gesundheitsbuch. Lesen Sie selbst: „Gesund durch Wissen“ ist gespickt mit zahlreichen sinnvollen Tipps für Gesunderhaltung.

Nicht nur Ihre Zähne brauchen täglichen Schutz durch Putzen, Ihr ganzer Organismus bittet um Aufmerksamkeit durch Prävention. Gesunderhaltung ist nur möglich, wenn das Bewusstsein dafür geschaffen wird.

Viele Buchautoren vermuten zu Recht, dass Gesundheit vor allem von Ernährungsgewohnheiten abhängig ist. Andere wiederum glauben, dass genetische Veranlagungen für bestimmte Krankheiten verantwortlich sind, die vererbt werden können. Häufig jedoch stellt sich ein körperliches Symptom nach lange anhaltendem seelischem Kummer oder nach einer langen Stressphase im Beruf ein. Bedauerlich ist nur, dass Mediziner noch viel zu selten die Macht der Psyche über die Gesundheit berücksichtigen. Andererseits gibt es auch viele Therapeuten, die den Einfluss der Psyche eindeutig überbewerten und dadurch die Menschen in innere Seelenkonflikte stürzen, aus denen sie oft nur schwer wieder herausfinden. Da werden schicksalhafte Verstrickungen diagnostiziert, Kindheitstraumata herbeigeredet und so wird der Mensch in fortwährende emotionale Verwicklungen gedrängt, denen er oft kaum mehr entrinnen kann. Das Gesunde liegt immer in der Mitte. Weder eine Ablehnung noch eine Überbewertung der Psyche sondern eine sinnvolle Betrachtung aller seelischen und äußeren Einflüsse wird eine heilende Wirkung auf den ganzen Menschen haben.

Viele Patienten wandern über Jahre von einem Facharzt zum anderen. Manche mit chronischen Erkrankungen haben eine lange Odyssee durch Arztpraxen hinter sich, ohne Hilfe gefunden zu haben. Einige von ihnen wollen dennoch nicht aufgeben und probieren weiterhin Therapievorschläge aus, andere resignieren vorschnell und ergeben sich in ihr Schicksal. Bei manchen Krankheitsbildern kann ein geschulter Therapeut von einem Trauma aus frühester Kindheit ausgehen und versuchen, dem Problem über eine Psychoanalyse auf den Grund zu gehen. Esoteriker vermuten bei bestimmten Krankheitsbildern sogar „Dämonen" oder „Besetzungen". Wissenschaftler suchen den Grund der Krankheit im Blut oder vermuten bei manchen Nervenleiden mögliche Impfschäden oder Spätschäden einer nicht ausgeheilten Viruserkrankung.

Die Therapievorschläge sind unterschiedlich, ebenso ein empfohlener Genesungsweg. Häufig sind viele Mediziner auch überfordert, denn die meisten Krankheiten haben eine Vorgeschichte, die nicht in Kürze erforscht werden kann und die wenigsten Patienten übernehmen Verantwortung für ihre eigenen Fehler. Der Arzt versucht, bei seinen Not leidenden Patienten die Beschwerden mit allopathischen oder pflanzlichen Produkten wenigstens zu lindern.

Da die hier vorgeschlagenen Therapien alle auf Naturgesetzen basieren, ist ein Glaube des Anwendenden nicht nötig. Sind die Ursachen der Beschwerden auf rein physischer Ebene, treten dieser Gesetze oft beinahe sofort in Kraft und die oft jahrelangen Beschwerden können innerhalb von Minuten od. Wenigen Tagen verschwinden. Sind die Beschwerden jedoch auf stark seelische Einflüsse zurückzuführen, dann ist die Mitarbeit des Betroffenen ausschlaggebend. Schafft es der Betroffene nicht, seine seelischen Konflikte aus seiner Inenwelt zu schaffen, wird eine Heilung in den allermeisten Fällen unmöglich. Und so wird jeder Mensch durch die Gesetze des Lebens zur Selbstverantwortung erzogen. Lässt er sich nicht erziehen, dann versucht die Schule des Lebens ihn über das Leiden zur Freiheit und Gesundheit der Seele und des Leibes zu führen. Dazu gehören völlige Vergebung und sich vergeben lassen. Ohne eine völlige Vergebung und das Ausmerzen auch des geringsten Àrgers, kann eine völlige Heilung nicht eintreten. Und so kann sich jeder freiwillig in die Schule des Lebens begeben oder das Leben nötigt ihn durch das Gesetz; was du säst wist du ernten! Diese Grundformel des Lebens wird sich immer offenbaren ob man daran glaubt oder nicht, ob man es möchte oder nicht, immer wird sich dieses Gesetz erfüllen. So kann es sogar vorkommen, dass gewisse Fehler, die man im Leben begeht irreparable Schäden oder irreversible Zustände geschaffen haben, die das ganze Leben belasten können. Darum seien wir weise und bedenken die Auswirkungen unseres Tuns und Lassens reiflich, denn die Auswirkungen betreffen eventuell sogar zukünftige Generationen! Über so hoch komplexe Zusammenhänge denkt kaum jemand nach und kaum jemand macht sich Gedanken über die Auswirkungen seiner Handlungen auf seine Kinder oder sogar Enkelkinder und sogar auf die Gesellschaft als Ganzes! Ohne das Wissen dieser Zusammenhänge tappt der Mensch wie im Dunkeln und wird zum Spielball des Lebens, seiner eigenen Schwächen und Lüste, statt zum Gestalter und Heiler seines Lebens und seiner Umgebung. Um sich hierin zurecht zu finden, soll Ihnen dieses Buch ein zuverlässiger Ratgeber sein, der Ihnen nicht nur neue Horizonte eröffnet, sondern Sie auch darin bestärkt statt Opfer, Gestalter des Lebens zu werden.

Haben Sie Hoffnung, denn das Leben bietet Möglichkeiten, an die sie eventuell noch nicht gedacht haben oder die sie bis jetzt noch nicht kennen. Jedoch ist die Bereitschaft zur Veränderung auf jeder Ebene absolut notwendig um einen vollen Erfolg zu garantieren. Jeder Kompromiss zieht wiederum Konsequenzen nach sich, die sich aber die meisten Menschen nicht bewusst sind. So ist jeder seines Glückes Schmied und das Leben wird es ihm zeigen, ob er auf dem richtigen Weg ist oder nicht.

Wir sind für unsere Gesundheit und unsere Gedanken selbst verantwortlich. Der Glaube lässt uns Positives erfahren, der Zweifel lässt uns immer dort, wo wir uns gerade befinden - nämlich in einer Sackgasse. Das bedeutet wiederum auch, dass wir die Verantwortung für unser Leben selbst tragen. Schon in der Bibel heißt es: „Nicht ich, sondern Dein Glaube hat Dich geheilt!" Deshalb empfehlen wir bereits im ersten Kapitel:

1. Entscheiden Sie sich für das, was sie im Leben erfahren wollen und zwar JETZT!
2. Stellen Sie sich mehrmals am Tag vor, wie es wäre, wieder gesund zu sein und zu bleiben.
3. Suchen Sie Hilfe nur dort, wo Sie neue Hoffnung finden, denn Ihr Glaube ist jetzt wichtig.
4. Erkennen Sie jetzt, dass Ihr Leben auf Entscheidungen aufgebaut ist, die Sie bewusst oder unbewusst auf irgendeine Weise selbst getroffen haben.

Neben wichtigen Hinweisen stellt Ihnen dieses Buch zusätzlich Produkte vor, die tausenden von Menschen bereits geholfen haben. Sie sind kein Allheilmittel gegen all Ihre Beschwerden, aber sie können in Ihnen nach einer zuverlässigen Diagnose berechtige Hoffnung auf Genesung und Verbesserung Ihres Zustandes wecken. Am Ende des Buches finden Sie eine Indikationsliste, welche ihnen bestens bewährte Produkte empfehlen, die in den allermeisten Fällen eine deutlich veränderung des Zustandes innerhalb von Minuten oder wenigen Stunden bewirken. Dies klingt unglaublich und dennoch ist es so wie zahlreiche Kunden auf der ganzen Welt bestätigen. Es klingt aber nur für die meisten Leser unglaublich weil ihnen bis jetzt niemand diese Informatioen zukommen liess. Weil die gegenwärte Gesetzgebung es nicht erlaubt, die heilenden Wirkungen verschwiedener Nahrungsmittel und Produkte publik zu machen. Wären diese Informationen frei zugänglich, dann wäre das, was ich in diesem Buch schreibe Allgemeinwissen und die Krankenhäuser wären fast leer.

So unterbindet die heutige Gesetzgebung, dass wir nach dem Grundsatz von Hippokrates leben:

„Eure Lebensmittel sollen eure Heilmittel sein und eure Heilmittel sollen eure Lebensmittel sein."

Wenn Sie Verantwortung für Ihr Leben übernehmen wollen, dann fangen Sie jetzt damit an! Egal wofür sie sich entscheiden, folgen Sie ihrem Gefühl. Dies wird vor allem dann immer leichter, wenn man nach den ersten neu gemachten Schritten eine Linderung der Beschwerden verspürt. Mit wieder erwachter Hoffnung werden Sie den neuen Weg auch mit positiveren Gefühlen begehen und damit wächst auch Ihr Mut für einen weiteren Schritt ins Unbekannte.

Wir sind sicher, dass Sie aus den Ratschlägen und empfohlenen Produkten etwas für Ihre Gesundheit entnehmen und mit Ihrem Therapeuten besprechen können.

Schon Konfuzius sagte seinerzeit: „Ich erforsche Dinge. Mehr Wissen macht das Herz rein!" Unwissenheit macht uns krank; Gewissheit und Klarheit kann zu mehr Weisheit und Gesundheit führen. Zum einem gibt es über körperliche Beschwerden genügend Fehlinterpretationen und zum anderen nehmen wir die ersten Warnsignale unseres Körpers zu selten ernst. Der Körper reagiert nicht nur auf etwas, das ein anderer mit uns gemacht hat, sondern er speichert auch sämtliche negativen Gedanken, die wir über jemand anderen oder uns selbst hatten. Manches wird von uns unbewusst wahrgenommen und damit sind wir oft auch Lug und Betrug ausgesetzt. Wir fühlen uns nicht wohl und wissen in manchen Situationen nicht warum.

Durch den daraus entstandenen Seelenschmerz empfinden wir anhaltende Wut und kaum den Wunsch zu vergeben, wenn wir entdecken, dass wir zum Beispiel von anderen manipuliert wurden. Der Körper spürt obendrein nicht nur den persönlich erlebten Betrug, er nimmt einfach alles wahr, auch die Kollektiv-Lügen über Pressemeldungen, die uns auf irgendeine Weise schaden. Mit vielfältigen Symptomen will der Körper uns auf das Geschehene aufmerksam machen. Er will mit einer Empfindung sagen: Da läuft etwas nicht zu Deinem Wohle ab – sei aufmerksam. Gesunderhaltung hat in diesem Falle auch etwas mit Aufmerksamkeit zu tun und mit Seelenpflege. Allerdings interpretieren wir oft körperliche Symptome falsch und greifen voreilig zu irgendeiner Medizin.

Wenn wir schon mit einem Mittel auf körperliche Signale reagieren wollen, dann sollte es uns auch eine seelische und körperliche Weiterentwicklung erlauben und deshalb sollte man zunächst ein leichtes Präparat gegen unklare Symptome wählen, bevor feststeht woher die körperlichen Beschwerden überhaupt kommen. Gesundheit ist heute oftmals ein Geschäft. In „Gesund durch Wissen" geht es um sanfte Wege in die Beschwerdefreiheit. Sie entscheiden! Manchmal kann auch ein Ratschlag helfen, der nicht gleich etwas kosten muss. Wenn wir ohnehin besser auf uns achtgeben würden, dann wären wir auch alle gesünder.

Die Therapievorschläge sind einfach

Wir bringen Sie ohne Umschweife schnell an wichtige Informationen für Ihre Entscheidung. Während ein medizinischer Laie im Internet zahlreichen medizinischen Angeboten hilflos gegenüber steht, haben wir für Sie eine bestens bewährte Auswahl getroffen. Das Buch „Gesund durch Wissen“ ist das Produkt einer großen Nachfrage nach mehr Erklärung. Immer mehr Menschen suchen nach alternativen Lösungsansätzen für ihre gesundheitlichen Probleme.

Gesunde Ernährung

Dies ist ein sehr heikles Thema weil so unterschiedliche Meinungen und Theorien in der heutigen Zeit darüber kursieren. Trends wie vegan, rohkost, smoothies sind fast schon in aller Munde und man sollte meinen, dass sich die Menschen, die dich so ernähren einer optimalen Gesundheit erfreuen, aber weit gefehlt. So stellt sich natürlich die Frage, wie kommt es, dass zahlreiche Menschen diesen Modeerscheinungen folgen und so wie es aussieht nicht im geringsten davon profitieren, sondern ganz im Gegenteil sich schleichend ruinieren. Starke Blähungen, Unterkühlung, wie kalte Hände und Füsse, zu niedrige Körpertemperatur, Energielosigkeit, fahle Haut und Hautausschläge bis hin zu starken Gelenkproblemen und rheumatischen Schmerzen, gehören zu den häufigsten Problemen, die man antrifft, wenn man sich mit Menschen unterhält, die diesen Trends folgen. Der anfägliche Enthusiasmus des Betroffenen endlich den richtigen Weg gefunden zu haben, sorgt für einen Energieschub, den man mit einem Placeboeffekt vergleichen könnte. Dieser Energieschub hält eine gewissen Zeit an und ebbt dann langsam ab bis er zur chronischen Unterversorung und den oben erwähnten Problemen führt.

So muss es also einen Weg geben, der für alle leicht gangbar ist, sowohl für Kinder als auch für Erwachsene, für Gebildete und Ungebildete, für jeden soll es ein einfaches Rezept geben nachdem er sich richten kann und das allgemeingültig ist.

Für jeden einleuchtend sollte die Tatsache sein, dass es Lebewesen im Tier- und Pflanzenreich gibt, die dem Menschen schaden können. Weniger bekannt ist es, dass sogar „Lebensmittel" die wir täglich zu uns nehmen durchaus sehr schädigende Wirkungen auf uns haben können. So wurde anlässlich einer Studie in Uganda und Kongo festgestellt, dass z.b. der Verzehr von Kasawa-Manniok zu sofortigen irreversiblen Schäden führen kann. Kassava-Manniok zählt in gewissen Gebieten Afrikas zu den Hauptnahrungsmitteln, was zur Folge hat, dass nur die wenigsten Jugendlichen in diesen Regionen einen höheren Schulabschluss schaffen, weil der Kassava eine schädigende Wirkung auf die kognitive Wahrnehmung des Menschen hat. Schäden dieser Art ausgelöst durch „Nahrungsmittel" die wir fast täglich verzehren sind kein Einzellfall. So enthält z.B. der Knoblauch ein Gift, welches sogar die Gehirnschranke durchbrechen kann oder der Lauch enthält einen Stoff, der Blutgefässe auflösen kann, was bei älteren Menschen besonders gefährlich ist. Die grünen Bohnen können beim rohen Verzehr sogar kleine Kinder töten und die Kartoffel gilt bis heute als Giftpflanze, die es sehr schwer hatte überhaupt als Nahrungsmittel von der Bevölkerng akzeptiert zu werden, weil sich etliche Menschen daran vergiftet hatten.

Bei den Tieren ist die Sachlage einfacher, dort erkennen wir fast sofort ob uns ein Tier freundlich gesonnen ist oder uns gefährlich werden kann. Bei den Pflanzen ist es nicht ganz so einfach. Wohl gibt es gewisse Dinge, die uns aufmerksam machen könnten, dass z.b. eine Brennessel nicht für den Verzehr gedacht ist, weil sie eben brennt und uns von sich stösst. Ebenfalls sind die beim Kochen aufsteigenden Gerüche ein wichtiger Hinweis ob das verzehrende wohltuender oder eher schädlicher Natur ist. Einfacher ist es schon beim Knoblauch, der uns schon alleine durch den Verzehr die Menschen vom Leibe hält, weil unsere Ausdünstung so übel ist. Die Zwiebel treibt uns Tränen in den Augen, aber es wird uns schon von Kindheit an eingepräft, dass das nun mal dazugehöre und wir da durch müssten.

Wir haben also gewissen Hinweise, jedoch achtet kaum jemand im täglichen Leben darauf und so wird munter verzehrt, was einem gerade so vor den Mund gesetzt wird, ohne tiefer darüber nachzudenken, ob denn diese Pflanze auch tatsächlich für den menschlichen Verzehr gedacht ist.

So benötigen wir also eine Richtschnur, die es uns ermöglicht den Weg durch dieses Labyrinth zu finden. Eine Richtschnur die für jeden gültig ist und die das Wesen der Pflanze und deren Auswirkung betrachtet.

Das uns die Wissenschaft fast völlig im Stich lässt und wir von den Behörden kaum Hilfe zu erwarten haben, leistet und der Pendel einen guten Dienst in dieser Sache.

Der Pendel ist zwar kein wissenschaftliches Messinstrument, jedoch kann er uns klare Hinweise geben in an und für sich sehr einfache Zusammenhänge, in die die Wissenschaft bis jetzt noch gar nicht vorgedrungen ist.

Nehmen wir den Menschen als das Zentrum der Schöpfung. Als einziges Wesen auf diesem Planeten hat er einen aufrechten Gang und schon alleine an der Haltung können wir erkennen, ob ein Mensch gesund oder bereits kränlich ist. Steht der Mensch schief oder nach vorne gebeugt, kann sogar ein unerfahrener Mensch erkennen, dass mit diesem Menschen etwas nicht stimmt.

Also die Aufrechte, das im Lot sein, die Leichtigkeit der Bewegung lassen bereits auf vieles Schliessen.

Nun benötigen wir noch einen Energierichtwert, der es uns erleichter die notwendigen Schlüsse zu ziehen. Der Mensch steht also in der Mitte einer Skala die von 0-20 geht. Der Energiewert eines gesunden Menschen wäre im Falle dieser Skala bei 10 anzusiedeln. Bei einer Skala von 0-100 wäre der Richtwert bei 50, entscheidend ist, dass der Mensch im Zentrum des geschehens ist und die Schöpfung auf den Menschen einwirkt, zu seinem Wohle oder zu seinem Verderben. Alle Materialien oder Nahrungsmittel die nun unter dem Energiewert 10 sind, ziehen den Menschen nach unten, schieben ihn aus dem Lot und sorgen dafür, dass er innerlich und äusserlich aus der Balance gerät. Alles was über dem Energiewert 10 ist, stärkt den Menschen, hält ihn Aufrecht und erleichtert ihm das aufrechte gehen. Aber nicht nur dies. Alles was unter 10 ist, vermindert die Durchblutung, den Stoffwechsel und hemmt die Entgiftung, so dass sich mit der Zeit Stoffe ablagern, die dann zu Schäden vielfältigster Natur führen, wie z.b. Augenleiden oder eben rheumatische Beschwerden.

Produkte oder Nahrungsmittel die über dem Energiewert 10 sind, tun genau das Gegenteil, so dass der Mensch innen und aussen strahlend ist, keine Schmerzen verspürt, eine grosse Leichtigkeit und Beweglichkeit hat und sogar sein äusseres Erscheinungsbild deutlich gesünder aussieht.

Mit dieser einfachen und einleuchtenden Methode haben wir einen Gradmesser an den sich jeder halten kann, den man überall und immer einhalten kann. Erkennt man bei einer Speise, dass Dinge dabei sind, die einen tiefen Energiewert haben, dann lässt man sie einfach liegen und bedient sich nur den gesunden Nahrungsmitteln.

Da sich die wenigsten Menschen vorstellen können zu was für Problemen denn schlechte Nahrungsmittel führen können sollen hier ein paar Beispiele eingefügt werden, die die Zusammenhänge mehr als verdeutlichen.

Aussagen von richtigen Personen, die ihre Erfahrungen mit dieser neuen Ernährungslehre machen:

„Hallo Andreas ich hoffe es geht dir gut
Wollte dir kurz schreiben da ich wieder krasse sachen mit der Ernährung erlebt habe... habe vor Weihnachten wieder etwas locker gelassen und wieder kreuz und quer gegessen zwar von den weniger guten sache wie Zwiebeln,Kartoffeln usw... bis zu silvester hatte ich jeden Abend sofort nach dem Essen schreckliche Kopfschmerzen. Habe an Silvester wieder geschaut was ich zu mir nehme und mich hauptsächlich nur von Fleisch ernährt an dem Abend. Später ging ich zu meiner Familie bei der wir eingeladen waren weiter zu feiern und da gabs wieder Kartoffeln mit

Ziebeln gebraten und ich bekamm sofort wieder Kopfschmerzen der ganze Abend war zerstört. Aber ich denke das ich daraus gelernt habe."

Frau aus Freiburg: sie hatte an dem abend und während der nacht starke rückenschmerzen und hat es mir am nächsten tag erzählt. dies hier wäre wohl die ursache für die schmerzen. die erkenntnis kam spät aber sie kam, so dass weitere fehler hoffentlich verhindert werden können. „Ja habe auch gesündet ist mir eingefallen letzten Freitag wo ich schon wieder durch Schmerz nicht schlafen konnte beim Bäcker leberkäse weckle gegessen vielleicht war das davon wer weiss „
Seitdem geht es ihr blendend und ihrer Rückenschmerzen sind nach vielen Jahren des Leidens verschwunden!

„Hallo Andreas,
prima, ich freue mich schon. Ihre Erkenntnise stellen gerade mein Leben auf Kopf. Seit einigen Tagen teste ich Ihre „Lebensmittelliste" und bin so gut wie schockiert, denn vieles hat sich bestätigt! Die bis jetzt intensivste Erfahrung war mit Bärlauch - Knoblauch Friskäse. Nur wenige Minuten nach dem Verzehr wurde ich so runter gefahren, das ich kaum noch laufen konnte, mein Körper war sehr schwer geworden. Den Moment der Veränderung habe ich klar und deutlich wahrgenommen. Diese Wahrnehmung von ca 1 Sekunde dauer ist für mich unfassbar. Nun ja, ich baue vieles selber an und es fällt mir nicht leicht diese neue Erkenntnise zu akzeptieren. Denken Sie, es gibt Unterschied zwichen BIO und KONVENTIONELL? Zwischen Sorten (ein Rotkohl von Aldi versus eine alte Rotkohlsorte von bio Bauer)? Kann ich es auch selber auspendeln?"
Rotkohl bleibt Rotkohl ob nun bio od. Nicht, das Wesen bleibt das selbe.

so wird es auch schon von ärzten wie S. P. in Freiburg bestätigt: „Hallo Andreas, ja, danke, es geht mir gut. Danke für die Berichte. Ich kann auch nur bestätigen, dass es so ist. Ich esse sehr gerne nach dem energetischen Aspekt der Lebensmittel und stelle fest, dass auch die Skeptiker nun anfangen zu verstehen, dass da vielmehr dahinter steckt, als sie sich zugestehen wollten. Besonders fasziniert mich, dass das genau die Ernährungsweise ist, die Hippokrates schon vor 2500 Jahren propagiert hat..“

„Auch merke ich schon einen deutlichen Unterschied, seit ich die Ernährung umgestellt habe, ich bin wirklich viel stabiler, nicht mehr so schlapp und habe jetzt schon länger keine Kopfschmerzen mehr gehabt.“

d.h. Kopfschmerzen, Bauchschmerzen und vieles andere mehr werden durch die falschen Nahrungsmittel ausgelöst? Versteht man das, dann ist die Einnahme von Kopfschmerztabletten in den meisten Fällen völlig unnötig.

„Übrigens gute Nachrichten, eine Klientin von mir hat Parkinson und eine verschleppte Gürtelrose. Sie hatte wochenlang extreme Nervenschmerzen und sie konnte teilweise kaum gewisse Bereiche ihres Körpers berühren. Sie nimmt erst seit ein paar Tagen die Energiemischung und es geht ihr schon viel besser, sie hat im Moment viel weniger bis fast gar keine Schmerzen, das Zittern ist auch um einiges weniger geworden, auch hat sie wieder mehr Elan und gute Laune. Ich hoffe dass sie auch noch die Ernährung etwas umstellen wird. Berichte dir dann weiter...“
Ja, kann denn Parkinson etwa auch durch die Ernährung ausgelöst werden? Aber sicher doch. Führt man dem Körper über Jahre niedrigschwingendes zu, muss man sich auf alles gefasst machen.

Essen und Trinken gibt uns Energie zum Leben, so haben wir das alle gelernt. Wir wissen auch, dass wir, wenn wir uns nicht richtig ernähren oder regelmäßig reines Wasser trinken, krank werden. Aber was ist eine gesunde Ernährung? Liegt die Entscheidung beim Betrachter, so können alle Angebote grundsätzlich nicht falsch sein. Aber dass man Körper und die Seele mit Nahrung belasten oder gesund erhalten kann, soll unser Thema in diesem Buch sein. Die Antwort auf die Frage, was eine gesunde Ernährung ist, finden wir in den heiligen Schriften.

Dass wir uns auf alte, ja sehr alte Informationsquellen beziehen, hat auch damit zu tun, dass diese keinem Modetrend unterworfen sind, sondern selbst nach Jahrtausenden noch ihre Gültigkeit haben, wie es einige Wissenschaftler heute bestätigen.

Die Äbtissin Hildegard von Bingen notierte in ihren Büchern nur Eingebungen über gesunde Lebensführung, die sie von Gott bekam. Bei den zahlreichen Ernährungsempfehlungen, die es heutzutage gibt, fällt es sowohl dem Laien als auch dem angeblichen Experten schwer, die richtige für sich zu finden. Das ist aber nur der Fall solange wir Spiritualität nicht in unser Leben integriert haben; darum folgen wir den Eingebungen der Hildegard und der Heiligen Schrift. Über das Wasser erfahren wir später, dass es nicht nur unseren Durst löscht, sondern noch ganz andere Aufgaben erfüllt. Alles in allem lässt sich keine Empfehlung von Spiritualität trennen und wenn man begonnen hat, die Welt aus einer anderen Perspektive zu betrachten, dann ist auch Gesundheit wieder möglich.

„Unser tägliches Brot" ist unsere Energiequelle. Selbst die Bibel weist schon auf die Wichtigkeit der Ernährung hin und spricht darüber, dass wir auf sie achten sollen. Gott sprach zu Moses und Aaron: „Alles, was die Klauen spaltet und wiederkäut unter den Tieren, das sollt ihr essen." Die Bibel weist darauf hin, dass z.B. ein Kaninchen ein Wiederkäuer ist, aber dass es keine gespaltenen Klauen hat und deshalb wird es als unrein bezeichnet, ebenso Hasenfleisch. Und über das Schwein schreibt die Bibel: „Das Schwein spaltet wohl die Klauen, aber es wiederkäut nicht; darum soll's euch unrein sein. Von diesem Fleisch sollt ihr nicht essen noch ihr Aas anrühren; denn sie sind euch unrein. (...) und alles, was Flossen und Schuppen hat in Wassern, im Meer und in Bächen, sollt ihr essen. (...) Aber alles, was nicht Flossen und Schuppen hat in Wassern, sollt ihr scheuen."

Der Mensch soll auf keinem Fall folgende Tiere essen: Adler, Habicht, Fischadler, Geier, Weiher, Raben, Strauß, Nachteule, Kuckuck, Sperber,

Käuzchen, Schwan, Uhu, Fledermaus, Rohrdommel, Storch, Reiher, Häher, Wiedehopf und Schwalben. Jedoch soll der Mensch das essen, was zwei Beine hat und hüpft, damit sind z.B. auch Heuschrecken gemeint.

Weiter heißt es in der Bibel: „Macht eure Seelen nicht zum Scheusal und verunreinigt euch nicht an ihnen, dass ihr euch besudelt. Denn ich bin der HERR, euer Gott. Darum sollt ihr euch heiligen, dass ihr heilig seid, denn ich bin heilig, und sollt eure Seelen nicht verunreinigen an irgendeinem kriechenden Tier, das auf Erden schleicht." Damit sind wohl Schlangen, Würmer, Schnecken und Echsen gemeint.

Auch Nonne und Äbtissin Hildegard von Bingen (1098-1179) kommt bei zahlreichen Nahrungs-Empfehlungen u.a. auch auf die Reinheit der Lebensmittel zu sprechen: "Verzehrt ein Mensch schädliche oder zu reichliche Nahrung, vermehrt er das schlechte Blut. Und ein Mensch, welcher schlechte und überreichliche Getränke zu sich nimmt, nährt das schlechte Blutwasser in sich, weil die schlechten Säfte aus Speisen und Getränken sich mit seinem Blut und dem Blutwasser vereinigen."

Es soll sogar so sein, dass die unreine Nahrung das Unreine in uns vermehrt und das Gute in uns verzehren kann. Warum das so ist oder so sein kann, darauf werden wir später im Detail eingehen.

In der traditionellen chinesischen Medizin finden wir eine weitere Bestätigung dieser Aussagen.

Ähnlich wie die Bibel empfiehlt auch die Äbtissin aus dem Mittelalter den Verzehr von Fisch: „Der Barsch sucht reine Nahrung und ernährt sich von gewissen und guten und heilsamen Pflanzen. Daher ist sein Fleisch gesund und für kranke und gesunde Menschen gut zu essen." Es soll auch nicht gleich sein, was die Tiere fressen, bevor der Mensch sie fängt (schlachtet) und verspeist. Von den Inhaltsstoffen der gefressenen Kräuter, ernährt sich nämlich nicht nur der Fisch (das Tier), sondern die Inhaltsstoffe der Kräuter sollen sich auch auf den Menschen übertragen, der ihn isst.

Wenn wir unsere Lehren aus diesen Beobachtungen ziehen wollen, dann sollten wir unbedingt auch darauf achten, wie die Tiere gefüttert und behandelt werden, die wir anschließend selbst essen wollen. Das Tierfutter sollte dann wohl auch nicht mit chemischen Zusätzen versehen worden sein. Wir müssen auch davon ausgehen, dass sich nicht nur die Nahrung der Tiere auf uns überträgt, sondern auch ihre Angst. Wenn das Tier spürt, dass es geschlachtet werden soll, dann wird seine Angst auch zu einem chemischen Prozess im Tierkörper führen und dieser wird sich möglicherweise auch auf denjenigen übertragen, der das Tier anschließend isst. Aus diesem Grund lässt man die Tiere ausbluten, damit sich die seelischen Aspkete des Tieres nicht auf den Menschen übertragen.

Manche Menschen glauben, dass Rohkost gesund sei und schwören auf vegetarische Ernährung. Wir haben darüber keine Bestätigung in der heiligen Schrift oder in den Texten der heiligen Hildegard gefunden. Jedoch ist es so, dass übertriebene Rohkost einen Blähbauch erzeugt und bei Magen oder Darmproblemen Schonkost bekömmlicher ist. Bei Hildegard gelten Zwiebeln sogar als Küchengift und sie rät immer zum zweimaligen Kochen der Speisen, sogar Honig soll zweimal gekocht werden. Die in der Bibel gemachten Aussagen oder auch die Aussagen von Hildegard oder J. Lorber können wir heutzutage sehr leicht mit dem Pendel und auch dem Muskeltest auf Ihren Wahrheitsgehalt überprüfen. Hierdurch erhalten wir eine für jedermann leicht nachvollziehbare Überprüfbarkeit sämtlicher Lebensmittel und Gegenstände, so dass man mittels dieses Tests die giftigen oder unguten Lebensmittel oder Gegenstände meiden kann. Wir haben deshalb eine Energieliste zusammengestellt, die es jedermann ermöglicht ohne Umschweife die besten Produkte auszuwählen.

Das erste Kochwasser wird weggeschüttet, da es das Unreine enthalten soll und dann wird mit frischem Wasser erneut gekocht. Interessant ist hierbei festzustellen, dass beim ersten Kochvorgang viel unreiner Schaum auf dem Wasser zu sehen ist. Dieses Unreine wird nun weggeschüttet und dem Körper die Essenz der Pflanze zugeführt. Hierüber mehr im Kapitel über den Sinn und Zweck des Leidens.

Heute glaubt man, dass die Nährstoffe beim Kochen verloren gehen und deshalb sollen auch Salate, rohes Gemüse und Früchte so gesund sein. Es ist doch aber vorstellbar, dass auch die Vitamine beim Kochvorgang erhalten bleiben und vielleicht nur umgewandelt werden. Wenn es in der Physik heißt, dass jegliche Energie sich nur umwandeln lässt und sich nicht auflöst, dann müsste dies auch auf gekochtes Gemüse zutreffen.

Eine weitere interessante Frage ist: Kann Nahrung Einfluss auf unser Gemüt haben? Wir sind davon überzeugt, denn alles was ist, hat Bewusstsein, Wesenhaftigkeit und mehr oder weniger Lebenskraft und nicht jedes Bewusstsein oder jedes Wesen ist für unsere Seele und unseren Organismus zuträglich. Durch den ständigen Verzehr von niedrig schwingenden Wesen kommt es nicht nur zu den bereits erwähnten körperlichen Symptomen, sondern auch die Seele wird dadurch belastet und wird an ihrem freien fröhlichen Aufschwingen behindert und es wird ihr ständig Lebensenergie und Freude entzogen. Durch das Aufnehmen von niedrigschwingendem kann es durchaus zu Lustlosigkeit und depressiven Stimmungen kommen, wie man hier durch eine Kundenrückmeldung lesen kann:

„Ich fühle mich nicht mehr so negativ und habe etwas mehr Power, meine Gedanken sind klarer, ich glaube, dass mir das Gold sehr gut tut.
Ich habe keinen Drang mehr, wie zwanghaft Süßigkeiten zu essen."

Der Drang zwanghaft Süsses zu essen kommt in vielen Fällen durch einen Mangel an lebenswichtigen Vitalstoffen zustande und ein Mangel an Liebe oder eine Sehnsucht nach Liebe trägt ebenfalls dazu bei. Durch die Einnahme hochschwingder nährstoffreicher Stoffe wird nun diese „Sucht" überwunden und der Mensch ist frei in seinen Entscheidungen.

Man frage sich mal, warum Raubtiere immer friedliebende Opfer fressen? Könnte es sein, dass der Schöpfer das so eingerichtet hat, damit so sanftere Elemente in das Bewusstsein der Raubtiere einfließen?

Wenn dem Körper und der Seele bestimmte Stoffe fehlen und ein Mangel existiert, dann leidet der Körper ebenso darunter wie seine Seele. Das Gleiche gilt natürlich auch für den umgekehrten Fall. Hat der Mensch von etwas zu viel, dann kann er daran zugrunde gehen oder es können Gesundheitsbeschwerden auftreten. Man esse also wohlüberlegt und sei sich bewusst, dass alles was existiert eine verändernde Kraft in sich trägt. Das eine Wesen stimmt mich eher heiter, das andere eher traurig. Das eine macht mich eher aktiv, das andere eher träge. Aus diesen Zusammenhängen könnten wir viel lernen und die Gesellschaft in mancher Hinsicht profitieren. Achten wir auch darauf, ob sich die Pflanze oder das Tier eher dem Licht zuwendet oder sich vom Licht abwendet. Ebenfalls können wir aus der Form des Samens gewisse Rückschlüsse ziehen. Betrachten Sie mal den Samen einer Weintraube, der tatsächlich wie ein kleines Herz aussieht. Gewisse Bohnen sehen wie eine Miniaturniere aus. Die Kastanie hat die Struktur eines menschlichen Gehirns etc. Daraus können wir schließen für welches Organ solch eine Pflanze wohl dienlich wäre.

Der rein analytische Weg sagt zwar etwas über die Inhaltsstoffe des Nahrungsmittels aus, nicht aber über dessen Wirkung auf den Menschen. Es ist doch ein wesentlicher Unterschied ob wir z.B. Pinienpollen oder eine Knolle verzehren. Die Pinienpollen als die letzte Stufe vor der Frucht, also ein Bindeglied zwischen der materiellen und der seelischen Welt, haben eine belebende und regenerierende Wirkung sowohl auf den Körper als auch auf die seelischen Aspekte. Eine Knolle hingegen, die nach unten strebt und im Dunkeln lebt, wird zumeist nur die niederen Aspekte des Menschen ernähren, obwohl es da einige Ausnahme gibt. Ohnehin ist es interessant festzustellen, wie Hildegard von Bingen immer wieder gute und ungute Nahrungsmittel gegenüberstellt. An und für sich äußerlich sehr ähnliche Pflanzen werden in gute und ungute eingestuft. Es sieht so aus, als hätte der Schöpfer in alles Ungute auch Gutes gesät, um dem Menschen die freie Wahl zu lassen.

Da der menschliche Körper ungeheure Regenerations- und Widerstandskräfte hat, kann man sich auch ab und zu einen „Ernährungsfehler“ erlauben, ohne gleich mit drastischen gesundheitlichen Auswirkungen rechnen zu müssen. Dies gilt jedoch nur für gesunde, nicht vorgeschädigte Menschen oder solche, die sich bereits in einem hohen Masse regeneriert haben. Je nach Fall kann eine Regeneration zwischen 1 Woche und mehreren Monaten dauern. Werden in dieser Regenerationszeit Ernährungsfehler gemacht, werden die negativen Auswirkungen sofort an den geschädigten Stellen zu fühlen sein, wie wir hier lesen können: „Auch merke ich schon einen deutlichen Unterschied, seit ich die Ernährung umgestellt habe, ich bin wirklich viel stabiler, nicht mehr so schlapp und habe jetzt schon länger keine Kopfschmerzen mehr gehabt."

achten Sie hier auf das Wort schlapp, welches sich in dieser Rückmeldung in anderer Form wiederholt. Für viele Menschen sind diese Zusammenhänge kaum vorstellbar aber dies ist die Realität, die wir unbedingt zur Kenntnis nehmen sollten um Schädigungen an uns selbst und unserem nächsten gar nicht erst auftreten zu lassen. In diesem Fall geht es um eine schwere Krebserkrankung:

„„Trotzdem hat sie über den ganzen Tag gesehen immer noch Tiefpunkte, was die Energie bzw. Leistungsfähigkeit anbelangt. Bei Spaziergängen dauert es eine gewisse Zeit, vielleicht eine halbe Stunde, dann stellt sich wieder eine starke Müdigkeit ein. Sie sagt mir, dass sie zum Frühstück eigentlich immer mit guter Energie geht, sie nimmt vorher ja auch das Energiepulver und die Reiskleie, nachher hat sie allerdings immer wieder das Bedürfnis, sich hinzulegen. Am Nachmittag und bis in den Abend hinein ist sie wiederum leistungsfähiger. Ich habe Ihr, da ich gestern wieder einige Sendungen von Dir angesehen habe, heute empfohlen, beim Frühstück unbedingt den Hartkäse wegzulassen und stattdessen Frischkäse oder ähnliches zu versuchen. Bis jetzt habe ich dazu keine Rückmeldung. „ hier die Rückmeldung: „Noch ein Nachtrag. Gerade erhalte ich die Mitteilung von Maria, dass der heutige Tag ohne Hart- Käse wesentlich besser gelaufen ist. Wirklich interessant. Gruß Josef. „

Ohne den Pendel oder den Muskeltest wären wir völlig aufgeschmissen und würden wie bis anhin im Dunkeln tappen was die Wertigkeit der Lebensmittel oder von Materialien betrifft.

Jedoch ermöglicht uns der Muskeltest die Wirkung von Lebensmitteln oder Gegenständen innert Sekunden festzustellen. Da die hierbei gemachten Erfahrungen so eindrücklich und auch zum Teil erschreckend oder ermutigend sind, lohnt es sich näher darüber nachzudenken, was für Lebensmittel man zu sich nimmt. Ignorieren wir jedoch diese für jedermann klar erkennbaren Zusammenhänge, dann müssen wir mittel und langfristig mit größeren und grössten Problemen rechnen. Schwere Krankheiten können unseres Erachtens nur alleine durch den Verzehr der falschen Lebensmittel hervorgerufen werden. Diese Zusammenhänge zu erkennen ist also von grösster Wichtigkeit, jedoch für viele Menschen aufgrund der Wirrniss dieser Zeit nicht leicht nachzuvollziehen.

Machen Sie mal einen Selbstversuch und essen Sie spät abends, so zwischen 22-23 Uhr, einen Gemüseeintopf mit möglichst vielen verschiedenen Inhaltsstoffen. Mit größter Wahrscheinlichkeit werden sie gar nicht oder nur schwer einschlafen können, da das Verdauungssystem völlig überlastet ist und Sie nicht zur Ruhe kommen lassen wird.

Betrachten Sie einmal ein Baby oder Kleinkind. Wird es nicht instinktiv zu den Nahrungsmitteln greifen, die für es zuträglich sind? Konnten Sie auch schon beobachten, wie Kleinkinder Salat, Spinat und anderes sofort wegwerfen oder es einfach links liegen lassen und ihm nicht die geringste Beachtung schenken? Sollte uns dies nicht zu denken geben? Durch Zeitschriften, Radio und Fernsehen wurde unsere natürliche Sensibilität so verzerrt, dass wir nicht nur die falschen Dinge verzehren, sondern das auch noch zur falschen Zeit.

Ebenfalls lohnt es sich, dass wir uns mehr auf unser empfindsamstes Organ, die Nase, verlassen. Sie zeigt uns zuverlässig an ob etwas verträglich oder unverträglich ist, denn mit verwesten Lebensmitteln können wir uns schlimmstenfalls den sofortigen oder auch schleichenden Tod holen. Augen und Ohren können in die Irre geführt werden, was wir später noch näher erläutern werden, jedoch unser Geruchsorgan ist unbestechlich und weist uns sofort und unmissverständlich darauf hin, dass etwas genießbar oder ungenießbar ist.

Wie unangenehm sind doch die Düfte die beim Kochen gewisser Gemüsesorten aus der Küche hochsteigen. Da sollten eigentlich bereits unsere Alarmglocken läuten und uns vor dem Verzehr warnen. Aber die meisten von uns gehen achtlos darüber hinweg und so verzehren wir beinahe alles, was uns angeboten und empfohlen wird, ohne uns über die Konsequenzen bewusst zu sein.

Vor einigen Jahren las man von einem interessanten Versuch: man fütterte friedliebende Ziegen oder Schafe nicht mit Gras und Kräutern, sondern mit rohem Fleisch. Schon sehr bald veränderten sie ihr friedliches Verhalten und die Forscher beobachteten, dass die gewohnheitsmäßigen Pflanzenfresser nach wiederholtem Fleischverzehr sogar aggressiv wurden. Bei solchen Beobachtungen sollte man als Mensch zumindest nachdenklich werden und nicht alles in sich hineinstopfen, nur weil Hunger oder Lust danach rufen. Demzufolge sollten wir uns auch dafür interessieren, wie das (chemische) Futter der Tiere aussieht, wenn wir sie anschließend essen wollen. Das Gleiche gilt auch für unsere pflanzliche Kost, wenn sie nicht von einem Biobauern kommt. Wir müssen uns fragen, womit wurde der Boden gedüngt oder die Pflanzen gespritzt? Ebenfalls von größter Bedeutung ist die Einstellung, die der Bauer zu seinen Pflanzen und Tieren hat. Dies lässt sich im Moment zwar noch nicht analytisch nachweisen, jedoch denke ich, dass man mit der Hagalismethode einen Unterschied feststellen könnte. „Durch ein neuartiges Verfahren ist es möglich geworden, aus Proben, die untersucht werden sollen, ohne Zusätze von Lösungsmittel oder anderen Substanzen, rein aus der Probe selbst, Flüssigkristalle zu gewinnen. Diese Kristalle geben Aufschluss auf die Beschaffenheit, die Qualität und die medizinisch relevanten Faktoren der zu untersuchenden Substanz. Dadurch ist es möglich, eine Reihe von Untersuchungsmöglichkeiten aufzuzeigen:“ Mit der Hagalismethode kann z.B. auch sehr schön gezeigt werden, welch hochwertige Strukturen Milch von einer Kuh mit Hörnern und welch chaotische Strukturen Milch von hornlosen Kühen aufweist. Auch hier sehen wir, der Mensch greift völlig blind und nur um des äußeren Nutzens willen in die Zusammenhänge der Natur ein und schafft dadurch unbewusst Chaotisches, ja schlussendlich Zerstörerisches.

Bei Hildegard von Bingen war damals schon nachzulesen, dass das Unreine in uns sogar das Gute verzehrt und so das Unreine vermehrt. Damals bezog sich die Aussage generell auf Ernährung und ihre allgemeinen Empfehlungen. Allerdings düngte man noch mit natürlichen Produkten und sammelte die Schädlinge mit der Hand ein.

Ist Übersäuerung inzwischen eine Volkskrankheit?

Warum ist ein ausgewogenes Säure-Base-Verhältnis überhaupt wichtig? Es heißt, dieses Säure-Base-Verhältnis könne die Funktionen in unserem Körper steuern und die Nährstoffe, für die wir uns entscheiden, sind eine Art Kraftstoffgemisch mit dem wir unseren Körper in Betrieb nehmen können und ihn am Leben erhalten.

So wie Ernährung den Körper beeinflusst, so tut es auch die Psyche. Nicht umsonst sagen wir, wenn wir so richtig sauer sind, „mir kommt die Galle hoch." Aber was bewirkt in dem Augenblick, in dem wir so richtig verärgert sind, noch ein gerade verspeistes Gemüsegericht in uns? Ob eine Emotion mehr Schaden anrichtet, als ein zu fettiges Gericht, bleibt zunächst mal offen.

Übersäuerung eine Volkskrankheit?

Dieses Thema beschäftigt viele Menschen und vor allem auch Naturärzte und alternative Therapeuten. In der Schulmedizin wird dem Thema eher wenig oder gar keine Beachtung geschenkt. Gewisse Therapeuten der Alternativmedizin machen jedoch die sogenannte

Übersäuerung für fast jede Krankheit verantwortlich und gehen sogar so weit, die Übersäuerung als eine Volkskrankheit zu bezeichnen. Haben diese extremen Aussagen ihr Berechtigung und was steckt überhaupt hinter diesem Thema?

Der Autor wurde natürlich schon vor vielen Jahren damit konfrontiert und konnte sich einer gewissen Skepsis nicht erwehren, die bis heute angehalten hat. Das Thema Übersäuerung ist hoch komplex und wir werden versuchen, einen möglichst knappen Überblick zu verschaffen, damit sich jeder ein eigenes Bild davon machen kann. Aufgrund der vom Autor gemachten Erfahrungen ist die Übersäuerung in nur ganz wenigen Fällen alleine verantwortlich für die verschiedensten Gesundheitsprobleme. Wenn überhaupt, dann kommen meistens noch andere Einflüsse dazu, die die Gesundheit beeinträchtigen.

Grundsätzlich kann gesagt werden, dass hier einige Missverständnisse vorliegen, die wir ein wenig beleuchten möchten. So testeten sich unlängst der Autor und dessen Frau selbst und waren überrascht, dass nicht eine Übersäuerung sondern ein Säuremangel festgestellt wurde! Der Autor fand dies sehr erstaunlich, vor allem auch deshalb weil er und seine Familie hauptsächlich angebliche Säurebildner zu sich genommen hatten!

Wie kann so was sein? Welche Möglichkeiten stehen einem Laien aber auch einem angeblichen Experten eigentlich zur Verfügung um die Säure im Organismus zu messen?

- Ph-Werte über den Urin, werden meistens zur Diagnose verwendet und als ausschlaggebend betrachtet
- Titrationsanalysen - für den Laien nicht zugänglich
- Arterielle Blutgasanalyse - für den Laien nicht zugänglich

Bei der Messung des Ph-Wertes über Körperflüssigkeiten – zumeist wird hierzu der Urin verwendet – liegt ein folgenschwerer Irrtum vor. Eine gesteigerte Säureausscheidung ist überhaupt nicht mit einer Übersäuerung gleichzusetzen, da die Säuren über die Nieren ausgeschieden werden müssen! Es ist sogar denkbar, dass eine verstärkte Säureausscheidung eine verstärkte Alkalose einleitet und demnach Basenzugaben fehl am Platze wären. Zudem muss festgehalten werden, dass man mit der Ph-Messung nur den geringsten Teil der Säure erfassen kann, da der Großteil an Phosphat und Ammonium gebunden ist und sich dadurch der Messung entzieht. Wie wir bereits erkennen können, ist das Ganze nicht so einfach.

Viel seltener werden Ph-Messungen des Blutes durchgeführt. Aber auch hier, sagt der Ph-Wert alleine fast nichts aus. Eine präzise Messung ist sehr Temperaturempfindlich und schon eine Abweichung von 0,015 Grad kann zu unterschiedlichen Ergebnissen führen. In den meisten Fällen werden jedoch normale Ph-Werte festgestellt. Die bisherige Meinung, dass dem Ph-Wert im Blut enge Grenzen gesetzt sind, ist definitiv falsch. Der Ph-Wert sagt lediglich etwas über die Säureaktivität aus, aber nichts über die Menge oder Stärke einer Säure. Wir benötigen also zwingend noch einen weiteren Parameter, den wir durch die Titrationsanalyse erhalten. Die Messung beruht auf an Puffer gebundener Säure. Diese Puffer sind vor allem Phosphat und Ammonium. Damit bei einer Azidose mehr Protonen ausgeschieden werden können ohne die Harnwege zu verätzen, bedienen sich die Nieren des Ammoniums, das weitere Protonen eliminieren kann bei gleichzeitiger Anhebung des Ph-Wertes - ein weiterer Grund, weshalb die alleinige Messung des Urin-Ph-Wertes untauglich ist. Ist der Tagesrhythmus mit Säure- und Basenfluten verstrichen und die Ammonium-Ionenkonzentration erhöht, kann meistens von einer metabolischen Azidose ausgegangen werden. Heute messen leider nicht mehr alle Labors das Ammonium, was die Zuverlässigkeit der Untersuchung reduziert. Hinter der Behandlung des Säurebasenhaushaltes verbirgt sich viel mehr als nur die Frage, ob Basenmittel verabreicht werden sollen. Nach tausenden von Bluttitrationen kann zweifelsfrei konstatiert werden, dass wir es nicht nur mit der Gefahr einer Übersäuerung zu tun haben, sondern ebenso häufig mit einer Alkalose, also einem Säuremangel.

DASS DIESE PATIENTEN „ENTSÄURUNGSRITUALE“ UNBESCHADET ÜBERSTEHEN, IST NUR DER ENORMEN REGULATIONSFÄHIGKEIT IHRES ORGANISMUS ZU VERDANKEN.

(Auszugsweise aus der DHZ mit freundlicher Erlaubnis von Dr. med. John van Limburg. Dr. von Limburg beschäftigt sich seit rund 15 Jahren intensiv mit diesem Thema).

Auf unsere Frage an Dr. Limburg, wie er denn das Thema der Säure- oder Basenbildung verschiedenster Nahrungsmittel sehe, gab er uns zur Antwort, dass auch da vieles nicht stimme.

Eine wesentliche Aussage von Dr. Limburg sei hier noch an den Schluss dieses Kapitels gesetzt: „Aktivität benötigt Säure und Entspannung Base. Wenn also überhaupt ein Basenmittel, dann nur abends."

Wir haben unseren Säuremangel mithilfe einer halben Zitrone am Morgen mittlerweile im Griff, was erstaunlich ist, denn angeblich soll die Zitrone ja basisch verstoffwechselt werden. Ein jeder bilde sich nun aufgrund dieser Aussagen seine eigene Meinung.

Genaue Untersuchungen können den Arzt vor Fehldiagnosen bewahren. Manchmal aber ist die Medizin auch machtlos und zwar dann, wenn die Ursache bestimmter Beschwerden im Verhalten des Erkrankten zu suchen ist. Unsere gesamte Körperchemie wird über Nahrungsmittel, eigene Gedanken und die der anderen und ebenso über eigene Emotionen und die der anderen beeinflusst und dessen sollten wir uns stets bewusst sein. Das Ursache-Wirkungsprinzip berücksichtigt alle Details in unserem Leben. Es wäre nachlässig einen Säureüberschuss (oder Mangel) allein von der Ernährung abhängig zu machen. Selbst der alte „Turnvater" Jahn sagte bereits, dass in einem gesunden Körper auch ein gesunder Geist steckt. Wir stehen also einem Leiden nie hilflos gegenüber, wenn uns folgendes bewusst wird: Der Ausbruch einer jeden Krankheit ist die Summe aller Verfehlungen.

Ernährung: Kleine und große Verfehlungen

Wer sich zu wenig oder zu viel bewegt, nicht auf frische Luft und gutes Tageslicht achtet und nicht die richtigen, für den Menschen bestimmten Nahrungsmittel zu sich nimmt, gefährdet in jedem Fall seine Gesundheit. Wenn Sie sehr spät am Abend zu viel gegessen oder Alkohol getrunken haben, dann achten Sie am nächsten Tag mal auf den Geruch beim Aufstoßen, Winde lassen oder beobachten Sie, wann genau Sie Sodbrennen bekommen. All diese unangenehmen Wahrnehmungen lassen sich positiv verändern, wenn Sie lernen, bewusster zu essen und zu trinken. Essen Sie ruhig immer das, was Ihnen gut schmeckt und freuen Sie sich über jede Mahlzeit, die Sie zu sich nehmen. Genießen Sie jeden Bissen so, als wäre er ein kulinarischer Genuss und haben Sie Freude am Anblick liebevoll zubereiteter Speisen zu Hause oder im Restaurant. Wenn man dies befolgt, braucht man häufig gar keine großen Mengen. Mischen Sie jedoch beim Kochen und Essen nicht zu viele Lebensmittel miteinander. Ihr Körper kann leichter verdauen und entgiften, wenn Sie sich für einfache Kost entscheiden.

Zuviel zu essen ist ungesund und zu viele unterschiedliche Produkte in einer Mahlzeit auch. Bleiben Sie selbst - wenn möglich - immer bei einer Gemüsesorte pro Mahlzeit.

Oftmals ist bei Über- oder Untergewicht ein Mangel an Vitaminen, Mineralstoffen und Spurenelementen zu beobachten. Diese Mangelerscheinungen können ursächlich auch mit Ihrem Gesundheits- und Gemütszustand in Verbindung gebracht werden, da aufgrund von erhöhtem Körper- oder Seelenstress der Verbrauch an Mineralien deutlich steigt. Eine Haarmineralanalyse kann den Stand des Mineralstoff-Haushalts im Körper genauer anzeigen. Mit Hilfe dieser Analyse können Sie über einen veränderten Ernährungsplan zur Normalisierung des Mineralstoff-Haushalts selbst beitragen. Informationen hierzu kann man in Fachbüchern finden, die den Vitamin- und Mineralstoffgehalt der verschiedenen Lebensmittel auflisten.

Natürlich können bei einer Entgiftungskur auch mal Entgiftungssymptome auftreten. Die neu gewonnene Kraft jedoch verdanken Sie zunächst einmal Ihrer Entscheidung für eine Ernährungsumstellung. Schon beim Einkauf sollten Sie darauf achten, woher die Lebensmittel stammen. Biologische Ware ist zwar teurer, bürgt aber im Allgemeinen für ein natürliches Wachstum ohne chemische Zusätze und einen liebevolleren Umgang mit Pflanzen und Tieren. Kochen Sie nach Möglichkeit auch immer frisch und wärmen Sie kein Essen auf. Sie essen sich mit einer aufgewärmten Mahlzeit zwar satt, aber Energie bekommen Sie nur über frisch zubereitete Kost. Wenn mal etwas übrig bleibt, essen sie den Rest lieber kalt.

Aber wie den Tag beginnen? Hildegard von Bingen rät: „Solange ein Mensch nüchtern ist, soll er zunächst ein Gericht zu sich nehmen, das aus Früchten und Mehl zubereitet ist, weil dies eine trockene Speise ist, die dem Menschen gesunde Stärke verleiht. Auch soll er zuerst eine warme Speise verzehren damit sein Magen warm wird. (…)Frisches Obst, Säfte und Feuchtigkeit enthaltende Dinge wie zum Beispiel (frische) Kräuter, soll er bei seiner ersten Mahlzeit vermeiden, weil dies ihm Fäulnis und Schleim sowie Unruhe in den Säften bringen würde.“ (aus: „Ursache und Behandlung der Krankheiten“).

Das Frühstück soll übrigens möglichst spät eingenommen werden. Nur ein kranker Mensch soll am frühen Morgen frühstücken. Man soll auch zu den Mahlzeiten trinken. „ … wenn der Mensch zum Essen nicht tränke, er geistig und körperlich beschwert (schwerfällig) werden würde und weder guten Blutsaft bereiten noch auch in der Folge ordentliche Verdauung haben würde…“ Ebenso ist auf Inhaltsstoffe zu achten. Bei frischen Lebensmitteln kann man von einem gewissen Vitamingehalt in der Nahrung ausgehen; ob dieser jedoch in der heute eher hektischen Zeit genügt, ist eine andere Frage.

Sollen wir nun den eventuell entstandenen Vitaminmangel mittels Vitamin-Ergänzungsnahrung aufstocken? Hierzu ist festzuhalten, dass die meisten Vitaminpräparate auf dem Mark synthetische Vitamine beinhalten.

Sind diese von Nutzen für den Menschen oder können sie eventuell sogar schaden?

Untersuchungen, die von Frau Dr. Agnes Faye Morgan an der Universität von Kalifornien durchgeführt wurden, lassen Erstaunliches und Erschreckendes erkennen. Sie berichtet, dass die Einnahme von synthetischen Vitaminen schlimmer sei als zu verhungern! Tiere, an die künstliche Vitamine verfüttert wurden, zeigten toxische Reaktionen oder starben sehr schnell an degenerativen Krankheiten im Vergleich zu denen mit normaler Ernährung. Sie berichtete in der Zeitschrift Science auch darüber, dass diese Tiere viel früher starben als die der Vergleichsgruppe. Andere Tierstudien zeigen ebenfalls, dass die Tiere verfrüht sterben und dass Sterilität und ernsthafte Gesundheitsprobleme drastisch zunehmen. (Quelle: Skandinavisches Veterinäramt; Journal of Natural Agriculture).

Zahlreiche Humanstudien belegen die Unwirksamkeit oder sogar Schädlichkeit von synthetischen Vitaminen. So ist es im Grunde erstaunlich, dass man diese Präparate überall ohne Einschränkung kaufen kann und niemand dagegen einschreitet.

So wurde in einer Fred Hutchinson- Krebsstudie 1995 nachgewiesen, dass sich das Risiko einer Lungenkrebserkrankung durch die Einnahme von synthetischem Vitamin A um 28% erhöht, worauf die Studie abgebrochen wurde.

Eine entsprechende finnische Studie an 29.000 Rauchern bewies, dass sich die Sterberate so dramatisch erhöhte, dass die Studie vorzeitig abgebrochen werden musste. Das Risiko, an Lungenkrebs zu sterben, erhöhte sich um erschreckende 16%, es gab ein gesteigertes Risiko für Herz- und Gehirnschläge und eine generell um 8% erhöhte Sterberate in der Gruppe, welche die synthetischen Vitamine eingenommen hatte.

Sinnvolle Nahrungsergänzung kann und darf also nur aus natürlichen Vitaminen bestehen. Da diese aber sehr teuer sind, findet man sie kaum auf dem Markt.

Ein ebenfalls weit verbreiteter Irrglaube ist, dass viele Beschwerden nur auf einen Mangel zurückzuführen sind. Unsere Erfahrungen haben gezeigt, dass ebenso oft auch ein Überschuss an einer gewissen Substanz die Ursache für Beschwerden sein kann. Es macht also wenig Sinn, täglich unzählige Nahrungsergänzungen zu konsumieren, ohne dabei diesen Punkt und auch die verschiedensten Wechselwirkungen zu beachten. Prüfen Sie deshalb genau, was Sie Ihrem Körper zuführen, denn er kann nicht mit allem gut umgehen. Wenn Sie ihm fremde Stoffe eingeben, dann weiß er nicht, was er damit anfangen soll und lagert diese an x-beliebigen Stellen im Körper ab. Wenn dann diese Anhäufung zu groß wird, entstehen die ersten Symptome und nun beginnt die Ursachenforschung. Führen wir dem Körper jedoch natürliche Stoffe zu, die er leicht verarbeiten kann, dann kann auch er mit möglichen Nährstoffüberschüssen relativ gut umgehen und wird in der Lage sein, diese auszuscheiden.

Vertrauen Sie ab jetzt ihrem Körpergefühl. Wenn der Körper erst einmal entgiftet ist, wird er sensibler, reagiert schneller und Sie erkennen den Urheber Ihres Unwohlseins sofort. Bitte denken Sie immer daran, dass wir Empfehlungen aussprechen und dass jede Entscheidung, ebenso wie die Verantwortung für Ihre Gesundheit, allein bei Ihnen liegt. Sollten Sie jedoch den Wunsch haben, gesünder zu sein, als Sie es augenblicklich sind, dann kann nur eine Veränderung in Ihrem Leben eine Wende bringen und die Ernährung spielt in Gesundheitsfragen unbestritten eine wichtige Rolle.

Hier eine kurze Zusammenfassung, was man essen sollte und was man lieber meiden sollte. Die hier gemachten Empfehlungen lassen sich sehr einfach mit dem Muskeltest verifizieren. Dieser Muskeltest ist absolut unbestechlich und bringt so manch erstaunliches und unerwartetes zu

Tage oder hätten Sie gedacht, dass Olivenöl aus unreifen Oliven oder viele Honige die man in Europa bekommt schwächend sind?

Eure Nahrungsmittel sollen eure Heilmittel sein! (Paracelsus)

"Diese sehr einfache und leicht zu verstehende Energiewerteliste der meisten Nahrungsmittel und anderer Produkte, gibt uns einen schnellen und zuverlässigen Einblick in die zerstörerischen oder aufbauenden Energien, die uns die Pflanzen, Tiere oder andere Stoffe vermitteln können. Es lohnt sich, sich daran zu halten, denn dann gehören Beschwerden wie Blähungen, Energielosigkeit, schlechte Verdauung, starke Gemütsschwankungen - bis hin zu Depressionen und Erkältungen der Vergangenheit an. Sicherlich kann es hin und wieder zu gesundheitlichen Störungen verschiedenster Art kommen, jedoch ist man aufgrund der hohen Energien, die man zu sich nimmt oder genommen hat, zuverlässig in der Lage diese meist in einer vernünftigen Zeit zu durchleben. Die Werte wurden auf einer Skala von 0-18 erpendelt, die Skala könnte aber auch 0-100 sein. Entscheidend ist, dass der Mensch in der Mitte, im Zentrum des Geschehens - der Schöpfung steht. Aufrecht gegen den Himmel gerichtet, ist er das einzige Wesen welches stets aufrecht und auf 2 Beinen geht. Gesundheitliche Beschwerden sind leicht und sofort durch eine instabile oder nicht aufrechte Haltung erkennbar. Nachweislich haben die schlechten Nahrungsmittel einen stark disharmonisierenden Einfluss auf die Körperstatik und Balance. Isst man also hauptsächlich Niedrigschwingendes, dann muss man mit Gelenkdegenerationen schon in relativ jungen Jahren rechnen, weil der Körper ständig aus dem Lot geworfen wird und es dadurch zu Abnutzungen jeglicher Art kommen kann. Selbst die Bewegungen und Gangmuster werden durch den Verzehr der schlechten "Nahrungsmittel" oder dem Tragen schlechter Stoffe wie Polyester stark verändert und können zu grossen Problemen führen. So wird unter anderem auch die Durchblutung, der Stoffwechsel oder die Körpertemperatur durch die schlechten Nahrungsmittel und Stoffe negativ beeinflusst.

Kalte Hände und Füsse, rheumatische Beschwerden, Arthritis u.v.a.m kann man sich alles anessen. Normalerweise ist der Körper in der Lage Schäden relativ zügig zu reparieren und den Körper wieder ins Lot zu bringen. Sind die Schäden jedoch zu weit fortgeschritten, dann ist oft Hopfen und Malz verloren und das Leiden nimmt seinen oft unaufhaltsamen Lauf. Ebenfalls spielt der Reifegrad der Pflanzen beim Erntezeitpunkt eine äusserst wichtige Rolle, siehe z.b. die grünen od. violetten Oliven, grüne Bohnen oder Erbsen, grüne oder gelbe Bananen etc. Unreifes erzeugt stets Unreifes und zum Teil unkalkulierbare Reaktionen. Er wenn man sich näher mit diesen Zusammenhängen beschäftigt, kann man die körperlichen Reaktionen richtig deuten und die notwendigen Schlüsse daraus ziehen.

Die Farbe der Pflanzen oder auch Tiere spielt ebenfalls eine wichtige Rolle. Nach ausgiebigen Tests hat sich gezeigt, dass Dunkles, Schwarzes, Graues, denn helleren oder gar weissen Pflanzen weit unterlegen ist und zumeist sofortige Schwierigkeiten im Körper bereitet. Man siehe weisser, roter oder schwarzer Reis, schwarzer oder weisser Sesam, graue, braune oder weisse Champignongs etc.. Dies sollte uns nicht überraschen gilt doch in den meisten Kulturen das schware als finster und ungut und so bewahrheitet sich dieses Urwissen der Menschen auch in der Ernährung. Durch den Verzehrt dieser Element können Störungen wie Kopfschmerzen oder Erkältungssysymptome sofort oder innerhalb von Minuten eintreten, was sich dann die meisten Menschen nicht erklären können.

Der gesunde Mensch liegt im Zentrum der Skala auf Energiewert 9. Alles was darunter ist entzieht dem Menschen Energie und alles was darüber ist, führt ihm Energie zu. Je höher der Energiewert, desto grössere Therapieerfolge können erwartet werden. Liegt der Wert über 15, dann kann von beinahe sofortigen und oft wunderartigen Wirkungen ausgegangen werden, die aber durch den Verzehr von niedrigschwingendem wieder vernichtet werden können. Die Angaben sind ca. Angaben und können je nach Testobjekt eine leichte Abweichung von ca. 0,5 Punkte haben.

So geht also in der heutigen Zeit die Aussage von Hippokrates in Erfüllung, der schon 460 v.C. die Aussage tätigte:"eure Nahrungsmittel sollen eure Heilmittel sein.!"

Leider verhindert die heutige Gesetzgebung eine offene Informationspolitik diesbezüglich, so dass nach Gesetzestext Narungsmitteln keine therapeutische Wirkung nachgesagt werden darf. So überlässt man die Menschen der Unwissenheit und legt sie oft völlig unnötig unter das Skalpell, oft mit verheerenden Folgen, die das Leben des Operierten, seiner Angehörigen und der Gesellschaft stark negativ beeinflussen. Denn in vielen Fällen wäre die Beschwerden nur durch die Umstellung der Ernährung einfach zu beseitigen.

So werden aus erzwungener Unwissenheit hundertausende ja Millionen zu Opfern wider Willen und das "Gesundheitssystem" und der Mensch ächzt unter den immer grösser werdenden Belastungen.Nutzen Sie diese einfachen Ratschläge und Sie werden es nicht bereuen.

Values	Energiewert
A	
Acrylic blanket	-1
Amaranth	9
Ananas	12
Anis	10
Apfel	10+
Aprikosen	15
Aprikosenkerne bitter	13
Arganöl	9
Aronia	2
Artischocke	5
Aubergine	3
Avocado	9
B	
Banane gelb	12
Banane rot	16
Basilikum	16+
Baumwolle	5
Beluga Linsen	3
Birne	6+
Birnel	5
Blau-Heidelbeere	9
Bockshornklee	14
Bohnen	3
Borlettibohne weiss-rot	15
Braune Champignons	5
Brauner Senf	3
Brombeeren	5
Brunnenkresse	6+
Buchweizen	16
Butter	15
C	
Cacaobohnen	12
Camambert Käse	6

Values	Energiewert
Cashew Kerne	16+
Chaga	16+
Champignons grau	5
Champignons weiss	9
Chayote	17,5
Chiasamen dunkel	4
Chiasamen hell	12
Chicoree Salat	1
Chlorella	10
Curry	9
D	
Datteln	16
Deli Margarine	11
Dinkel	15
Drachenfrucht	13
E	
Ei	14
Eisbergsalat	6
Erbsen getrocknet	16
Erdbeeren	4+
Erdnüsse	1
F	
Feige...	
frisch und getrocknet	5
Fenchel Knolle	5
Fenchel Samen	13
Fleisch...	
z.B. Ziegenfleisch	12
Flohsamen	9
Frischkäse	gut

Values	Energiewert
G	
Gerste	14
Gerstengras	2
Gewürznelke	14
Giersch	13
Gojjibeeren	13 +
Grashüpfer frittiert	13
Grapefruit	
(nur morgens)	13
Grüner Hafer	1-2
Grüne Linsen	9
Gurke	9
H	
Hafer	14
Hanf	9
Hanfsamen	9
Haselnüsse	12
Himbeere	9
Hirse	5
Hirse Gold / Braun und	
Teff-Zwerghirse	ca. 4
Huhn	12
I	
Ingwer	16
J	
Jackfrucht	17
Johannesbeer rot	
(nur morgens)	9
Johannesbeer schwarz	4-5
Johanneskraut	11
Johannesbeersaft	
(schwarzer)	4-5

Values	Energiewert
K	
Kalbfleisch	13
Kamille	10
Kamut	12
Karotten	1
Kartoffeln	2
Kichererbsen	16
Kirschen	9
Kiwi	10
Klamath Algen	7+
Knoblauch	1
Kohl alle	5
Kohlrabi	5
Kokosblütenzucker	16
Kokossnuss	9
Kokussnussöl ... beim Muskeltest sehr schwächend (Die Qualität hängt stark vom reifegrad der Nuss ab.)	12
Kolostrum	16+
Kopfsalat	2
Kürbis	13+
Kürbiskerne	5
Kürbiskernöl	ca. 5
L	
Labkraut	16
Lauch	3
Leinöl	12
Löwenzahn	1,5–2
Lyche	11

Values	Energiewert
M	
Maca	9+
Mairübe	11
Mais	5
Mandeln	16+
Mango	9
Marronen gebrannt	15
Marroni	14+
Mate Tee	11
Maulbeere	2
Meerettich	11
Miere	7
Milch	12
Miso	15
Mistel	5
Muskatnuss	16+
N	
Nektarinen	9
Nüsslisalat / Feldsalat	2
O	
Ocra	12
Orange	13
Oregano	9
Oliven (grüne)	5
Oliven (schwarze-violette)	9
Olivenöl	4+
P	
Papaya	9
Paprika-Peperoni	5
Pastinaken	10
Petersilie	15,5
Pfeffer (grüner)	5
Pfeffer (schwarzer)	9

Values	Energiewert
Pfeffer (weisser)	12
Pfefferminze	14
Pfirsich	4
Pinienpollen	16
Pistazien ...	
geröstet und gesalzen	11
Polyester	2
Preiselbeere	6 +
Q	
Quark neutral	13
Quinao	5
R	
Radieschen	11+
Rapsöl	9
Reis weiss und rot	12
Reis schwarz	5
Rettich	12+
Rhabarber	13
Rindfleisch	12
Rindfleisch gebraten	13
Roggen	9
Roh-Rohrzucker	16
Rosmarin	6,5
Rote Beete	11+
Rote Linsen	17
Roter Wiesenklee / Rotklee	15+
Rucola	6
S	
Schafwolle	12
Schaffleisch gebraten	17
Schwarzkümmelöl	1

Values	Energiewert
Schwarzwurzel ...	
sollte aber 2 mal	
gekocht werden	8
Seide	9
Sellerie	2+
Senfsamen hell	10
Sesam schwarz	1
Sesam weiss	16
Shankara Zucker	10+
Soja	16
Sojabohne genverändert	1
Sonnenblumenkerne	12
Sonnenblumenöl	10+
Sorghum	16
Spargel	4
Spargel grün	9
Spinat	4
Spirulina	1
Spitzewegerich	15
Stevia	9
Süsskartoffel	16+
Süsslupine	9
T	
Tamari Sauce	13
Traubenkernmehl-OPC	12 +
Trute = Truthahn	11
Topinambur	12+
Tomate	5
V	
Vannilla	16
W	
Wachholderbeeren	15
Walnüsse	15

Values	Energiewert
Weisse Champignons	9
Weizen	9
Wirsing	4
Z	
Ziegen	12
Ziegen gebraten	15
Ziegen roh	13
Zimt	16

Values	Energiewert
Zitrone (nur morgens)	12,5
Zucchetti-Zuccini	9
Zucker, weisser	3
Zuckerrübe	3
Zwetschge	5-6
Zwiebeln	1

Speisepilze	
Echter Reizker	4
Habichtspilz	5
Herbsttrompete	2
Mohrenkopf-Milchling	3
Morchel	5
Pfifferlinge	4
Riesenschirmling	5
Schopf-Tintling	9
Steinpilz	1
Stockschwämmchen	2
Violetter Rötelritterling	3

Heilpilze	
Agaricus Blazei Murrill (ABM)	9
Auricularia Polytricha	13
Austernpilz grau	5
Coprinus Comatus	15
Cordyceps	5
Coriolus Versicolor	15
Hericium	16
Maitake	15
Polyporus Umbellatus	16
Reishi	16
Shitake	15

Brote	
Dinkelmischbrot: Dinkel, Weizen, Roggen, Sauerteig	14
Haferbrot mit Dinkel und Roggen Sauerteig	15
Fünfkornbroth Sauerteig: Gerste, Hafer, Dingel, Roggen, Amaranth	14
Reines Weizenbauernbrot mit Hefe	14.5
Sauerteigbrot mit Roggen- und Dinkelmehl	14
Roggen - Sauerteigbrot	13,5
Zopf-Weissbrot	12

Values	Energiewert
Gemüse	
Brokkoli	4
Chinakohl	4
Cicorino Rosso	2
Eichblatt grün	4
Endivie gekraust/glatt	3
Erdmandeln	1
Federkohl / Grünkohl	4
Frühlingszwiebel	9
Grüne Bohnen	2,5
Herbstrübe	5
Kardy	5
Kefen	4
Kohlrabi	4-5
Krautstiel-Mangold	4
Lattich-Mangold	4
Lollo rot	1
Portulak	6
Rosenkohl	2
Rotkraut	3
Spargel grün	9+
Stangensellerie	4
Weisskohl	4
Zuckerhut	3

Values	Energiewert
Fische	
Aal	2
Äsche	12
Austern	1
Bachforelle	12
Bachsaibling	14
Barbe	14,5
Barsch	14
Brassen	13
Dorsch Fisch	4
Döbel	16
Elritze	11
Europäischer Stör	1
Flunder	1
Giebel	15
Grundel	3
Gründling	5
Grünschalmuschel	2
Graskarpfen	11
Güster	11
Hecht	14
Hering	11
Kabeljau	4
Kaulbarsch	12
Karausche	15
Karpfen	9
Koi	2
Lachs	4
Makrele	11
Meerforelle	10
Miesmuschel	1
Nase	14

Values	Energiewert	Values	Energiewert
Fische			
Quappe	2	Arkina	9
Rapfen	15	Coop	5
Regenbogenforelle	11	Cristalp	9
Rotauge	14	Elmer	3
Rotfeder	16	Eptinger	6
Schleie	9	Evian	9+
Scholle	1	Freyersbacher Classic	5
Seelachs	5	Gerolsteiner	4
Seezunge	1	Griesbacher First Class	10
Sonnenbarsch	13	Hassia leicht	5
Tobiasfisch	2	Hassia sprudel	2
Thunfisch	2	Hassia still	9
Ukelei	13	Henniez	2
Wels	2	Migros	5
Wolfsbarsch	16	Passugger	4
Zackenbarsch	12	Rhäzünser	6
Zander	15	SPA	11
Mineralwasser		S.Pellegrino	9
Acqua	6	St. Leonhard	14
Adelbodner	9	Valser	4
Appenzell	9	Winfried Sebastianquelle	4

Wir haben uns die Mühe gemacht einige der Hauptnahrungsmittel auf die negativen Auswirkungen auf unseren Organismus untersucht.

Dies sind die doch erschreckenden Befunde, welche auch glechzeitig eine Erklärung für den miserablen Gesundheitszustand der Menschen sind:

Honig:

Honig in Europa ist eher schlecht bis sehr schlecht. Dies kommt vermutilch durch die Fütterung mit Weisszucker. Honig in Uganda ist hervorragend und heilend. Ebenfalls ist zu beachten, dass man honig

2 mal aufkochen sollte.Beim ersten mal aufkochen sieht man unreinen schaum auf der Oberfläche. Dieser muss weggeschüttet werden und dann kocht man den Honig erneut auf und geniesst ihn.

Zwiebel verursacht u.a.:

Bluthochdruck, Durchblutungsprobleme, Erkältungssymptome, Nervosität, Rheuma, Vergiftungs-Erscheinungen, Verdauungsprobleme, Fettansammlungen, Gehirnschwäche, Blähungen, Stoffwechselstörungenschwächt: Niere, Muskeln, Zähne, Knochen, Ohren und Milz

Blumenkohl verursacht u.a.:

Durchblutungsstörungen,Erkältungssymptome, Arthrose, Schwindel, Agressionen, Unzufriedeheit, Lustlosigkeit, Verdauungsprobleme, Wasseransammlungen, Gehirnschwäche, Blähungen, Stoffwechselstörungen schwächt: Muskeln, Haare, Bindegewebe, Zähne, Augen, Ohren,Drüsen

Tomate verursacht u.a.:

Durchblutungsprobleme, Krampfadern, Energielosigkeit, Arthrose, Nervosität, Rheuma, Vergiftungs-erscheinungen, Gicht, Wasseransammlungen, Wasseransammlungen, Hormonstörungen, Blähungen, Stoffwechselstörungen schwächt: Magen-Darm, Bindegewebe, Knochen, Milz, Leber

Kaffe verursacht u.a.:

Hohen Blutdruck, Durchblutungsprobleme, Krampfadern, Erkältungssymptome, Energielosigkeit, Kopfschmerzen, Depressionen, Schwermütigkeit, Arthrose, Nervosität, Rheuma, Vergiftungserscheinungen, Gicht, Hormonstörungen, Gehirnschwäche, Blähungen, Stoffwechselstörungen schwächt: Niere, Magen-Darm, Muskeln, Haare, Bindegewebe, Herz, Augen, Drüsen, Leber, Milz

Karotte verursacht u.a.:

Durchblutungsprobleme, Krampfadern, Erkältungssymptome, Schwindel, Asthma, Agressionen, Gicht, Fettansammlungen, schwächt: Magen-Darm, Augen, Ohren, Lunge, Drüsen, Haare, Zähne

Kartoffel verursacht u.a.:

Bluthochdruck, Durchblutungs störungen, Energielosigkeit, Kopfschmerzen, Depressionen, Schläfrigkeit, Arthrose, Nervosität, Rheuma,

Vergiftungserscheinungen, Verdauungsprobleme, Hormonstörungen, Gehirnschwäche schwächt: Niere, Muskeln, Haare, Zähne, Knochen, Milz.

Sind grüne Bohnen wirklich giftig?

Ich habe gehört, dass grüne Bohnen nur gekocht gegessen werden dürfen. Stimmt das denn wirklich? Was kann denn passieren, wenn man sie trotzdem roh isst?

Ob als Suppe, Salat oder Beilage: Grüne Bohnen sind ein Gemüse, das von Mai bis Oktober frisch aus dem eigenen Garten oder vom Markt geholt werden kann. Zudem gibt es sie tiefgekühlt oder exportiert das ganze Jahr über in den Supermärkten. Doch gesund sind sowohl die Bohnen als auch die Hülsen drumherum nur, wenn sie gekocht werden. "Schuld daran sind giftige Eiweißverbindungen, die natürlich in grünen Bohnen vorkommen und Phasin genannt werden", erklärt Ernährungswissenschaftler Uwe Knop. Beim Kochen wird Phasin, das zur Gruppe der Lektine gehört, zerstört. "Allerdings sollten grüne Bohnen mindestens zehn bis fünfzehn Minuten gekocht werden, denn die Lektine sind einerseits in den Zellen gebunden und andererseits sehr hitzestabil", ergänzt der Experte.

Bohnensalat ist keine Rohkost

Schon drei bis zehn grüne Bohnen reichen für einen Erwachsenen aus, um innerhalb der nächsten Stunde schwerwiegende Vergiftungserscheinungen, wie Erbrechen, Krämpfe, Durchfälle, Fieber und im schlimmsten Fall auch einen Kollaps auszulösen. Phasin kann sich einerseits an die roten Blutkörperchen anheften und diese dazu bringen, zu verklumpen. Andererseits besitzt es die Fähigkeit, sich an spezifische Zellmebranen der Darmwand zu binden und so schwere Stoffwechselschäden auszulösen. Größere Mengen Phasin schädigen die Darmzotten sogar langfristig. Zum Glück ist das Phasin - wie alle anderen Eiweiße auch - temperaturempfindlich. Werden die grünen Bohnen also etwa eine Viertelstunde lang gekocht, denaturiert das Phasin und wird so für den Menschen unschädlich.

"Jedes Böhnchen gibt ein Tönchen"

Die gesunden Hülsenfrüchte sind nicht nur roh giftig, sie haben außerdem eine andere unangenehme Seite: Sie blähen. Die vermehrte

Bildung von Gasen im Dickdarm kommt von einem Dreifachzucker, der in den Bohnen enthalten ist. Wird dieser von den Darmbakterien verdaut, entstehen Faulgase. Zwei Möglichkeiten gibt es, um diese Wirkung zu lindern:

Man kann die Bohnen vor der Zubereitung wässern. So kann ein Teil der Dreifachzucker ausgewaschen werden. Zudem hilft dieses Verfahren bei nicht mehr ganz frischen Bohnen, sie wieder etwas knackiger zu machen.

Allerdings werden dabei auch Mineralstoffe und Vitamine verwässert. Die zweite Möglichkeit: Man gibt zu dem Gemüse Gewürze wie beispielsweise Anis, Bohnenkraut, Koriander, Kreuzkümmel oder Kümmel hinzu.

Diese können zwar die Blähungen nicht ganz verdrängen, entspannen aber den Darm, sodass die Entstehung der Faulgase nicht mehr so unangenehm ist.

Übrigens: In einigen thailändischen Restaurants werden die Bohnen im Wok gegart. Das ist grundsätzlich nicht bedenklich, da sich in diesem speziellen Kochutensil mit der richtigen Befeuerung schnell hohe Temperaturen entwickeln können und dadurch das giftige Phasin zerstört wird. Wenn allerdings die Bohnen direkt aus dem Gefrierfach kommen und nicht lange genug hohen Temperaturen ausgesetzt waren oder sogar innen noch kalt sind, sollte man sie besser auf dem Teller lassen, um auf Nummer sicher zu gehen.

Frische Früchte und Beeren, wenn überhaupt, dann nur morgens und nicht mischen. Vorsicht bei vielen frischen Früchten besteht die Gefahr von Würmern und Pilzen! Bananen und getrocknete und gekochte Früchte können jederzeit gegessen werden und sind frischen Früchten vorzuziehen. Die wohl stärkste Frucht der Welt ist die Jackfrucht, sowohl die Frucht als auch der Samen.

All diese Aussagen lassen sich mit der Rute oder dem Muskeltest leicht verifizieren.

Aus dieser Auswahl kann man sehr gut erkennen, was empfehlenswert ist und was nicht. Man kann aber auch sehr gut daraus erkennen, was für grundlegende Fehler heutzutage begannen werden und es ist demzufolge der miserable Gesundheitszustand der meisten Menschen auch nicht verwunderlich, verzehren sie doch energetisch schwache bis sehr schwache Lebensmittel und dies beinahe täglich. Das dies zu vielfältigsten Problem führen kann, ja sogar zu Vergiftungen, bleibt völlig unbemerkt von der breiten Masse der Menschen und der Medizin. Da der Mensch, die von Rundfunk und Presse verbreiteten Irrlehren in den wenigsten Fällen in Frage stellen wird, und einige „Nahrungsmittel" schon fast zur Tradition, wie z.B. die sogenannten Rösti, aus Kartoffeln, geworden sind, ist eine Umkehr auf breiter Front kaum zu erwarten. Selbst diejenigen, die den Sinn und Zweck dieser Aussagen verstehen, sind oftmals zu schwach diese in die Tat umzusetzen, weil man ja dadurch eine liebgewonnene Gewohnheit, wie z.B. das Kaffeetrinken aufgeben müsste. Jeder hat es nun selbst in der Hand sich die hochwertigsten und auch wohlschmeckendsten Nahrungsmittel auszuwählen. Es wäre natürlich wünschenswert, wenn langfristig die Landwirtschaft dazu übergehen würde, nur noch hochwertiges anzupflanzen. Dies wird aber mit Sicherheit nur der Fall werden, wenn die Verbraucher auch nach diesen Erkenntnissen konsequent zu handeln beginnen. Auch hier gilt: Gesund durch Wissen!

Produktvorschlag:

TATWellness Energiemischung. Eine Eigenmischung, welche nur aus den höchstschwingenden Lebensmitteln besteht und unglauliche Wirkungen bei fast allen Beschwerden zeigt:

Inhaltsstoffe: Aprikosenpulver, Artemesia, Aulterra, Cayote, Cashew, Chaga, Etherium Produkte, Galgant, Gardenia, Ginseng, Graviola, Hibiscus, Jasmin, infrararot-neg. ionenpulver, Ingwer, Jackfrucht, Kastanie, Mangostan, Mandel, Moringa, Nato Kinase, NEM (hühnereierschalenhäutchen), Panax Ginseng, Perlenpulver, Petersilie, Pinienpollen, Protein plus, shungit, Tamarind, Turmalin, Turmeric, Soja, Sorghum, Wallnuss, Vanilla ,Zimt, Zunderschwamm, fast alle pulver sind ein 10:1 Extrakt, d.h. aus ca. 10-25 kg Rohpulver wird 1 kg Extrakt hergestellt.

neu hat es noch diese heilpilze in der mischung: Coprinus comatus,Coriolus versicolor, maitake, Reishi, Shiitake

„Das ist ja super! Jetzt ist mein Partner auch beruhigt. Ich selber kann das Feedback geben, dass ich seitdem ich es nehme keine Probleme mehr mit Reizmagen, Reizdarm, depressive Verstimmung oder Müdigkeit habe. Die letzten drei Jahre hatte ich da ganz massive Probleme, viel Geld und Zeit investiert, ein 3/4 Jahr krankgeschrieben gewesen wegen Burnout."

„mein feedback zur Energiemischung. Bin viel positiver drauf voll mit energie meine tage werden immer besser. Viel weniger schmerzen.. „

Nachdem ich mich seit nun 7 Wochen mit einer sehr schmerzhaften Entzündung der Sehne am Mittelfuss herum plage, wusste ich beinahe nicht mehr wie ich diese Entzündung in den Griff bekommen soll, durch das tägliche Training konnte ich meinen Fuß keine Zeit zum regenerieren bieten. Die Schmerzen wurden teils unerträglich und ich konnte beinahe nicht mehr laufen. Nach Ibu-Kur und Traumeel spritzen vom Arzt war zwar eine leichte Linderung zu merken, jedoch kamen die Schmerzen wieder sehr schnell durch die Belastung. Nach 2 Tagen war eine 80 prozentige Besserung vorhanden, nach 4 Tagen komplett schmerzfrei, auch die dicke Schwellung ging schlagartig zurück. „

„unsere Hunde sind Dank Energiemischung so fit, dass es schon kaum mehr auszuhalten ist! Die wollen nur noch spielen und haben Unsinn im Kopf! Vielen lieben Dank für diesen guten Tip! Momentan beobachte ich noch den Hund von meinem Bruder, der an Epilepsie leidet. Wenn ich den Hund ab und zu mal sehe, dann gebe ich ihm auch die Energiemischung in Leberwurst versteckt ... Bis jetzt kein Anfall mehr und der Hund ist viel aktiver geworden!!! Super „

„Meine Nachbarin bekommt beklemmendes Gefühl auf der Brust, dann kam eine Hitzewelle, Hände zittern u. dann merkt sie dass sie abliegen muss, weil die Ohnmacht kommt, diese Frau hatte die Pipo schon lange eingenommen u. jetzt eben diese Energiemischung und damit ist das Problem verschwunden. Mein Mann hat seit Jahren sehr starke Kopfschmerzen, manchmal den ganzen Tag. Nach der Einnahme der Mischung verschwanden die Schmerzen sehr schnell. „

„Hallo Herr Schauffert, das Paket kam nun vergangenen Donnerstag an! Was soll ich sagen - es ist wie Sie es versprochen haben!!! Nach 20 Sekunden habe ich eine deutlich Verbesserung bei all meinen Beschwerden gespürt. Wenn ich es nicht selbst erlebt hätte, hätte ich es nicht für möglich gehalten, WAHNSINN! Sie haben in mir definitiv einen begeisterten Anhänger gefunden! Meine Mutter wird nun ebenfalls in den nächsten Tagen die Energiemischung versuchen. Auch werde ich mich an Ihre Nahrungsmittelliste halten, damit die Ergebnisse nicht verfälscht werden. „

Dies sind nur eine kleine Auswahl an Rückmeldungen, damit man ersehen kann, was für breite Auswirkungen diese Mischung auf die Gesundheit des Menschen haben kann.

Pinienpollen, die wohl allumfassenste Nahrung!

Pinienpollen unterstützen bei Säureüberschuss, stärken die Lebenskraft, das Nerven Lymph-, Sexual- , Verdauungs-, Atmungs-, Skelett-, Herz- und Kreislaufsystem.

Enthalten: an die 100 Enzyme und Coenzyme, alle Vitamine, alle essentiellen Aminosäuren, Nukleinsäure, Monosacharide, Polysacharide, Omega 3,6 und 9, Flavanoide und 200 weitere Nährstoffe. Ein hervorragendes natürliches Mittel zur Vorbeugung und bei Mangelerscheinungen.

Pinien Pollen sind ein Produkt aus der Traditionellen Chinesische Medizin mit einer Geschichte von über 3000 Jahren. Pinienpollen gelten als die Königin der Pollen und verhindern das Zusammenklumpen der Blutplättchen, stärken das Immunsystem, kräftigen das Gehirn und die Blutbahnen, verhindern die

Bildung von Altersflecken, verbessern die Verdauung und helfen das Gewicht zu halten und abzunehmen u.v.a.m. . Die Pollen werden innert 48 Stunden um 100'000 mal grösser!

Pinien Pollen sind 100 Prozent natürlich. Sie sind zu 99 Prozent bioaktiv , wissenschaftlich erforscht und mit moderner Technologie verbessert. Im Unterschied zu Bienenpollen, welche nur etwa zu 5 % bioverfügbar sind, liegt die Bioverfügbarkeit bei den Pinienpollen bei über 95 %.

Das Pinien Pulver besteht aus den Pollen verschiedener Pinien Arten, der Masson Pinie (pinus massoniana) und der chinesischen Pinie (pinus tabuliformis), die in den Bergen in einer Höhe zwischen 1100 m und 1500 m in den Provinzen Jiangsu und Zhejiang wachsen. Die Pollen werden von Hand gesammelt und sind daher sortenrein und gleichbleibend in der Qualität.

Bioaktiv heißt lebendige Natur. Jedes Korn der Pinien Pollen ist eine Zelle des Lebens. Durch die Anwendung moderner Technologie (low-temperature sporoderm-breaking technology) wird erreicht, dass die Pollen aufgeschlossen werden (99 % der Pollen garantiert). Dadurch wird gewährleistet, dass alle Nährstoffe und aktiven Substanzen der Pinien Pollen leicht verdaut und vom menschlichen Körper aufgenommen werden können. Die Pinienpollen helfen sowohl bei körperlichen Beschwerden, als auch bei seelischen Unstimmigkeiten.

Die Pinienpollen haben ebenfalls die Fähigkeit den Testosteronehaushalt sowohl bei Männern als auch bei Frauen zu regulieren. Die in den Pinienpollen enthaltenen Steroide sorgen dafür, dass sich die Prostatagrösse auf einem normalen Niveau hält und wirken gegen Brust- und Prostatakrebs. Das in den Pinienpollen enthaltene Arginine fördert die Ausschüttung von körpereigenen Wachstumshormonen. Pinienpollen können also auch sehr hilfreich bei Wechseljahrbeschwerden sein.

Pinienpollenpulver kann auch äußerlich bei verschiedensten Hautproblemen angewendet werden. Einfach in eine Creme mischen oder als Pulver auf die betroffenen Hautstellen auftragen.

Die Süsskartoffel:

Die Süsskartoffel verfügt nicht nur über sehr viel Lebenskraft sondern hilft auch folgendes zu unterstützen:

Organschwäche, Hormonstörung, Durchblutungsprobleme, Mineralmangel, Verwachsungen, Meridianblockade, Blut, Gehirnbalance, (also ein hervorragendes Nahrungsmittel für Schüler und gestresste Menschen), Atemprobleme

Die Jackfrucht, die wohl gesundeste Frucht der Welt:
Generell wird die Jackfrucht zum abnehmen empfohlen. Aufgrund der beeindruckenden Erscheinung der Frucht, sie kann über 1 Meter lang werden und trägt hunderte von pyramidenförmigen Strukturen auf der Oberfläche, haben wir uns näher damit befasst und sind zu diesem Ergebnis gekommen: Entgiftung, Gendefekte, Imschaden, neg. Zellveränderungen, Krebs, Drüsen- und Verdauungsprobleme, Herzsystem.

Mineralien sind essentiell:

Unser Körper braucht Mineralien und Spurenelemente. Sie sind der Nährstoff für unsere Lebensenergie. Wir nehmen sie oftmals nur noch in geringen Mengen über die Nahrungskette auf, da viele Böden schon ausgelaugt sind und seit Jahrzehnten mit anorganischem Dünger versorgt werden. Diverse Studien zeigen eine Abnahme des Mineralgehalts in Lebensmitteln von 75 %! Somit wird es für uns immer schwieriger, unseren Körper über die Ernährung mit den lebenswichtigen Mineralien zu versorgen.

Mineralien in Form von Tabletten oder Kapseln sind auch nicht unbedingt die Lösung. Sie verfügen über geringe Bioverfügbarkeit und über kolloidales Mineralwasser sind sie „nicht wirklich absorbierbar und verwendbar, da die Mineralien in Partikelform vorhanden sind und nicht ausreichend in Wasser gelöst werden“. In der Natur nehmen

Pflanzen metallische Partikel aus der Erde auf und wandeln diese in eine ionische/wasserlösliche Form um.

Dr. Henry Schroeder, M.D.Ph.D. meint hierzu: „Ihr Bedarf an Mineralien ist sogar noch wichtiger als der Bedarf an Vitaminen, da Ihr Körper Mineralien nicht selbst produzieren kann."

In der Medizin weiß man längst, dass zahlreiche Krankheiten in einem Mangel an einem Mineralstoff oder einer Kombination von Mineralien begründet sein können. Viele körperliche Malaisen könnten leicht, kostengünstig und in der Regel ohne Nebenwirkungen verschwinden, wenn die Menschen aufgeklärter wären. „So kann zum Beispiel Unterzuckerung nur durch die Einnahme von Chrom beseitigt werden. Depressionen, Drüsenprobleme, Rückenschmerzen u.v.a.m. können erfolgreich mit Gold therapiert werden etc. (...) Die Vitamin-, Protein, Hormon- und Enzymproduktion wird durch das Vorhandensein von Mineralien erst ermöglicht. Durch die Einnahme von Mineralien ist also Gesundheit wieder möglich."

Mineralien speichern wir in unserem Körper nicht in Fett, sondern sie sind wasserlöslich. Viele Mineralien können ihre volle Wirksamkeit nur im Zusammenspiel mit anderen Mineralien entfalten. Durch das Vorhandensein von genügend Mineralien im Körper wird die Aufnahme von Quecksilber und Blei in den Körper verringert.

Die mit Mineralien erreichten Therapieerfolge sind in vielen Fällen so unglaublich, dass sie einem breiteren Leserkreis bekannt gemacht werden sollen. In vielen Fällen macht die Einnahme der richtigen Mineralien eine medikamentöse Behandlung unnötig. Hierzu dieses Beispiel, ein Beispiel von vielen:

> „Frau um die 60 Jahre alt, hatte vor mehreren Wochen eine sehr schwere Herzoperation.
> Sie wäre daran beinahe gestorben und fühlte sich nachher wochenlang müde und auch gefühlsmäßig schlecht. Am 13.12. 2010

machte sie eine Schichtröntgenuntersuchung an der UNI Basel, auf der man erkennen konnte, dass die rechte Niere nicht mehr funktioniert.
Wir rieten ihr daraufhin folgende Mineralien einzunehmen. Kupfer 3 Esslöffel täglich, 1 Teelöffel Zink, Schwefel, Kobalt, Vanadium, Indium. Heute am 27.1.2011 ging sie zu einer Duplex Ultraschall Nachuntersuchung. Der Arzt sagte, die Niere funktioniere wunderbar, ist schön durchblutet." Dies ist kein Einzelfall.

Offensichtlich ist also der Organismus in der Lage eine beinahe unglaubliche Regenerationskraft zu entwickeln, die wie ein Wunder erscheint und dennoch keines ist.

Ein Schlüssel für die Verwertbarkeit des einzunehmenden Produktes ist die Kleinheit der Partikel. Im Idealfall nehmen wir ionisierte wasserlösliche Mineralien zu uns. Die sind innert weniger Minuten im Blut und verfügen über eine 100 %ige Bioverfügbarkeit und Ungiftigkeit. Damit die Zellen Mineralien aufnehmen können, dürfen diese keine Molekülverbindungen mit anderen Mineralien eingegangen sein. Wissenschaftliche Untersuchungen haben ebenfalls gezeigt, dass sogar Molekülverbindungen desselben Minerals von den Zellen nicht aufgenommen werden können, wie zum Beispiel Kolloide. Zellen können Mineralien nur dann aufnehmen, wenn diese in die kleinsten möglichen Teile aufgebrochen sind – dem Ion oder Atom. In einigen seltenen Begebenheiten werden sich die Ionen verbinden, was aber die Zellaufnahme verhindert. Auch wenn Mineralien an Aminosäure, Vitamine oder jeder andere Verbindung gebunden sind, ist die Aufnahme in die Zelle unmöglich. Wir sollten hier verstehen, dass es in der Natur verschiedene natürliche Prozesse gibt, welche den Zusammenschluss von verschiedenen Mineralien unterstützen und andere Prozesse brechen diese Mineralverbindungen auf, damit die Mineralien von lebendigen Organismen überhaupt aufgenommen werden können. Was wenige Menschen realisieren ist die Tatsache, dass Pflanzen nur die Mineralstoffe aufnehmen können, die auch tatsächlich in der Erde vorhanden sind. Essen Sie viele Früchte und Gemüse, dann werden Sie automatisch viel Aluminium, Arsen, Barium, Nickel, Titan, Lithium, Quecksilber und Blei zu sich nehmen und dennoch gilt der Verzehr von Früchten und Gemüse als gesundheitsfördernd. Wären Pflanzen nicht in der Lage Mineralstoffe in ihre Ionen aufzuspalten, würden wir uns langfristig vergiften.

Bei den Mineralien wird zwischen essentiellen und nicht essentiellen Mineralstoffen unterschieden, jedoch ändern sich diese Richtlinien aufgrund stets neuer Forschungserkenntnisse immer wieder, so dass Mineralstoffe, die heute als nicht essentiell eingestuft werden durchaus in der Zukunft als essentiell eingestuft werden können.

Folgende Makromineralien gelten heutzutage als essentiell und können bei einem Mangel zu schwerwiegenden gesundheitlichen Problemen führen:

Kalzium, Chlor, Magnesium, Phosphor, Kalium, Kobalt, Kupfer, Fluor, Jod, Eisen, Mangan, Molybdän, Selen und Zink.

Interessant ist, dass die Mineralien, welche für ein gesundes Pflanzenwachstum sorgen und als essentiell betrachtet werden, auch für den Menschen als essentiell betrachtet werden.

Immer noch herrscht bei Experten, Fachpersonen und Gesundheitsämtern die irrige Meinung vor, dass es gewisse Mineralien gibt, die gesundheitsschädigend sein können. So haben verschiedene Mineralien wie zum Beispiel Kadmium, Molybdän, Germanium oder auch Kupfer den Ruf giftig zu sein. Schauen wir uns aber den Mineralstoffgehalt eines Apfels an, dann werden wir feststellen, dass wir eben auch diese Mineralstoffe zu uns nehmen, wenn auch in sehr kleinen Mengen. Wie schon Paracelsus sagte, ist es also die Menge, die das Gift ausmacht aber eben auch die Partikelgrösse.

So finden wir z.B. in einem Apfel die folgenden Mineralien. Reihenfolge nach Menge:

Kalium, Phosphor, Kalzium, Magnesium, Natrium, Silizium, Kupfer, Bor, Zink, Eisen, Aluminium, Nickel, Mangan, Zinn, Barium, Chrom, Strontium, Blei, Molybdän, Selen, Arsen, Lithium, Beryllium, Kadmium, Kobalt, Antimon, Thalium und Vanadium.

Wir können sehen, dass ein großes Spektrum an Mineralstoffen in einem Apfel vorkommen. Die Makronährstoffe wie Kalium, Kalzium und Phosphor kommen in verhältnismäßig großen Mengen vor und die Mikronährstoffe in weniger großen Konzentrationen oder sogar nur in Spuren.

Ionische Mineralien werden seit jeher als wasserlösliche Mineralien betrachtet. Die Löslichkeit erlaubt es diesen Mineralien gleichmäßig in Wasser aufgelöst und verteilt zu werden. Der ionische Zustand bleibt gewährleistet und die Ionen werden daran gehindert sich zu größeren Einheiten wie Moleküle zu verbinden. Würde das Wasser in einer Flasche mit z.B. ionisiertem Gold verdunsten, dann würden die Goldionen-Atome sich verbinden und wir könnten kleine Goldklumpen auf dem Grund der Flasche erkennen. Wasserlöslichkeit ist ein extrem wichtiges Konzept und erlaubt den Mineral Ionen frei im Wasser zu schweben ohne sich zu größeren Molekülen zu verbinden. Aufgrund des hohen Wassergehaltes von Fleisch, Pflanzengewebe, Früchten und Gemüse bleiben die Mineralien in ihrem ionischen Zustand. Aufgrund der hohen Mobilität der Ionen, können diese, sofern sie im Erdreich vorkommen, sehr leicht ausgeschwemmt werden. Ja, heftiger Regen kann sogar die Ionen aus Pflanzenblättern herausschwemmen.

Wie wir bereits festgestellt hatten, ist der Mineralgehalt der meisten heutigen Lebensmittel nicht ausreichend, um den täglichen Bedarf zu decken. Dies kann nicht nur zu zahlreichen Mangelerscheinungen führen, sondern führt auch der heutzutage wohl bekanntesten Mangelerscheinung, dem Übergewicht! Übergewicht, durch Mangel? Wie lässt sich das erklären? Durch die mangelhafte Zufuhr an lebenswichtigen Nährstoffen gerät der Körper und oftmals auch die Seele in einen inneren Notstand und versucht über Naschen und zu viel Essen diesen Mangel auszugleichen. Dieser Zustand des übermäßigen Essens, um einen Mangel auszugleichen wird sich so lange fortsetzen, bis man dem Organismus die lebensnotwendigen Stoffe in genügendem Masse zugeführt hat und somit den Mangel beseitigt. Dies geht aber nur über Mineralstoffe, die der Körper auch verwerten kann, wie oben schon erklärt.

Durch die Züchtung von überzüchteten Hybridsorten, haben die Nahrungsmittel in den letzten Jahrzehnten stetig an Mineralgehalt verloren. Ein weiterer Grund wäre die nitrathaltigen Düngemittel, welche den Anbau von Lebensmitteln auf mineralarmen Ackerböden erlaubt, aber eben nicht vollwertige Nahrungsmittel erzeugt.

Durch diese Umstände, aber auch den vermehrten Stress und Druck der heutigen Zeit, ist es auch nicht verwunderlich, wenn sich zahlreiche Mangelerscheinungen zeigen und der Mensch weder innerlich noch äußerlich satt, also zufrieden wird. Er giert sowohl auf seelischer Ebene, als auch auf leiblicher Ebene immer wieder nach neuen Leckerbissen, die den Mangel ausgleichen sollen. Dass dies auf diesem Wege nie und nimmer gelingen kann, erstaunt uns nicht mehr, nachdem wir die Zusammenhänge erkennen durften. Das vermutlich die Mineralien auch einen seelischen Aspekt symbolisieren ist die Auswirkung von Mangelerscheinungen auf das Gemüt des Menschen ebenfalls zu erklären.

Dass Mangelerscheinungen zu übermäßigem Alkoholgenuss führen kann, wurde zwar noch nicht am Menschen, aber an Ratten bewiesen. Ratten fangen an sich zu überfressen und beginnen Alkohol zu trinken, wenn sie nicht über ausreichend Mineralstoffe verfügen. Wäre das bei Menschen nicht auch denkbar? Dass dieser innere Mangel auch zu schweren Süchten führen kann dürfte auf der Hand liegen. Die Wissenschaft bezeichnet diese Art von Sucht als „Pica" Syndrom. Diese kann sich durch eine Gier oder Sucht nach Fleisch, Zucker, Schokolade, Teigwaren, Nikotin, Alkohol und vieles andere mehr ausdrücken. Fehlende Mineralien in unserer Ernährung führen aber nicht nur zu diesen ernsthaften persönlichen und gesellschaftlichen Problemen, sondern können auch unser physisches Leben verkürzen. So wurde u.a. gezeigt, dass die Lebenserwartung von Mäusen verdoppelt werden kann, wenn man seltene Spurenelemente wie Iridium, Germanium und andere Mineralien der Nahrung zuführt.

Dr. Linus Pauling, der bekannte Nobelpreisträger ging sogar so weit, dass er sagte, dass man jede Krankheit und Beschwerde auf einen Mineralmangel zurückführen kann. Organische Mineralien sind die Bausteine unserer Physiologie. Sie sorgen für eine gesunde Gehirnchemie, elastisches Bindegewebe, stabile Knochen, einen robusten Stoffwechsel und ein widerstandsfähiges Immunsystem. Bereits entstandene Mängel in den Ackerböden können auch nicht einfach wieder ausgeglichen werden, sondern sie können nur durch das regelmäßige Ausbringen von Steinmehl wieder Mineralisiert werden. Leider werden aber in der Regel nur die 3 Mineralien Nitrat, Phosphat und Kalium als Dünger eingesetzt. Vor allem durch das Nitrat wird ein schnelles Pflanzenwachstum garantiert. Dies kann aber nicht darüber hinwegtäuschen, dass der Erde und somit den Nährmitteln Mineralstoffe fehlen. Sie können daher so viele Kalorien zu sich nehmen wie sie möchten, sie werden damit den Mineralmangel nicht ersetzen können und die Gelüste werden jeden Tag von neuem Sieger über ihren Wunsch; ich möchte doch abnehmen“ bleiben. Deshalb, achten wir darauf unserem Körper täglich die ca. 70 + notwendigen Mineralstoffe zuzuführen, damit wir uns körperlich und seelisch ausgewogen fühlen und uns nicht Süchten hingeben müssen, die wir leicht vermeiden könnten. Lassen wir uns nicht täuschen von den vollen roten Tomaten, denn auch diese wachsen nur zu oft in einer wässrigen Nitratlösung ohne, die notwendigen Mineralien. Auch Früchte sind heutzutage nicht viel besser. Sollten wir glauben, dass wir uns durch den Verzehr von reifen und süßen Trauben ohne Kerne einen Gefallen tun, dann könnten wir uns da gar mächtig täuschen. Durch den hohen Gehalt an Fruchtzucker und durch die Züchtung bedingten geringen Gehalt an Mineralien, kann der Blutzucker durcheinander kommen, da die Mineralien fehlen, die für die Verbrennung des Zuckers notwendig sind. Der Körper sieht sich nun genötigt, diese Mineralien woanders zu holen und tut dies aus dem Bindegewebe, den Knochen, Zähnen oder den Gelenken. Dies ist auch der Grund warum viele Vegetarier Zahnschäden und eine geringere Knochenstärke aufweisen. So wie es aussieht ist es also auf keinen Fall die Lösung wild durcheinander Früchte und Gemüse zu essen, sofern wir uns nicht mit den notwendigen Mineralstoffen versorgen, die dann den anfallenden Zucker verstoffwechseln können. Achten wir auch darauf, dass wir Reifes zu uns nehmen, denn Unreifes kann in uns kaum zur Reife gelangen und wird wiederum andere Probleme verursachen, denen wir uns dann oft kaum bewusst sind.

So ist der Hauptzweck dieses Buches uns einen kurzen Überblick über die Welt der Mineralien und ihre derzeitig bekannten Auswirkungen auf unsere Gesundheit zu verschaffen. Dieses Buch kann nicht abschließend sein, da mit den Jahren immer wieder neue Erkenntnisse unseren Horizont erweitern werden.

Mangan

Mangan gilt als essentielles Mikromineral und kommt sehr häufig und in hohen Konzentrationen überall auf der Erde vor. Süß- und Meerwasser enthalten bedeutende Mengen an Mangan, jedoch findet man in Pflanzen und Tieren nur Spuren dieses Minerals.

Das Wort Mangan wird aus dem Lateinischen und dem Griechischen für Magnet und „wunderbar" hergeleitet. Das Wort „wunderbar", geheimnisvoll kann die Erklärung dafür sein, dass dieses Element bis heute missverstanden wird und man die vollen Auswirkungen dieses Minerals noch lange nicht erkannt hat.

Obwohl die Rolle von Mangan in Pflanzen gut erforscht ist, müssen die Auswirkungen auf den Menschen noch weiter erforscht werden. Durchschnittlich enthält jeder menschliche Körper 10-20 Milligramm, welches man hauptsächlich in der Bauchspeicheldrüse, der Leber, den Knochen und im Nierengewebe findet. Die weitreichenden Fähigkeiten und diversen Funktionen machen Untersuchungen schwierig und wir lernen beinahe täglich etwas Neues. So viel ist bekannt, dass Mangan ein essentielles Mikromineral für alle lebendigen Organismen ist.

Wie andere metallische Mineralien aktiviert Mangan zahlreiche Enzyme und arbeitet als ein Cofaktor für viele andere Enzyme. Der Zuckerstoffwechsel, die Energieproduktion und der Anteil am SOD Enzyme sind einige der wichtigsten enzymatischen Prozesse an denen Mangan beteiligt ist. Wann immer das SOD Enzym gefunden wird, wird Mangan benötigt und wird dann Mangan superoxyd Dismutase

(MnSOD) genannt. Einige Enzyme wie Pyruvate, Carboxylase, Glutamine Synthetase und Arginase hängen völlig vom Vorhandensein von Mangan ab, um aktiviert zu werden. Andere metallische Mineralien wie Magnesium können teilweise einen Mangel an Mangan ersetzen. Das SOD Enzyme ist ein äußerst wichtiges Enzym, da es freie Radikale in hohem Masse abbaut. (Siehe den Heilpilz Chaga) In diesem Falle wirkt Mangan als Antioxidant. So beobachteten 2 Ärzte der Universität Wisconsin, dass die SOD Aktivität in den weißen Blutkörperchen abnahm, wenn Mangan nicht genügend vorhanden war. Durch Zuführung von Mangan wurde eine Zunahme der enzymatischen Aktivität in den weißen Blutkörperchen beobachtet.

Andere Enzyme und Substanzen profitieren ebenfalls von der Anwesenheit von Mangan. Ein Enzym, welches sich in der Gehirn Synthese befindet, eine Aminosäure genannt Glutamine, welches hilft Ammoniak zu entfernen, ein giftiges Resultat des Stickstoff Stoffwechsels. Collagen wird zur Wundheilung benötigt und Mangan wird benötigt, um das Prolidase Enzym zu aktivieren, welches die Aminosäure Praline produziert, damit sich Collagen in den Hautzellen bilden kann. Ein Mangel daran kann zu einer anormalen Wundheilung führen, welche durch einen unausgeglichenen Mangan Stoffwechsel ausgelöst wird.

Mangan hilft in der Entwicklung von Sehnen und Bändern in unseren Gelenken durch die Aktivierung des Enzyms, welches Mucopoloysaccharide produziert. Dieses Material ist für die dämpfende Wirkung in der Gelenkflüssigkeit verantwortlich. Durch das Fehlen oder schwächer werden dieser Substanzen, brechen eventuell die Gewebe in den Gelenken und weil die Flüssigkeit sich beginnt zu zersetzen. Hierdurch beginnen sich Knorpel und Knochen abzunutzen wodurch Rheumatoide Arthritis entstehen kann. Durch wiederholte Bewegung von bereits geschädigten Gelenken kann das sehr schmerzhafte Karpal Tunnel Syndrom entstehen. (Dr. G.C. Cotzia)

In Gegenden, wo eine Mangel an Mangan häufig vorkommt, werden sind die Gelenkknorpel unausgeglichen. So kann ein Verlust an Collagen schlussendlich zu einem Verlust an Knochensubstanz führen. Tiere, welche an einem Manganmangel leiden, tendieren zu Skelettanormalitäten. Einige Studien an Mäusen haben gezeigt, dass Mangan eine wichtige Rolle in der Bildung von Knochen spielt. So zeigte eine andere Studie an Frauen welche an Osteoporose litten einen Mangel an Mangan im Blut. Dadurch, dass die gesundheitsschädigenden Auswirkungen eines Manganmangels oft erst nach Jahren auftreten können, ist das Erkennen eines Mangels oft ein schwieriges Unterfangen. Abnormale Zellfunktionen und Strukturprobleme der Mitochondrien können auftreten wenn Manganmangel vorherrscht. Durch den mangelnden Schutz der Mitochondrien vor freien Radikalen kann es zu einer Schwächung der Mitochondrien in den Organen kommen, welche normalerweise Mangan enthalten, wie Pankreas, Nieren, Leber und dem Herzen. Viel vom Einfluss Mangans auf die Durchlässigkeit der Zellmembrane ist auf die Aktivierung von Enzymen zurückzuführen, welche am Stoffwechsel von Fett und Cholesterin beteiligt sind. Dadurch, dass Mangan die Zellen vor Schädigungen durch freie Radikale schützt, in dem es das SOD Enzyme aktiviert, wird die Unverletzlichkeit der Zellmembrane erhalten. Wird die Balance von Fettsäuren und Cholesterin durch den Mangel an Mangan unausgeglichen, wird die Durchlässigkeit der Zellmembranen beeinträchtigt. Blutverklumpung, Cholesterin- und Fettsynthese werden alle durch einen Mangel an Mangan beeinflusst. Sind diese Prozesse unausgeglichen, dann kann es zu einer Verhärtung der Arterien kommen. Studien haben ebenfalls gezeigt, dass es durch Manganmangel zu einer giftigen Ansammlung von Leberfetten kommen kann. Ebenfalls ist Mangan in die Synthese und die Verarbeitung von Kohlenhydraten, Proteinen und Fetten involviert. So ist seit langem bekannt, dass die Anwesenheit von Mangan in den Zellen ein Regulator des Kohlenhydratstoffwechsels ist. So kann der Mangel an Mangan zu Anomalitäten dieser Stoffwechselprozesse führen. Eine davon ist der Verlust an Glukose Verarbeitung. Wenn dies passiert führt dies zu extremen Anomalitäten in der Bauchspeicheldrüse und wenn die Bauchspeicheldrüse leidet, leidet auch die Insulinproduktion.

Mangan wurde auch schon das Gehirn Mineral genannt, weil es mentale Funktionen unterstützt. Erwachsene und Kinder, welche unter starken Zuckungen leiden weisen zumeist nur 1/3 Mangan auf! Durch die Zufuhr von Mangan konnten die Zuckungen deutlich reduziert werden.

Ebenfalls wurde festgestellt, dass Menschen und auch Tiere mit epileptischen Anfällen an einer Unterversorgung von Mangan leiden. Multiple Sklerose und Schizophrenie zeigten deutliche Verbesserungen nach der Einnahme von Mangan. Studien an Schizophrenen haben gezeigt, dass eine ungewöhnlich hohe Mengen an Kupfer der Betroffenen gefunden. Vermutlich ist dies zumeist eine nicht wasserlösliche Form von Kupfer, welches sich angereichert hat oder es fehlen andere Mineralien, welche den Körper in der Verwertung und Ausscheidung von Kupfer unterstützen. Mangan und Zink können beide den Körper in der Ausscheidung von Kupfer in nicht wasserlöslicher Form unterstützen.

Mangan kann also extrem nützlich und gesundheitsfördernd sein, wenn es im ionischen Zustand gefunden wird, aber auch sehr giftig wenn dies nicht der Fall ist.

Wasserlösliches Mangan, wie jedes andere Element, ist nicht giftig. Jedoch kann unlösliches metallisches Mangan sehr problematisch sein. Dieses wird nicht über die Nahrung, sondern zumeist über die Atemwege aufgenommen, welches dann direkt in das Gehirn geht, ohne vorher von der Leber aufgefangen zu werden. So wurde an Chilenischen Minenarbeitern, welche Mangan ohne Schutzmasken abbauten schwere Nervenschädigungen und psychische Veränderungen wie Halluzinationen festgestellt. So wurde diesen Beschwerden der Name „Mangan Verrücktheit“ gegeben. Ebenfalls wurden erhöhte Gewalt, Aggression, Kriminelle Aktivität und Zustände von aussergewöhnlicher mentaler Übertreibung festgestellt. Schlussendlich führten diese Beschwerden zu Parkinson ähnlichen Zuständen. Andere Studien zeigten, dass eine übermässiges Mass an nicht löslichem Mangan in extrem hyperaktiven Kindern gefunden wurde, welches später in vielen Fällen zu antisozialem Verhalten und Drogenmissbrauch führte.

Einige Wissenschaftler vermuten, dass Mangan dabei hilft die Nervenimpulse zu stabilisieren. So wurde vorgeschlagen Mutiple Sklerose und andere Krankheiten mit muskulären oder nervlichen Problemen durch die Zugabe von Mangan zu therapieren.

Mangan kommt häufig in Ananas, Heidelbeeren, Kartoffeln, Spinat, Erbsen, Reis, verschiedenen Nüssen und Samen wie; Erdnüssen Mandeln vor. So wie es aussieht ist Mangan ein bis jetzt noch unbekannter Held. So kommt es häufig vor, dass Menschen noch gar nie von diesem so wichtigen Element gehört haben.

Kalium

Kalium ist ein äußerst reaktives Element und ist das 8-häufigste Element auf dieser Erde. Um gesunde Zellen zu haben, ist Kalium eines der wichtigsten Elemente. Es gilt als essentiell in allen Körpergeweben des menschlichen Körpers und wird immer als ein positiv geladenes Ion - ein Kation - vorgefunden und nie im Zusammenschluss mit anderen Elementen. Dieses Mineral ist so vielfältig, dass es bis zu 5 % der mineralischen Ionen im gesunden Körper ausmacht.
Kalium wird vor allem in den Zellen gefunden und Wissenschaftler entdeckten, dass 75-98 % aller Ionen in einer Zelle aus Kalium bestehen, ja nachdem welche Zellen man studiert. Dieses Mineral, welches dazu dient Sauerstoff durch das Blut zu transportieren, gilt als Grundbaustein in den Blutzellen. Die dominierende Rolle des Kaliums in den Zellen und Flüssigkeiten macht es nötig für zahlreiche elektrochemische und katalytische Funktionen des Enzymsystems.
Diese Enzymsysteme sind verantwortlich für den Transport und die Verwertung von Energie, Kohlenhydrat- und Proteinsynthese. Da Kalium ebenfalls für die Aufnahmefähigkeit der Aminosäure in die Zellen verantwortlich ist, lässt sich auch die Bedeutung von Kalium beim körperlichen Wachstum und Entwicklung erklären.
Kaliums Aktivitäten in der Zelle beeinhalten nicht enzymatische Aktivitäten, sondern unterstützen auch Skelett- und Herzmuskelkontraktionen, befreit die in der Nahrung gebundene Energie und arbeitet zusammen mit Natrium in der Weiterleitung von Nervenimpulsen.
Kalium und Natrium sind Gegenspieler: Kalium ist zu 98 % im Zellinneren vorhanden, Natrium dagegen v.a. außerhalb der Zelle. Die entscheidende Wirkung entfalten sie aber erst in Kombination, denn nur zusammen können sie über so genannte Ionenpumpen den osmotischen Druck einer Zelle regulieren. Durch die Konzentrationsunterschiede

von Kalium- und Natrium-Ionen innerhalb und außerhalb der Zellen entsteht ein elektrisches Feld.

Diese Spannung ist wichtig für viele lebenserhaltende Prozesse: Dazu zählen die Weiterleitung von Nervenreizen, die Erzeugung elektrischer Signale im Herzen und die entgiftende Funktion der Niere. Aber auch für die Sehfunktion ist sie unerlässlich. Weiterhin ist Kalium wichtig für die Hirnfunktion. Ein Enzym (Na+/K+-Adenosin-Triphosphatase) transportiert Kalium-Ionen in die Gehirnzellen hinein und Natrium-Ionen heraus. Dadurch wird ein Großteil der Hirnleistung erzeugt. Bei einer Verletzung dieses Gleichgewichts, z.B. einem durch Unfall verursachten „Schock", verlieren die Körperzellen diese Alkalimetalle.

Sind genügend Mineralien vorhanden, ist der Körper ganz natürlich in der Lage die Kalium-, Natrium-, Kalzium- und Magnesiumionen Balance herzustellen und zu halten. Tritt eine Disbalance auf, kann es dazu kommen, dass die Zellen ihre elektrische Stabilität verlieren und dadurch austrocknen, was dann zu einem nicht ordnungsgemässen Aufbau von Flüssigkeit ausserhalb der Zelle führt und dadurch zu Ausschlägen, welche durch den Mangel an Kalium ausgelöst werden.

In Kombination mit Natrium (Kochsalz) schützt und erneuert Kalium das Membranenpotential in den Nerven Synapsen. Diese Funktionen erklären warum Kalium und Natrium bekannt dafür sind Schmerzen zu lindern. Verstehen wir die Rolle von Kalium im Nervensystem werden wir auch die Rolle von Kalium für die Herzkrankgefässe verstehen.

Die Beeinflussung des Nervensystems hilft zu einer Regulierung des Herzschlages. Durch die Verantwortlichkeit in zahlreichen Nervenfunktionen und Muskelkontraktionen, hilft Kalium bei Herzrasen und Herzflimmern. Durch seine Funktionen in den Zellaktivitäten, inklusive der Regulierung des Wassers- und der lonenbalance, ist Kalium sehr wirksam in der Regulierung des Blutdrucks, was an einer Untersuchung an 17'000 Erwachsenen nachgewiesen wurde. Der Blutdruck kann zusätzlich noch durch die Einnahme von Kalzium reduziert werden.

Der Körper reguliert sich in der Regel selbst

In der Regel kann der Körper Fehlverhalten beim Essen ausgleichen. Wenn die Belastung jedoch zu groß wird, dann reagiert er auf unser Fehlverhalten so, als wolle er uns warnen. Leider haben wir ohne spirituelle Entwicklung oft keine Verbindungen zu den Aussagen unseres Körpers. Schmerzt der Bauch, tut der Kopf weh oder klagen wir über Schwindel, greifen wir schnell zu einem Medikament und machen weiter wie zuvor. Der Körper fühlt sich missverstanden und lehnt sich gegen unsere Entscheidung auf. Der Kreislauf zahlreicher Beschwerden liegt an unserer Fehlinterpretation des ersten Symptoms.

Solange wir für unser Fehlverhalten keine Verantwortung übernehmen wollen, wird sich auch keine Besserung einstellen. Bevor man aber überhaupt Verantwortung für gemachte Fehler übernehmen kann, muss man sie erst einmal als solche erkennen. Über zahlreiche Tipps versuchen wir zunächst einmal, Ihnen Erleichterung zu verschaffen. Mit jedem gemachten neuen Schritt verbinden Sie Körper, Geist und Seele durch eine Bewusstseinsänderung. Können Sie mit der Zeit Ihre alten Standpunkte immer öfter verändern, wird es Ihnen auch immer mehr Spaß machen Ihre Aufmerksamkeit auf das zu lenken, was Ihnen wirklich gut tut. Je bewusster Sie leben, desto weniger lassen Sie sich manipulieren. Für die Ernährung heißt das, auch hier beginnen Sie sich immer öfter für das Richtige zu entscheiden.

Dabei muss niemand auf den Genuss verzichten. Sie entscheiden sich mit einem veränderten Bewusstsein nur noch für das, was ihnen tatsächlich hilft und gut tut. Eine andere Wahrnehmung holt Sie aus jeder Sackgasse heraus, das gilt auch für so manche Beschwerden. Eine Körperregulation vollzieht sich auch leichter, wenn Sie damit beginnen, öfter mal Zwischenmahlzeiten wegzulassen. Besser wäre, Sie könnten völlig darauf verzichten. Schon wenige Tipps lassen Sie bald wieder energievoller werden. Falls Ihr Arzt Ihnen jedoch zu vielen kleinen Mahlzeiten am Tag geraten hat, weil Sie zum Beispiel untergewichtig oder Diabetiker sind, dann halten Sie sich bitte daran und lesen Sie aufmerksam weiter. Wenn Sie aber eher einige Pfunde zuviel haben oder endlich mal eine Entgiftungskur für mehr Energie machen wollen, dann folgen Sie unserer Empfehlung. Nach einer kleinen Testphase können Sie sich immer wieder anders entscheiden.

Machen Sie die Probe aufs Exempel und warten Sie ab, was ihr Körper schon nach wenigen Wochen zu Ihrem nächsten Schritt sagen wird.

Leider belasten viele Gaumenfreuden und zu üppige Mahlzeiten den Verdauungstrakt und damit auch das Immunsystem. Das erste Anzeichen für Dauerstress Ihres Darms ist Müdigkeit. Die Verdauungsorgane benötigen z. B. eine Ruhepause von circa 4-5 Stunden zwischen den Mahlzeiten. Verzichten Sie auch mal für eine Weile ab Mittag auf frisches Obst, rohes Gemüse und Salate und achten Sie dabei mal auf Ihren Darm.

Nach welchen Speisen bläht er sich auf und nach welcher Essensmenge oder Ruhepausen verhält er sich ruhig? Auf jeden Fall sollten Sie auf unreifes Obst verzichten. Schon nach diesen wenigen Tipps können Sie mit neuen Energieschüben rechnen. Mit der richtigen Ernährung kann man Linderung bei rheumatischen Beschwerden, Gelenkschmerzen und Kopfschmerzen erreichen. Ebenso kann der aufgedunsene Blähbauch plötzlich völlig verschwinden, wenn man eine Blähungskur macht und die Fäulnisbakterien im Magen-Darmtrackt abtötet und entfernt. Mehr dazu in der Indikastionsliste am Ende des Buches. Nach einer sorgfältigen Entgiftungskur sondert der Körper auch weniger übel riechende Gerüche ab. Die richtige Ernährung, in Maßen zu sich genommen, ist bei vielen Leiden ein deutlicher Hebel für mehr Gesundheit.

Nicht nur der Körper braucht Nahrung

Versuchen Sie stets positiv zu bleiben. Bringen Sie mehr Heiterkeit und Gelassenheit in Ihren Alltag. Sicher ist es nicht immer einfach, die gute Laune beizubehalten, aber je öfter Sie darin erfolgreich sind, umso leichter nehmen sie die Hürden des Lebens. Auch die Hildegard-Heilkunde berücksichtigt die Lebenseinstellung eines Menschen und die Freude als eine gesunderhaltende Kraft. „Der Mensch baue seinen Leib als ein wohnliches Haus, damit die Seele gern darin wohnt." Der Äbtissin ging es nie allein um die Behandlung durch Kräuterrezepturen. Sie schloss den seelischen Faktor für Genesung nie aus. Auch der christliche Glaube hatte in den Augen der Mystikerin immer eine therapeutische Wirkung gegen die Angst.

Emotionen – wie zum Beispiel Wut und Ärger - können ebenso viel in einem Körper anrichten, wie Bakterien. Es ist wichtig sich klar zu machen, dass wir viele Situationen und Personen nicht ändern können – ärgern bringt nichts. Fangen Sie immer bei sich selbst an, wenn Sie Neues erleben möchten; d.h. 'sei selbst die Veränderung, die Du nach außen hin oder im Anderen sehen möchtest. Warte nicht darauf, dass die Dinge von außen geschehen'. Es reguliert sich nur etwas zum Guten durch eine veränderte innere Einstellung und aktives Tun nach außen. Nur durch die gelebte Tat kann sich unser Leben und das unseres Nächsten verändern. Träume und Vorsätze allein haben noch nie jemandem geholfen.

Jedes destruktive Gefühl schwächt Ihren Körper, besonders dann, wenn sich eine negative Emotion häufig wiederholt. Es besteht sogar die Gefahr, dass der ganze Körper über Ängste, Wut und Sorgen derart geschwächt wird, dass sich eine Krankheit einstellen kann. Wer kennt die Bemerkung nicht, dass einem bei Wut „die Galle hochkommt" oder dass einem „was über die Leber gelaufen" ist. Machen Sie sich grundsätzlich weniger Sorgen sondern suchen Sie stattdessen nach Lösungswegen für

Ihre Probleme. Untätiges Grübeln fördert nur weiteres Unwohlsein und körperliche Beschwerden. Sprechen Sie mit den Menschen, die Ihnen Probleme bereiten und schämen Sie sich nicht, über Ihre Empfindungen zu reden. Übernehmen Sie nach einer Auseinandersetzung großzügig die Schuld und erleichtern Sie so dem Anderen mit einem Friedensangebot auf Sie zuzukommen. Machen Sie übrigens auch nie ein Problem des Anderen zu ihrem eigenen. Das schadet Ihnen nur, ohne dem Anderen zu nützen.

Das heißt aber nicht, dass Sie nicht mitfühlend sein dürfen. Das Leben hat so vieles zu bieten. Auch hier können Sie entscheiden, was Sie wahrnehmen und erleben wollen. Machen Sie sich unabhängig und lassen Sie sich nicht von irgendwelchen Umständen verrückt machen. Nicht nur der Körper braucht gesunde Nahrung, auch ihr Geist und ihre Seele möchten Beachtung finden. Hildegard von Bingen beachtete nicht nur den Körper, sondern auch den Geist und die Seele eines Menschen, wenn er Beschwerden hatte. Sie berücksichtigte auch die Einflüsse des Kosmos, die Lebensumstände und den Glauben des Menschen der ihren Rat suchte. Der Glaube ist ein wichtiger Bestandteil des Genesungsprozesses und darauf achtete die Äbtissin besonders.

Würzen Sie Ihre Gesundheit täglich mit einer gehörigen Portion Humor und Lebensfreude!

Die Elemente: Wasser, Luft, Erde

Wasser

Woran denken wir grundsätzlich zuerst, wenn vom Wasser die Rede ist? Erwachsene denken an Durst stillen, kochen und Reinlichkeit! Kinder denken dabei an Schwimmbad, an einen Badestrand oder an einen Springbrunnen. Sie verbinden mit Wasser wohl eher den Spaß und weniger das Nützliche oder die Reinlichkeit. Für die Erdgeschichte war H2O, also Wasser, das bedeutendste Element. Denn ohne Wasser ist kein organisches Leben möglich. Das Wasser stellt auch das Symbol für Lebenskraft und Erneuerung dar.

Vor etwa 400 Millionen Jahren eroberten die Wasserlebewesen allmählich das Land. Menschen, Tiere und Pflanzen brauchen das Wasser zum Leben. Wie selbstverständlich verbrauchen wir es und verschmutzen es, weil vielen der Respekt vor der Schöpfung abhanden gekommen ist. Obwohl die Erde zu zwei Dritteln aus Wasser besteht, können wir nur ein Prozent davon trinken. Und dieses eine Prozent ist von der Umweltverschmutzung bedroht. Wenn der Mensch auch hier mehr Achtung vor der Natur und dem Wasser hätte, bliebe ihm und den Tieren großes Leid erspart. Die Erde rebelliert genauso wie unser missverstandener Körper nach rücksichtslosem Verhalten. Leider sieht nicht jeder die Zusammenhänge zwischen Naturkatastrophen und menschlichem Verhalten und Emotionen. Aber hierzu später mehr. Dass Wasser nicht nur zum Waschen und Trinken da ist, sondern noch andere Aufgaben für unsere Entwicklung hat, sollten wir verinnerlichen.

Wasser kann zunächst mal unterschiedlich schmecken und auch unterschiedliche Substanzen enthalten. Die einen können unserem Organismus schaden, die anderen brauchen wir zum Leben. Neu ist aber, dass Wasser ein eigenständiges Leben hat und manche Eigenschaften, die gerade erforscht werden. Eine besondere Eigenschaft des Wassers ist, dass es Informationen speichert und zwar jegliche, mit denen es in Berührung kommt. Wenn wir uns diese Eigenschaft bewusst machen, dann sollten wir uns auch vor Augen führen, dass jedes Lebewesen zum größten Teil aus dem Element Wasser besteht.

Damit wird auch vorstellbar, dass die Information an uns weitergegeben wird, wenn wir Wasser trinken, aber auf welche Art und Weise? Wir können zum einen die Inhaltsstoffe des Wassers aufnehmen und zum anderen sein Wissen und seine Erfahrungen, eben all das, was das Wasser in sich gespeichert hat. Wenn diese Information an unsere „Körpersäfte" weitergegeben wird, werden dann die Erfahrungen der unterschiedlichen „Wässer" mit einander verbunden und was entsteht daraus für uns?

Welche Art von Information wird übertragen? In der amerikanischen Dokumentation „Das fremde ich" wird auf eindrucksvolle Weise aufgezeigt, dass sich die Eigenschaften des Spenders auf den Organempfänger übertragen lassen. Es wird nicht erklärt, dass der Speicher das Blut selbst sein kann, aber in dem Film wird beschrieben, dass Patienten mit einem neuen Organ plötzlich andere „Gelüste" verspüren und wenn sie recherchierten und die Familienangehörigen des Spenders befragten, machten sie eine erstaunliche Entdeckung, die manchen von ihnen sogar Angst einflösste.

Die neue Lieblingsspeise oder Lieblingsmusik gehörte zu den Gewohnheiten und Vorlieben des Organspenders. Für dieses neue Verhalten gab es nun eine Erklärung. Aber wie geschieht diese Übertragung? Auch weiß man nicht genau, was zusätzlich noch auf seelischer Ebene passiert, wenn der Patient sich fragen muss, was ihm nach einer Organtransplantation und einer Bluttransfusion noch übertragen worden ist.

Je nachdem welches Organ transplantiert wurde, werden auch die im Organ gespeicherten Gefühle, Wünsche, Begierden und Ängste an den Organempfänger weitergegeben. Lesen wir nicht, dass der Mensch auf Herz und Nieren geprüft wird?! Was bedeutet das? Er wird an all seinen Taten und der Reinheit seiner Gedanken und Gefühle gemessen. Im Christentum gilt das Herz als Sitz der Liebe und des Geistes. Nach chinesischer Lehre ist das Herz der Sitz des Geistes und die Niere die Wurzel des Geistes. Da die Organe im Körper durch Nervenleitungen miteinander Kontakt haben, sind sie also auf das intensivste miteinander verbunden und so zu einem innigen Austausch untereinander befähigt.

Nach diesem kurzen Abstecher in die Problematik der Organtransplantation wieder zurück zum Wasser.

Wasser ist nun mal das Element, aus dem wir überwiegend bestehen und wenn es ein Gedächtnis hat, dann sollten wir auch mehr darüber erfahren.

In den letzten Jahren machten verschiedene Forscher die Entdeckung, dass unterschiedliche Informationen vom Wasser aufgenommen und gespeichert werden. Für uns ist nun die Frage wichtig, welches Wasser trinken wir, welche Informationen enthält es und welchen Einfluss haben diese Informationen auf uns wenn wir es trinken? Dass Schwermetalle im Grundwasser enthalten sein können, die ungesund sind, ist bekannt, aber was überträgt sich noch auf uns, das uns nachdenklich machen sollte? Und was richten diese „unbekannten" Variablen in uns an? Mit Geschick könnten wir dieses Erinnerungsvermögen des Wassers uns und unserer Gesundheit auch zu Nutze machen, aber dafür fehlt den meisten von uns das Bewusstsein und der Industrie oftmals das Interesse.

Jacques Benveniste, ein hochangesehener Wissenschaftler, zeigte schon vor Jahren auf, „dass Wasser die Erinnerung an Stoffe bewahren kann, die einmal in ihm gelöst waren." (aus: „Das Gedächtnis des Wassers" von Michel Schiff). Damals bestätigte der Forscher eindrucksvoll, dass Homöopathie funktioniert. Er handelte sich mit seiner wissenschaftlichen Beobachtung viel Ärger ein. Dieser Wissenschaftler blieb nicht der einzige, der erkannte, dass Wasser ein Gedächtnis hat. Auch der Japaner Masaru Emoto machte ebenfalls eine interessante Beobachtung mit

Wasser. „Er beschallte es in einem Versuch mit klassischer Musik und mit Heavy-Metal-Klängen. Nachdem das Wasser 'zugehört' hatte, fror er es ein und fotografierte die Eiskristalle. Das Ergebnis: Wasser, das Heavy-Metal-Musik ausgesetzt worden war, war zu keiner Kristallisation mehr fähig, nach Beethoven-Sinfonien formten sich wunderschöne Kristalle."

(Autorin: Manon Baukhage, Quelle: PM – Magazin).

Allerdings muss man sich hier auch fragen, was so manche Musik oder so manches Horror-Video mit den Menschen macht, die mit ihren Texten oder Bildern das Böse beschwören? Wenn solch ein Lied zum Hit wird und im Radio wieder und wieder angehört werden kann, was passiert dann mit dem Musik-Fan? Alles nur Unsinn? Wir werden das Thema Musik später noch vertiefen.

Die Äbtissin Hildegard von Bingen schreibt zum Wasser: „Das Wasser, das in Flüssen über die Erde fließt, ist dick, weil es von der Sonne und der Luft getroffen wird und es ist voll Schaum und zum Trinken nicht gesund, da sich unterschiedliche Eigenschaften der Luft und der Elemente mit ihm vermischen und es auch von dem Rauch und Nebel, der von gewissen ungesunden Bergen niedersteigt, infiziert wird... Wenn der Mensch oder andere Geschöpfe das Wasser trinken, bringt es ihnen Tod oder macht die Glieder hervorstehend, weil es sie verbildet oder schwächt... Aber kleine und ganz klare Bäche, die von anderen Gewässern gleichsam wie Adern abfließen, die sind vermöge ihres Ausflusses rein(...) Regenwasser aber ist hart und nimmt kranken Menschen Unrat, böse Säfte und Eiter, doch gesunden Menschen schadet es, weil es bei ihnen nichts zum Reinigen findet. Wenn es aber in Zisternen steht, wird es milder und ist für Gesunde und Kranke gut; doch ist Quell-und Flusswasser viel besser (...)."

Deshalb ist es auch so gesund für kranke, mit Unreinheiten behaftete Menschen, wenn Sie für eine Kur destilliertes Wasser trinken. Dieses Wasser ist wie oben erwähnt in der Lage die Unreinheiten, Schlacken und Gifte quasi wie ein neutrales Medium aufzusaugen und auszuleiten.

Interessant ist, dass Hildegard dies nur den Kranken und Unreinen empfiehlt und diese Aussage bringt wiederum Licht in die kontroverse Diskussion: ist destilliertes Wasser gesund oder ungesund.

Dass Wasser mehr kann als nur gut oder schlecht schmecken oder riechen, das zeigt die Beobachtung eines weiteren Wissenschaftlers.

Das PM – Magazin berichtet: „Prof. Bernd Kröplin, Luft- und Raumfahrt- Universität Stuttgart, hat mit einem Dunkelfeldmikroskop über 20.000 Tropfenbilder gesammelt. Danach war der Raumfahrtexperte davon überzeugt, dass es unentdeckte Kräfte geben muss, die diese unterschiedlichen Wassermuster hervorbringen. Diese Kräfte stammen seiner Meinung nach aus dem Wasser selbst: »Wir sehen in den Anordnungen einen Fingerabdruck des Wassers. « Und wie dieser Abdruck aussehe, hänge davon ab, was das Wasser »erlebt« habe. »Es merkt sich Veränderungen«, sagt Kröplin, »und es gibt sogar Wässer, die ein gutes Gedächtnis haben und andere, die Informationen wieder vergessen. « So verändern sich die Strukturen der Tropfenbilder zum Beispiel, wenn man das Wasser kurz mit dem schwachen elektromagnetischen Feld eines Handys bestrahlt. Danach zeigen die Mikroskopbilder besonders deutlich erkennbare, in der Vielfalt aber verarmte Strukturen. »Das Wasser hat behalten, was mit ihm passiert ist«, sagt Kröplin, »auch nachdem man das Handy weggenommen hat. «

Da wir wissen, dass der menschliche Organismus zu ca. 80 Prozent aus Wasser besteht, muss man sich doch fragen, was es über die Nahrung speichert und von seinem Umfeld aufnimmt? Es speichert nicht nur die Information aus der Nahrung, es nimmt auch Beschimpfungen, Schocks und Verwünschungen auf. Jeder Gedanke hat seine Frequenz und wird auch von anderen empfangen. Wenn wir also bedenkenlos alles essen oder gedankenlos schlechten Umgang mit unseren Mitmenschen pflegen, zieht das gesundheitliche Konsequenzen nach sich. An diesem Punkt stellt sich auch die Frage, was Krankheit eigentlich ist. Krankheit ist die Summe verschiedener Faktoren, die zur Unordnung im menschlichen

Organismus führen und einen harmonischen Ablauf der Prozesse behindern oder sogar verunmöglichen!

Mit dieser Überlegung wird klar, dass die Verantwortung bei uns selbst liegt. Es wird auch deutlich, dass wir mehr Macht über unsere Gesundheit haben, als uns bewusst und lieb ist. Um aus einem negativen Gedanken-Kreislauf herauszukommen, sollten wir lernen, uns selbst so wichtig zu nehmen, wie es der Schöpfer für uns vorgesehen hat. Erst wenn wir unsere eigene hohe Bedeutung im Leben wirklich erfassen und zutiefst erkennen, dass wir, ja wir, die wichtigste Person in unserem Leben sind und dass es schlussendlich nur um uns und unser Heil geht, erst dann werden wir uns freudig auf den Weg begeben und unser Leben konsequent danach auszurichten versuchen, ungeachtet dessen, welche Hindernisse uns die äußere Welt auch in den Weg zu legen versucht. Erst, wenn wir uns selbst wertschätzen, gemäß dem Gebot: „Liebe Gott über alles und deinen Nächsten wie DICH selbst!“, können wir wahrhaft selbstlos unserem Nächsten Gutes tun und Gutes wünschen. Über die Dankbarkeit, die sich vom Anderen auf uns überträgt, wird die persönliche Wertschätzung in Beiden geweckt, gestärkt und zu einer wirklichen Erkenntnis werden, die uns niemand mehr rauben kann.

Wenn man dem Anderen aus Liebe und innerer Überzeugung dient, hat dies auch nichts mit Ausbeutung zu tun. Die Änderung, die wir uns im Äußeren wünschen, muss sich zuvor in uns selbst vollziehen - in unseren Herzen und Köpfen also! Nur so kann eine Veränderung stattfinden und Schule machen, denn auch der Glaube an das Gute im Menschen überträgt sich als Information über das Wasser, wie alles andere. Offenbar kommunizieren wir nicht nur verbal und nonverbal, sondern auch über sensible Antennen, die gerade erst entdeckt werden.

Auch das alte Tischgebet bekommt nun eine andere Bedeutung. Wir sprechen dabei nicht nur Gott sondern auch unserer Blut und das Wasser in unseren Speisen und Getränken an. Jedes Wort kann ein Gefühl in uns auslösen und jetzt wissen wir, dass diese Gefühle auch in uns gespeichert werden und zwar nicht nur in unserem Unterbewusstsein. Vielleicht ließe sich prüfen, ob mit einem Gebet vor dem Essen auch seltener Unverträglichkeiten auftreten? Denn wenn Wasser ein Gedächtnis hat, dann hat es auch die Nahrung. Und wenn wir unsere Speisen und Getränke über ein Gebet segnen, dann verändert sich die Struktur der Flüssigkeiten und das muss doch einen höheren Sinn ergeben, oder?

Durch das von Herzen kommende Gebet wird die Speise veredelt und die Auswirkungen auf den Organismus verändert. Durch ein belangloses Dahingeplapper verändert sich jedoch rein gar nichts und der Mensch isst das Schädliche ungemindert und die Zersetzung durch tief schwingende Nahrungsmittel kann ihren Lauf nehmen. Aber Segen kann man auch in der Kindererziehung oder in der Partnerschaft anwenden. Erkennt man dass ein Kind dieses oder jenes Problem hat, dann segne man das Kind ganz bewusst und die Wirkung und Veränderung wird nicht lange auf sich warten lassen. Ein Wiederholen des Segens kann durchaus notwendig sein, damit der Segen haften bleibt, so wie auch das tägliche üben eines Instrumentes zur Meisterschaft führt. Die Veränderung am Kind dann zu erkennen, kann grosse Freude bereiten und dient dem Kinde auch dazu, die Kraft des Segens zu erleben und es selbst in seinem Leben anzuwenden.

Wenn wir häufiger Dankbarkeit für Nahrung empfinden würden, dann müsste dieses Gefühl über unsere Gebete auch einen Einfluss auf diese Nahrung haben. Wenn wir jedoch ein Gebet nur gedankenlos herunter plappern, wird sicherlich nichts Außergewöhnliches zu erwarten sein. Manche spirituellen Menschen stellen sogar ihre Handflächen aufrecht links und rechts neben dem Tellerrand auf den Tisch und segnen dabei ihr Essen. Nicht selten fühlen sie dabei einen Energiestrom zwischen den Händen hin und her pendeln. Eine spürbare Energiewelle scheint sich durch die Nahrung und den Teller zwischen den Händen hin und her zu bewegen, bis am Ende daraus ein Energiekreis entsteht der die Nahrung komplett erfasst.

Zurück zum Wasser: Im Internet lesen wir über einen weiteren Versuch. Prof. Kröplin stieß auf eine andere verblüffende Tatsache, die offenbar die Wiederholung der Versuche erschwerte: „Die Tropfenbilder unterschieden sich von Experimentator zu Experimentator und von Tag zu Tag!" Mit anderen Worten: Ein und dasselbe Wasser formte unterschiedliche Strukturen – je nachdem, wer die Wasserprobe auf den gläsernen Objektträger des Mikroskops tropfen ließ. Kröplin: »Der trocknende Tropfen erzeugt – wie ein Spiegel – ein Bild des Experimentators.

Die Tropfenbilder sind also nur reproduzierbar, wenn der Versuchsteilnehmer als Teil des Experimentes mit betrachtet wird. Wir sehen an den Bildern, dass es eine Kommunikation zwischen der Person und der Flüssigkeit geben muss, allerdings eine immaterielle, denn keiner hat je die Flüssigkeit berührt. « Damit wurde entdeckt, dass Wasser offenbar mit dem Menschen kommuniziert. Geschieht dann dasselbe zwischen unserem Blut (Wasser) und uns? Das klingt zunächst unglaublich, aber es besteht nun mal zum größten Teil aus Wasser.

Es gibt noch eine andere Theorie aus der neuen Physik: Der Betrachter eines Experiments nimmt (bewusst oder unbewusst) immer Einfluss auf den Versuch; d. h. ohne ihn gäbe es einen anderen Verlauf des Tests. Das bedeutet dann wohl auch, dass unsere eigenen Gedanken sowohl Einfluss auf unsere Körperflüssigkeiten (Blut) haben als auch auf das Blut eines Anderen und diese Körperflüssigkeiten zweier Menschen scheinen dann auch noch miteinander zu kommunizieren.

Entstehen so vielleicht manche Symptome, die wir Krankheit nennen? Ziehen wir vielleicht die Beschwerden eines anderen auf uns - und was geben wir an den anderen ab, wenn wir an ihn denken? Beispiel: Dass sich Emotionen fühlbar übertragen, haben wir alle schon mal bemerkt. Wenn im Streit der eine dem anderen den Rücken zukehrt, kann er dennoch den stummen, wütenden Blick des anderen als unangenehme Empfindung wahrnehmen. Oder wenn zwei Menschen miteinander telefonieren und der eine muss plötzlich Gähnen, so fühlt der andere sich regelrecht vom Gähnen angesteckt und erwidert es. Was passiert da zwischen den beiden Menschen, die möglicherweise viele Meilen voneinander entfernt sind und trotzdem auf einander reagieren? Sind das nicht Zeichen unsichtbarerer Bande, die eine Verbundenheit deutlich werden lassen?

Allein wegen solcher Beobachtungen können wir uns beim Thema Gesundheit immer nur im Kreise drehen, wenn wir uns getrennt vom anderen wahrnehmen. Auch sollten wir uns fragen: was war zuerst da - ein Gedanke oder Materie (Symptom, Krankheit). Welchen Wert hat bei diesen Überlegungen eigentlich noch eine Diagnose, wenn die Mitmenschen (Ehepaar, Eltern, Lehrer, Arzt) über ihre Gedanken bewusst oder unbewusst Einfluss auf die Gesundheit des anderen ausüben? Geschieht in einem Gespräch vielleicht alles gleichzeitig, wenn die „Wässer“ beginnen, miteinander zu kommunizieren?

Trinken Sie Wasser?

Reichlich Wasser trinken ist wichtig und das ist sicher auch für Sie nichts Neues. Zuviel Wasser kann jedoch nicht empfohlen werden. Es sei denn, Sie machen eine Entgiftungskur. Trinken sie nach Möglichkeit aktiviertes Leitungswasser oder l egen Sie einen Bergkristall in die Karaffe mit Wasser, damit erhalten Sie eine gute Wasserqualität. Qualitätsunterschiede bei normalem oder besonntem Wasser können Sie im Internet unter www.hagalis.de bestaunen.

Auch Hildegard von Bingen rät, nicht zuviel zu trinken. Damit widerspricht sie den heutigen Empfehlungen, möglichst viel und oft (Wasser) zu trinken. Auch Dr. Hertzka warnt davor, zuviel Mineralwasser zu trinken. Er meint, dass durch die vielen, darin enthaltenen Mineralien die Nieren stark belastet würden. Vielleicht ist es tatsächlich nicht gesund, zuviel zu trinken. Gerade noch haben wir gelernt, dass Wasser ein Informationsträger ist. „Löst man beispielsweise Kochsalz in Wasser, so gruppieren sich um das positiv geladene Natrium-Ion 8 Wassermoleküle. An diese lagern sich weitere Wassermoleküle an. Das gelöste Salz hinterlässt im Wasser quasi einen „Fingerabdruck".

Wird diese Salzlösung getrunken, so erkennt der menschliche Körper schon an dieser Wasser-Struktur, dass Kochsalz gelöst sein muss. Diese von den gelösten Stoffen im Wasser hervorgerufene Wassermolekül-Struktur wird auch „Cluster" genannt und ist als Information im Wasser gespeichert. Selbst wenn die Substanz (z.B. Salz) im Wasser gar nicht mehr enthalten ist, kann diese Information im Wasser noch immer gespeichert sein." (aus: „Heilsames Essen Trinken") Nach Hildegard von Bingen kann man Wasser gesünder machen, d.h. normales Wasser wird aufgewertet. Die einen energetisieren das Wasser und die anderen bevorzugen Edelsteinwasser. Hierfür werden z.B. Amethyste oder Bergkristalle empfohlen, die gegen bestimmte Krankheiten wirken sollen.

Oftmals wird auch „belebtes Wasser" z. B. nach Grander empfohlen. Jedenfalls sollen gesunde Fruchtsaft-Wassermischungen oder Fencheltee das Wasser aufwerten und gesünder werden lassen. Hildegard von Bingen empfiehlt frisches Quellwasser und Petersilienhonigwein. Damit wird der Kreislauf bei großer Hitze entlastet und der Durst gelöscht. Selbst Goethe erkannte, dass Wein mit Wasser verdünnt nicht nur bekömmlich ist:

„Wasser allein macht stumm.
Man sieht es im Bach am Fische.
Wein allein macht dumm.
Man sieht es bei den Herren am Tische.
Um nichts von beiden zu sein, vermische ich Wasser mit Wein."

(Inhalte aus: „Heilsames Essen Trinken" und „Ursachen und Behandlung der Krankheiten.")

Wasser soll sich auch mit Hilfe der Sonne entkeimen lassen. Dabei sollte man jedoch darauf achten, dass dazu eine Glasflasche nötig ist und die mit Wasser gefüllte Flasche muss sechs Stunden in der Sonne liegen. Wir konnten leider nicht in Erfahrung bringen, ob dieser Tipp für jedes verschmutzte Wasser gilt oder nur für altes, abgestandenes Wasser.

Wasser kann auch krank machen

Man unterscheidet zwischen kristallin strukturiertem, lebendigem Wasser und unstrukturiertem, totem Wasser. Schon die alten Römer machten einen entscheidenden Fehler. Sie leiteten Wasser durch Bleirohre und aßen von Bleitellern. Vergiftungen schlichen sich damit in ihre Gesundheit ein.

„Wir trinken unwissend chemisch und mechanisch abgetötetes Wasser aus Druck-Leitungen, was viele unserer Krankheiten verursachen kann (...) Chemisch besteht kein Unterschied - erst die Mikro-Struktur offenbart einen gravierenden Unterschied – durch die Anzahl der Elektronen in den äußeren Elektronen-Hüllen. Strukturiertes Wasser findet man in der Umgebung von gesunden Zellen, unstrukturiertes Wasser in der Umgebung von kranken oder verletzten Zellen." (Geheimnis der Heilung - Wasser des Lebens = super-ionisiertes Wasser (SIW)

„Man braucht Wasser nur einige Meter unter Druck durch eine Leitung zu pressen und schon verliert es seine Fähigkeit, sich in natürlicher Weise (in Mikro-Spiralen rotierend) zu bewegen, wie es seine Natur ist. Wir zwingen es unwissend durch den Ring der Rohre, der die äußeren Elektronen abstreift und damit Struktur und Lebendigkeit des Wassers tötet." (Aus UrQuellWasser - Informationsportal für Energetisierung und Vitalisierung von Wasser und Lebensmitteln).

Das „tote" Wasser ist auf elektronischer Ebene nicht im natürlichen Gleichgewicht. Wie stark sich Wasser beeinflussen lässt, können wir selbst erforschen. Nehmen Sie zwei Gläser und füllen diese mit Wasser. Dann notieren Sie auf einem Kärtchen „Liebe" und auf dem anderen „Hass". Stellen sie beide Gläser in großem Abstand von einander irgendwo in ihrer Wohnung auf. Legen Sie jeweils eines der beiden beschriebenen Kärtchen unter eines der mit Wasser gefüllten Gläser.

Lassen Sie beide Wassergläser einige Tage stehen und riechen Sie dann mal daran - nur so zum Vergleich. Sie werden spüren, dass bei dem Wasser mit dem Hasskärtchen Ekel in Ihnen hochkommt, wohingegen Sie bei dem Glas Wasser mit dem Kärtchen Liebe das Bedürfnis spüren, davon zu trinken. Auch finden Sie eine optische Veränderung, wenn Sie nach einer Woche beide Wassergläser gegen das Tageslicht halten. Der Sauerstoffgehalt (bei Liebe) scheint sich in Form von Bläschenbildung sogar zum Positiven zu verändern, während das Wasser im Glas auf dem Hass- Kärtchen einen unangenehmen Geruch entwickelt, der sich nach 1-2 Wochen sogar zu leicht faulig steigert.

„Der Körper eines Säuglings besteht bis zu 97 Prozent aus Wasser, der eines erwachsenen Menschen bis zu 70 Prozent. Die Erde ist mit 1337 Millionen Kubikkilometern Wasser bedeckt, das sind etwa 70 Prozent Wasser in Meeren, Flüssen, Seen und Eis auf unserem Planeten. Mehr als eine Analogie? „(aus Internet/Hebammenzeitschrift von Regine C. Hensel)

Prof. Dr. Ing. Bernd Kröplin (Luft und Raumfahrt Stuttgart) erforscht mit einem Team den Charakter des Wassers. Er verfügt über eine riesige Datenbank mit unterschiedlichen mikroskopischen Wasserbildern. Mit Hilfe des Dunkelfeldmikroskops kann er einen Wassertropfen bis zu 400-fach vergrößern. Jede dieser Aufnahmen zeigt ein anderes Bild.

Kein Tropfen gleicht dem anderen. „Interessant ist, dass Wasser hochsensibel auf elektromagnetische Strahlen reagiert und bereits nach einer zweiminütigen Bestrahlung durch ein Handy ein anderes Trocknungsbild im Tropfen zeigt als zuvor“, erklärt **Prof. Kröplin** vom Institut für Statik und Dynamik der Luft- und Raumfahrtkonstruktionen der Universität Stuttgart.“

Prof. Kröplin ist mit seinem Team „auf der Suche nach einem Nachweis für kaum messbare, schwache Feldwirkungen wie sie in der Raumfahrt auf die Astronauten einwirken“ und fand dabei die Fähigkeiten des Wassers. „Es ist nicht nur lebensnotwendig, es speichert offenbar auch jegliche Informationen. Interessant ist, dass sich auch im Trocknungsbild von menschlichem Speichel nach einem Handytelefonat deutlich andere Strukturen zeigen als vorher. Die Einwirkungen des Mobiltelefons hinterlassen Spuren im Wasser.“ (Aus dem Internet, „Wasser des Lebens, UrQuellWasser - Informationsportal für Energetisierung und Vitalisierung von Wasser und Lebensmitteln)

Wasser ist als Element wichtig und bedeutsam für das Leben!

„In seinen Gleichnissen sprach selbst Christus von Bäumen und Frucht, Weinstöcken und Trauben, Hirten und Schafen, Säern, Saaten und Brot, Wind und Wetter, Geburt und Tod, Feuer und Pein, usw. Aber es gibt kein mächtigeres Bild in der gesamten Schrift als das von Wasser und Durst. Ohne Wasser gibt es kein Leben. Die Notwendigkeit, des Wassers für die Lebenserhaltung wird durch den Durst angezeigt, der nicht nur quälend sein kann, sondern bald tödlich, wenn er nicht gestillt wird.“ (aus dem Internet: „Wasser des Lebens“- The Bere an Call von Dave Hunt & T,A, McMahon)

Die Heilige Schrift und das Wasser

„Jeden, der von dem Wasser trinkt, wird wieder dürsten. Wer aber von dem Wasser trinkt, das ich ihm geben werde, den wird in Ewigkeit nicht dürsten." (Johannes 13.14.)

Wasser ist unser Leben! Unsere Erde ist ein Wasserplanet. Die Ozeane verbinden ganze Kontinente miteinander. Der Mensch, alle Tiere und alle Pflanzen bestehen zum größten Teil aus Wasser. Leider gehen wir mit Giften, die wir im Wasser verklappen, immer noch viel zu unbekümmert um. Was Wunder, dass wir oft energielos, müde und krank werden? Wasser ist mehr als nur H2O. Alles, was wir ihm verabreichen, gelangt auf irgendeine Weise zu uns zurück, denn es transportiert für uns lebensnotwendige Mineralien. Wir entscheiden mit, wie rein und wirksam es für unsere Gesundheit ist.

„Wasser des Lebens"

Das „Wasser des Lebens" ist kein Ammenmärchen mehr. Einst schrieben die Brüder Grimm zum Thema die Geschichte von einem kranken König und seinen drei Söhnen, die sich aufmachten, für ihren Vater das Wasser des Lebens zu finden. Während die beiden älteren Brüder, die habgierig und falsch waren, erfolglos blieben, gelang es dem jüngsten Sohn, der ehrlich, höflich und neugierig war, mit der Hilfe eines Zwerges, den er respektvoll behandelt hatte, das Wasser des Lebens zu finden. Als der König davon trank wurde er wieder gesund.

Das Wasser des Lebens birgt viele Sinnbilder. Heute kommt die Wissenschaft den Geheimnissen des Wassers zwar immer näher, aber dennoch bleiben viele Fragen unbeantwortet. Unsere Vorfahren wussten intuitiv: „Wasser hat Eigenschaften von kristallinem Bewusstsein und ist ein exzellenter Speicher für subtile Lebensenergien und energetische

Informationen.“ (aus Internet: Geheimnis der Heilung –Wasser des Lebens – SIW; super –ionisiertes Wasser).

Natürlich ist Wasser nicht gleich Wasser. Aber es enthält wichtige Mineralien, die unser Körper braucht. Wenn dem Wasser diese wichtigen Stoffe fehlen, dann wird der Mensch nicht nur energielos, sondern auch krank. Gesunderhaltung hängt von vielen Faktoren ab. Nun gibt es zahllose Angebote auf dem Markt, die mehr Gesundheit versprechen. „Gesund durch Wissen“ empfiehlt ein ganz spezielles Wasser, das über 84 unterschiedliche Mineralien verfügt.

Produktempfehlung:

1. „Wasser des Lebens“ ist im Handel erhältlich und enthält 84 Mineralien in Wasser gelöst und sofort bioverfügbar.

2. Nanotasse - Magnettasse
   Wasseraktivierungstasse mittels diverser Mineralien. Das Wasser wird aktiviert, negativ polarisiert, mild basisch und weich. Die Nanotasse kann in wenigen Minuten normales Leitungswasser in aktiviertes Mikrocluster-Wasser umwandeln.

3. Wasseraktivierungsstab aus Titan
   Mithilfe des Titaniumstabes kann sich auf einfache Art das Wasser wieder aktivieren lassen

Element Luft : Negative Ionen werden auch „die Vitamine der Luft" genannt

Die Vitamine der Luft - negative Ionen

Obwohl ein europäischer Mönch namens Abbé Bertholon schon 1789 erkannte, dass Ionen Einfluss auf den Menschen haben, werden die Zusammenhänge bis heute in der westlichen Welt kaum beachtet. Der Mönch jedoch nahm schon damals die Veränderung des elektrischen Zustandes in der Natur, in der Umgebung des Menschen und beim Menschen selber wahr. Anders als in der westlichen Welt sieht es in Asien aus - vor allem in Japan. Schon seit 1910 forscht man dort intensiv an den Zusammenhängen und Auswirkungen von positiven und negativen Ionen. Dabei sind die japanischen Forscher zu erstaunlichen Resultaten gekommen, auf die wir später noch im Detail eingehen werden.

Bereits 1899 bewiesen zwei Forscher (Ester und Geital) die Existenz der Ionen und etwa 30 Jahre später gelang es der Wissenschaft, ihre Geheimnisse zu erforschen. Ein Teil dieser Ionen wird durch radioaktive Substanzen in der Erde, kosmische Strahlen, Reibungen in der Luft, ultraviolette Strahlen, fließendes Wasser sowie Wasserfälle und Pflanzen produziert.

Beobachtet wird seit langer Zeit, dass spezielle Winde (z.B. Föhn) für bestimmte Beschwerden mit verantwortlich sind. In Schweizer Gerichtsverfahren erkennt man den Föhn häufig als strafmildernde Umstände bei Verbrechen an. Wenn Menschen unter Föhn leiden, dann klagen sie u. a. über Migräne, Herzklopfen, Schweißausbrüche, Schwindel, Atembeschwerden, Depressionen, Reizbarkeit und Müdigkeit. Der Föhn erzeugt stets mehr positive als negative Ionen. Dieses Übermaß an positiven Ionen kann dann zu den bekannten Disharmonien im Organismus führen.

Am Meer und überall dort wo das Wasser fließt, stehen den positiven Ionen fast doppelt so viele negative gegenüber. Dieses Ionen-Verhältnis scheint den Menschen besonders gut zu tun. Dass fließendes Wasser erfrischt, kennt jeder, der eine Dusche besitzt. Die Dusche ist quasi ein eingebauter Ionisator und damit könnte sie unter Präventivmedizin eingeordnet werden. Die Wissenschaft weiß heute, dass „fallendes Wasser Tausende von negativen Ionen bildet, indem andererseits neutrale Luftpartikel gespalten und Elektronen befreit werden, um ihre vitalisierende Funktion zu manifestieren. Diese Elektronen verbinden sich mit schmaleren Luftpartikeln und geben diesen so eine vorwiegend negative Ladung."

Die Industrialisierung übt ebenfalls Einfluss auf die Ionen in der Luft aus. Das Verhältnis von positiven und negativen Ionen verschiebt sich hier zu Gunsten der positiven Ionen und diese Tatsache nimmt für unsere Gesundheit inzwischen bedenkliche Ausmaße an. So sorgen Autoabgase, Fabrikqualm, Koch- und Heizungsdünste, Staub und Ruß, elektromagnetische Felder, die von Computern, Handys und anderen elektronischen Geräten abgeben werden, Kunststoffe sowie auch Gifte dafür, dass die negativen Ionen regelrecht verschlungen werden. Ebenfalls interessant in diesem Zusammenhang ist die Feststellung, dass auch alle Krankheitserreger positiv geladen sind. So lässt sich auch die immunisierende Wirkung der negativen Ionen erklären, da sich Erreger nur in einem positiv geladenen Umfeld ansiedeln können. Die negativen Ionen sollen sich jedoch durch die Luftverschmutzung entweder neutralisieren oder positiv aufladen. „Stahl- und Betongebäude jedoch agieren als elektromagnetische Faradaysche Käfige, indem sie im Inneren die Ladungen von negativen Ionen absorbieren."

Immer dann, wenn wir uns gegen Naturstoffe entscheiden, tragen wir selbst die Konsequenzen für unser Unwohlsein. An dieser Stelle richten wir einen Appell an unsere jungen Architekten, sich mehr mit natürlichen Baustoffen zu beschäftigen und ebenso an die Bekleidungsindustrie, mehr auf Naturstoffe zu achten. Einerlei ob sie sich in Gebäuden befinden, in denen wir leben oder ob wir Synthetik am Körper tragen:

Negative und positive Ionen werden durch unser Handeln beeinflusst. Wer kennt den Effekt nicht, statisch aufgeladen zu sein oder „einen gewischt“ zu bekommen.

Natürliche Stoffe wie Seide, Wolle, Leinen oder Hanf oder Schuhe mit Lederbesohlung scheinen gegen eine Aufladung zu schützen. Baumwolle gibt positive Ionen ab, was eine der Erklärung dafür ist, warum es nicht gesund ist Baumwoll direkt am Körper zu tragen.

Diese Naturstoffe besitzen eine neutrale Ladung. Machen Sie selbst einmal die Probe, wenn Sie in Ihrem Büro häufiger „aufgeladen“ sind und einen „gewischt“ bekommen. Betonbauten mit synthetischen Baustoffen, metallischen Leitungskanälen und Klimaanlagen tragen offenbar zu einer Vermehrung der positiven Ionen bei. Wenn wir den Zusammenhang zwischen Unwohlsein und vermehrten positiven Ionen erkennen, müssen wir uns über Müdigkeit und Abgeschlagenheit nicht mehr wundern. Negative Ionen sollen sogar Neurosen und Angstgefühle reduzieren können und positiven Einfluss auf einen gesunden Appetit und Durst haben. „In der Schule schärfen sie die mentalen Funktionen und reduzieren Fehlerraten. Nach einjähriger Nutzung negativer Ionen-Generatoren im Klassenzimmer berichteten Erzieher, dass die Schüler sich besser konzentrierten und fast keine `Wetter-Auswirkungen` mehr vorkamen. Hyperaktive Kinder waren ruhiger.“

Seit den Veröffentlichungen solcher Berichte – wie der von Don Strachan und James Karnstedt („Negative Ionen -Vitamine der Luft?“) – beschäftigen sich immer mehr Architekten mit natürlichen Baustoffen. Auch wir zitieren in dem Kapitel immer wieder aus dem interessanten Bericht der beiden Autoren und Forscher. Immer öfter nutzen heute moderne Architekten und Produkt- Designer wieder natürliche „Stoffe“. Die Kreativität der Gegenwart scheint Schönheit mit Gesundheit in Einklang zu bringen, zum Beispiel bei der Konzeption eines plätschernden Brunnens in öffentlichen Einrichtungen. Ganze Industriezweige könnten nun den Effekt der negativen Ionen für sich entdecken. Designer und Architekten könnten mit diesem Erfahrungsschatz immer öfter Naturinnenräume erschaffen, in denen Mensch und Tier sich wohlfühlen.

Negative Ionen und ihre Wirkungen auf die Gesundheit:

Wie zu Beginn des Kapitels bereits erwähnt, untersucht man in Japan schon seit Jahrzehnten die Auswirkungen der negativen und positiven Ionen auf die menschliche Gesundheit. Anlässlich einer Studie von 1910 (!) konnte festgestellt werden, dass bei Wetterveränderungen und Anstieg der positiven Ionen in der Luft Patienten mit Arthritis häufig stärkere Schmerzen hatten, als üblich. Positive Ionen werden im Körper zu freien Radikalen, die alle Zellen oxidieren. Freie Radikale beschädigen gesunde Zellen und erhöhen den Säuregehalt des Blutes.

Ebenfalls konnte festgestellt werden, dass der Serotoninspiegel durch eine Anhäufung von positiven Ionen stark ansteigt und dadurch zu körperlichem und seelischem Stress führen kann. Man geht davon aus, dass ca. 2 % des Sauerstoffs sich zu freien Radikalen in unserem Körper wandelt. Wenn sich nun diese freien Radikalen mit denen vereinen, die durch andere Quellen wie z.B. Schwermetalle, Chemikalien, Bakterien, Viren und positiven Ionen ausgelöst werden, dann werden sie umso schädlicher.

Aufgrund dieser Aussagen und vieler anderer Studien ist der Zusammenhang zwischen Ionen und Gesundheit in Asien schon lange erkannt und akzeptiert. Es wurden im Laufe der Zeit sehr interessante Zusammenhänge in der Forschung entdeckt und alltagstaugliche Produkte entwickelt, die unser Wohlbefinden und auch unsere Gesundheit in sehr kurzer Zeit deutlich verbessern. Nach diesen Erkenntnissen gibt es im Organismus nicht nur ein Nervensystem, sondern auch ein elektrisches Leitungsnetz, das durch positive und negative Ionen zum Schlechten oder Guten beeinflusst werden kann.

Nach japanischen Quellen nehmen wir ca. 80 % der Ionen über die Haut und nicht über die Atmungsorgane auf. So wäre es also auch wichtig, genau zu wissen, was wir am Körper tragen, denn durch falsche oder chemisch behandelte Kleidung können die Akkupunkturpunkte und Meridiane blockiert werden. Dies wiederum kann zu starken Beschwerden und Schmerzen beitragen und zu weiteren - für die Schulmedizin kaum diagnostizierbaren - Beschwerdebildern führen.

Japanischen Aussagen zufolge sind negative Ionen in der Lage, Gifte aus dem Körper auszuscheiden. Diese im Körper abgelagerten Gifte können unter anderem zu Kopf-, Gelenk- und Muskelschmerzen, mangelnder Durchblutung der Gliedmassen, Müdigkeit u.v.a.m. führen. Jede Bedingung, die zu einer unnatürlichen Funktion der Nerven und der Muskeln führt, kann mit einer negativen Ionentherapie behandelt werden.

Hier folgt nun eine Auflistung der Wirkungen, die aufgrund der gemachten Forschungen entdeckt wurden:

Negative Ionen:

- Neutralisieren freie Radikale
- Beleben den Zellstoffwechsel durch Stimulation des Austausches von elektrischen Substanzen in den Zellwänden
- Verbessern das Immunsystem durch eine Erhöhung des Globulinwertes im Blut
- Reinigen das Blut durch die Erhöhung von Kalzium und Natrium im Blutstrom. Verhelfen zu einer leichten alkalischen PH-Balance
- Harmonisieren und stabilisieren das autonome Nervensystem durch eine Beruhigung und Ausbalancierung des Sympathikus und Parasympathikus

- Stabilisieren und beleben den Sympathikus

Sorgen für:

- Schnelle Entgiftung
- Senkung der Blutzuckerwerte
- Normalisierung der Blutgefässe und der Herzaktivität
- Harmonisierung der Drüsen
- Erhöhung des Sauerstoffgehalts im Blut
- Verbesserung des Schlafs
- Dramatische Verbesserung der Durchblutung durch Erweiterung der Blutgefässe
- Stärkung der Knochen
- Sie dienen der Zellverjüngung und verbessern dadurch die Vitalität des Muskelgewebes und stärken die inneren Organe
- Schützen den Körper vor den negativen Auswirkungen des Elektrosmogs
- Können alle Körpersysteme und Zellen verjüngen und beleben und schenken eine anhaltende stärkere Konstitution

Die weltbekannte Kosmetikmarke Shiseido führte eine Studie zum Thema Ionen durch. Dabei wurde festgestellt, dass bei einer Konzentration von 3200 positiven Ionen pro Kubikmeter bei den Teilnehmern nach nur 20 Minuten ein starker Durst auftrat, bei einigen die Stimme versagte oder die Nase verstopfte. Probanden einer anderen Gruppe atmeten 10 Minuten lang negative Ionen ein, wobei festgestellt wurde, dass sich ihre Gehirnwellen stabilisierten und sie über eine angenehme innere Ruhe berichteten. Bei dieser Gruppe wurde im Gegensatz zu den Probanden für positive Ionen auch nahezu kein Serotonin im Blut oder im Urin festgestellt. Negative Ionen sind in der Lage, überschüssiges Serotonin in eine harmlose chemische Substanz zu zerlegen.

Anlässlich einer Studie welche im Northeastern Krankenhaus in Pennsylvania durchgeführt wurde, konnten eindrückliche Resultate bei Menschen mit chronischer Bronchitis, Asthma aber auch bei Verbrennungen festgestellt werden.

Messungen in Büro- und Wohnräumen zeigten, dass ein dramatisches Ungleichgewicht zwischen positiven und negativen Ionen in geschlossenen Räumen besteht. So wurde festgestellt, dass in Büroräumen in Industriegebieten nur noch ca. 50-70 negative Ionen, jedoch zwischen 300-1400 positive Ionen gemessen werden konnten. In einigen Büroräumen mit Computern wurden überhaupt keine negativen Ionen mehr festgestellt. In etlichen Wohnräumen waren 500mal mehr positive als negative Ionen zu finden. Dass dies auf unsere Gesundheit einen negativen, ja geradezu zerstörerischen Einfluss haben kann, muss wohl kaum noch näher beleuchtet werden. In Wäldern und in der Nähe von Wasserfällen sieht es da ganz anders aus. In Wäldern werden ca. 2500 negative und ca. 800 positive Ionen gemessen. Bei einem Wasserfall war die Zahl der negativen Ionen sogar 5000 gegen nur 300 positive.

Nützliche Produkte für den täglichen Gebrauch:

In Anbetracht dessen, dass wir durch unseren Lebensstil täglich mit einem Übermaß an positiven Ionen konfrontiert werden, stellt sich natürlich die Frage, was wir tun können, um uns davor zu schützen.

Der Forschung ist es zu verdanken, dass wir heute über sehr wirksame Produkte verfügen, die uns nicht nur wieder gesund werden lassen, sondern uns auch eine völlig ungeahnte Lebensqualität schenken können.

Vor allem in Asien wurden zahlreiche kostengünstige Produkte entwickelt, die negative Ionen in größeren Mengen abgeben und somit dem Ungleichgewicht Paroli bieten können. Im Lauf der Jahre hat man festgestellt, dass z.B. verschiedene Mineralien wie z.B. Germanium, Turmalin, oder Zeolith oder deren Kombination eine beträchtliche Anzahl an negativen Ionen bereitstellen können.

Es wurden verschiedenste Methoden entwickelt, um diese speziellen Eigenschaften dem Menschen zugänglich zu machen. So werden die Mineralien in Nanopartikel zermahlen, wodurch sie eine noch höhere Wirksamkeit entwickeln. Es gibt auch Mineralienmischungen, die danach auch noch Infrarotstrahlung abgeben und dadurch noch einen zusätzlichen Gesundheitsnutzen vermitteln.

Diese zermahlenen Mineralien werden dann in Textilfasern oder Silikon eingebracht und daraus werden Alltagsgegenstände wie Schlafdecken, Unterwäsche, Arm- und Nackenbänder oder Schuhsohlen hergestellt. Damit aber nicht genug. Aus diesen Mineralienkombinationen werden auch Ess- und Trinkgefäße fabriziert und somit wird auch das Wasser und unsere Nahrung aktiviert, entgiftet und harmonisiert. Aber was bewirken nun diese Ionen-Infrarot-Textilien bzw. ein Ionen- Arm- oder Nackenband?

Folgendes wurde beobachtet:

- Beinahe sofortiges Verschwinden von Durchblutungsstörungen an Händen und Füssen.
- Vergehen von Muskel- und Gelenkschmerzen
- Jahrelange Verspannungskopfschmerzen waren wie weggeweht
- Verbesserter Schlaf
- Größeres Energieniveau und verbessertes Allgemeinbefinden
- Starke Handgelenksschmerzen verschwanden beinahe sofort

Einige der Produkte sind in der Lage, 1000 - 2500 negative Ionen pro m3 abzugeben. Sie können den Körper in ein ideales Ionen- Umfeld versetzen und schenken dem Anwender neue Regenerationskräfte.

Ionen-Generatoren könnten populärer werden, wenn die Öffentlichkeit über negative und positive Ionen in der Raumluft besser informiert wäre. „Gesund durch Wissen“ kann das Thema nur streifen und darauf hinweisen, dass Raumluft ebensoviel Beachtung verdient, wie unsere Ernährung. Nur wenn man gut informiert ist, kann man für die eigene Gesundheit und die der anderen stets eine sinnvolle Entscheidung treffen. Es gibt bereits Institutionen, die über ein Ionen- Gerät verfügen, z.B. Krankenhäuser. Es sind jedoch noch zu wenige.

Heute ind Ionengeräte auf dem Markt, die für wenig Geld ca. 3 Mio. negative Ionen abgeben und damit die Raumluft von Erregern und Giften reinigen.

Produktvorschlag:

1. Arm- und Nackenbändchen mit negativ Ionen und Infrarot. Achten Sie darauf, dass die Produkte möglichst viele negative Ionen abgeben. Titaniumbänder geben zum Beispiel keine negativen Ionen ab, sondern arbeiten über die Körperzellen-Spannung.
2. Turmalinsocken und Schuheinlagen mit selbstwärmender Keramik oder negativ Ionen und Infrarot.

Diese Produkte funktionieren alle nach dem gleichen Prinzip von Ionen und langen Infrarotwellen, die mittels Mineralien oder Keramikgemisch erzeugt werden können. Die Wirkung auf das Blut und die Durchblutung kann durch ein Mikroskop anhand der Kapillaren sofort veranschaulicht werden.

1. Soja- und Turmalinschlafdecken zum Schutz vor Elektrosmog und zur allgemeinen Regeneration.
2. Magnettasse mit Permanent- Magneten, Silberionen und Infrarot zur Aktivierung des Wassers und des Organismus.

Einige konkrete Fallbeispiele:

Die Kundin S.M litt seit mehreren Jahren unter eingeschlafenen Händen und Fingern. Sie musste zum Schlafen eine Schiene tragen. Diese Beschwerden verschwanden bereits nach kürzester Zeit vollständig.

Ein Kunde kaufte für seinen Freund, der unter starkem Rheuma und Knötchen litt, ein Armband. Nach genau 7 Tagen rief er zurück und erzählte begeistert, dass sein Freund von allen Beschwerden befreit sei, selbst die Knötchen seien völlig verschwunden. Sein Freund ist Landwirt und konnte vorher durch sein Leiden nicht mehr arbeiten.

Ein 46 Jahre alter Extremsportler litt unter anderem unter Rücken- und Gelenkschmerzen, die so stark waren, dass er kaum mehr sitzen konnte. Nach nur einem Tag waren zu seinem größten Erstaunen die Schmerzen komplett verschwunden. Erklärung:
Durch extreme Belastung werden im Körper sehr viele freie Radikale oder positive Ionen freigesetzt, die u. a. auch das Gewebe übersäuern. Ein einziges Germaniumbändchen war also in der Lage, einen beinahe sofortigen Ionenausgleich zu bewerkstelligen.

Ein 93 jähriger Mann litt seit Jahren unter starken Venenschmerzen. Diese waren schon nach einem Tag verschwunden.

Ein 65 jähriger Mann litt unter so starken Durchblutungsstörungen der Finger, dass er keinen Schreibstift mehr halten konnte. Nachdem er nur einen Tag ein Ionen-Infrarot-Magnetband getragen hatte, waren die Beschwerden verschwunden!

„Übrigens habe ich meiner Mutter, die in der rechten Hand schlimme Schmerzen hat, das Ionen Armband umgelegt! Sie ist seitdem schmerzfrei und ich muss mir jetzt ein neues Band bestellen „

Infrarotwellen

Wärme ist immer wohltuend. Vor allem bei Muskelverspannungen kann sie hilfreich sein. Es gibt drei Arten infraroter Wärmebestrahlung:

1. Kurze Infrarotwellen;
2. Mittlere Infrarotwellen;
3. Weite oder lange Infrarotwellen.

Chinesische Forscher halten die Wellenbereiche von 2 - 25 Mikrometer für therapeutisch am effektivsten. Infrarotlicht ist Tiefenwärmestrahlung, die den Organismus mit Wärme-Energie versorgt. Infrarot-Wärmestrahlung hat nichts mit ultravioletten Strahlen zu tun und führt weder zu Verbrennungen noch zu Hautschäden. Sie wird zu medizinischen und therapeutischen Zwecken genutzt.

Nicht nur Muskelverkrampfungen können sich lösen, auch innere Organe werden durch Wärmestrahlen positiv beeinflusst. In der Medizin wird Infrarot bei Schmerzen, Entzündungen, Muskelverspannungen und zur Stärkung des Immunsystems eingesetzt. „Die Strahlen dringen bis zu 4 cm in die Unterhaut ein und geben an die dort angrenzenden Gewebeschichten Energie ab. Über den Blut- und Lymphstrom erreicht diese Energie auch tiefere Körperregionen und eben auch innere Organe. Die Durchblutung wird verbessert und der Stoffwechsel angekurbelt. (...) Dabei können Schmerz und Entzündung auslösende Substanzen schneller abtransportiert werden."

(Aus: Biological activities by far-infrared radiation. Int. Journal of Biometeorology 1989,33, 145-150)

Auszüge aus klinischen Studien über Infrarotwellen:

„Durch Wärme werden die Blutgefäße erweitert, der Blutfluss steigt an und der Muskeltonus (Muskelspannung) reduziert sich. Gleichzeitig wird körpereigenes Morphin (Endorphine) ausgeschüttet. Diese Vorgänge stehen in Wechselwirkung miteinander. Sowohl der sinkende Muskeltonus als auch die Endorphin-Ausschüttung führen zu einer deutlichen Schmerzlinderung und zu einem Abbau von Entzündungen.

(Dozent Lundberg, Karolinska Institut, Uni Stockholm, Schweden)

Grundsätzlich sorgt Infrarotlicht nicht nur für wohltuende Wärme, sondern auch für Vitalität. Es belastet den Körper nicht. Infrarotlicht besteht aus Tiefenwärmestrahlen, die auch einem gesunden Organismus gut tun. Die Wirksamkeit in der Medizin jedoch scheint heute ebenfalls unbestritten zu sein, wenn es um Verspannungen der Muskulatur geht. Darüber hinaus gibt es noch weitere interessante Beobachtungen aus der Forschung zu berichten.

„Ein Ärzteteam vom Medical College of Wisconsin (Prof. Dr. Whelan) hat Untersuchungen darüber durchgeführt, wie Infrarotwellen bei schwer zu heilenden Wunden, z.B. offenen Beinen, schweren Verbrennungen oder Mundverletzungen durch Chemotherapie, helfen. Beobachtungen zeigten, dass Infrarotwellen das Energieniveau in den Zellen steigern und die Heilung beschleunigen. Im Labor hat daraufhin das Team um Prof. Whelan in Vergleichsstudien festgestellt, dass das Wachstum von Haut- und Muskelzellen, die mit Infrarotwellen behandelt werden, um 150-200% ansteigt. Im Weiteren wurde auch beobachtet, dass Patienten mit Muskel-Skelett-Verletzungen, die mit Infrarotwellen behandelt wurden, eine um 40% bessere Heilung zeigten, als nicht behandelte Personen."

(NASA News vom 18.12.00)

Allerdings ist noch nicht bekannt, wie die Zellen die zugeführte Bewegungsenergie in beschleunigtes Wachstum umwandeln. Bei einer anderen

Studie wurden Patienten mit einer Knie-Arthrose teils mit Infrarotlicht und teils mit normalem Licht behandelt. Die Probanden wussten nicht, zu welcher Gruppe sie gehörten. Bei Patienten, die mit Infrarotwellen behandelt wurden, reduzierte sich der Schmerz um die Hälfte und sie zeigten eine signifikante Verbesserung der Gelenkfunktion. (Wissenschaftliche Studie: Improvement of pain and disability in elderly patients with degenerative osteoarthritis of the knee treated with narrow-band light therapy. J. American Geriatric Soc.1992 40:23-26)

Auch in Schweden wurde eine ähnliche klinische Studie mit Infrarotlicht bei 120 Patienten mit Tennisarm oder Knie-Arthrose durchgeführt. Die eine Gruppe wurde mit Gelenkschonern behandelt und die andere mit Infrarotwellen. „Die Resultate waren sehr viel versprechend. Alle in der behandelten Gruppe zeigen sehr gute Besserungen. (...) Die Studie ist noch nicht abgeschlossen. Trotzdem lässt die ethische Kommission in Stockholm zu, dass eine regelmäßige Behandlung mit diesem Produkt durchgeführt wird."

„Es ist zu erwarten, dass Personen mit verschiedenen Beschwerden durch die Infrarotwellen-Bestrahlung eine physiologische Verbesserung des Gesundheitszustandes erfahren."

(Japan Res. Lab Sleep Sci. 1988. Publiziert in Int. Journal of Biometeorology 1989, 33:145-150)

Selbst die Körperwärme, die beim Stillen von der Mutter auf das Baby übertragen wird, ist Infrarotwärme. Heilung durch Handauflegen hat übrigens in China schon eine mehr als 3000 Jahre alte Tradition. Ihre Wirksamkeit basiert auf natürlicher Infrarotstrahlung. Der menschliche Körper soll durch die Haut Infrarotstrahlen von 3-50 Mikrometern mit einem mittleren Wert von etwa 9 Mikrometern abgeben. Etwa 8-14 Mikrometer Infrarotenergie sollen allein unsere Handflächen aussenden.

Heiler geben über ihre Hände ein hohes Maß an Energie ab, die bestimmte Vorgänge im Organismus regulieren können. Über ein Diagnostik-

Verfahren des Biophysikers Fritz-Albert Popp konnte man deutlich machen, dass ein Heiler aus Kirgisien den Wert von 84.000 anzeigte. Ein ganz normaler Mensch hingehen kommt auf einen Energiewert von 5 – 8000 (Regulationsdiagnostik, Prof. Fritz-Albert Popp).

Immer wieder entdecken wir, dass besonders sanfte medizinische Verfahren vom menschlichen Körper leichter angenommen werden und unverhofft Erstaunliches bewirken können. Der Energieaustausch hat mit Zuwendung und Nächstenliebe zu tun, die der Behandelte deutlich spürt. Es ist nie nur Wärme, die während der Behandlung durch Körperregionen fließt, wenn ein seriöser Heiler behandelt. Auch die Seele des Klienten fühlt sich dabei berührt. Der Klient empfindet eine unbeschreiblich angenehme Ruhe und manchmal sogar Freude über eine sich einstellende innere Ausgeglichenheit, die sich im ganzen Körper ausbreitet.

Rückmeldungen von Bambus-Infrarotdecken:

Ich habe mir eine dieser Decken gekauft, nachedem ich das video darüber auf youtube gesehen habe. statt selber darin zu schlafen habe ich sie meiner Nachbarin von 94 jahren gegeben mit dicken Beinen, Ödemen, operierter Rücken, die Hand berührt fast den Boden, also sehr schlimm. Das Schienbein hat man schon seit jahren nicht mehr gesehen. Schon nach der 1. Nacht sah sie anders aus und am 4 Tag war eine enorme Veränderung zu sehen. hätte ein Foto machen sollen. Die Schmerzen sind auch stark reduziert sie fühlt sich anders und läuft aufrechter. Die Füsse sind so geschwollen, dass sie keine geschlossenen Schuhe anziehen kann, dies ist auch zurück. Eine kolossale Veränderung in diesen wenigen Tagen. „

„Zuerst muss ich Dir das Resultat der Bambusdecke erzählen. Seit ich diese Decke besitze,musste ich kein einziges mal das Bett verlassen ,die Schmerzen sind praktisch weg . Ab und zu machen sie sich leicht bemerkbar ,verschwinden aber im Nu wieder ,bin sehr ,sehr froh!!!

Hast du noch mehr so positive Meldungen.? Jetzt möchte ich meiner Schwiegertochter eine rote Bambusdecke zu Weihnachten schenken ."

„Hatte seit Jahren starke Schmerzen während dem liegen und konnte dadurch kaum schlafen. Nach 2 Nächten sind diese Schmerzen bis heute komplett verschwunden. Ebenfalls hat sich mein Gesamtzustand deutlich verbessert."

„Diese Decke ist eine Wunderdecke. Ich habe sie auf meine verstopfte Nase, mein Zahnproblem gelegt und alles ist viel besser geworden. auch schlafe ich viel tiefer und habe weniger Schmerzen."

Produktvorschläge:

1. Armbändchen und Schuheinlagen mit negativen Ionen - Infrarot Alle Produkte funktionieren nach dem gleichen Prinzip der Ionen und langen Infrarotwellen, die durch Mineralien oder ein Keramikgemisch erzeugt werden können.
2. Diese beiden Produkte funktionieren nach dem gleichen Prinzip der Ionen und langen Infrarotwellen, die durch Mineralien oder ein Keramikgemisch erzeugt werden können.
3. Turmalin- Zeolithdecke (Edelsteinbett). Durch die Mischung mit Zeolith wird die Wirkung des Turmalins noch deutlich verbessert.
4. In solch einem Bett können Sie die heilbringende Wirkung der Turmaline (Halbedelstein) für mehr Wohlbefinden nutzen. Selbst wissenschaftliche Zentren auf der ganzen Welt beschäftigen sich mit seiner Wirkung. Der Infrarot- Turmalin ist eine natürliche Quelle der negativen Ionen und der langen Infrarotwellen. „Da wir nach neusten Erkenntnissen 80% der negativen Ionen über die Haut aufnehmen, ist es leicht zu verstehen, welchen Gesamtnutzen wir daraus ziehen, wenn wir mit einer Turmalindecke schlafen."
5. Sojadecke

Die Soja-Decke – sorgt für den perfekten Schlaf

Schlafprobleme sind in der heutigen Zeit keine Seltenheit. Dies soll uns nicht überraschen, denn unsere Umwelt ist von unzähligen Frequenzen durchtränkt und die meisten von uns Schlafen in Baumwolle oder noch schlimmer in Daunen. Da wir relativ viel Zeit mit schlafen verbringen sollten wir uns auch einige Gedanken darüber machen. Wie wir gesehen haben schwingt Baumwolle sehr tief. Wir liegen also 6-8 Stunden in einem Element, welches uns beständig Energie raubt, statt Energie zu geben. Dass dies zu Unausgeschlafenheit, Trägheit, ja sogar Schmerzen führt, sollte uns deshalb nicht erstaunen. Würden wir z.B. in einem Schafwollbett, oder noch besser in einem Turmalin- oder Sojabettzeug schlafen, dann werden wir feststellen, dass wir nicht nur weniger Schlaf benötigen, sondern unser Körper wird auch in der Lage sein, sich gänzlich zu entspannen, da er eine zusätzliche Energie empfängt, die ihn mit dem Umweltstress besser umgehen lässt. Ebenfalls würden wir feststellen, dass unser Körper zu seinem natürlichen Rhythmus zurückfindet. Ganz besonders bei Kindern ist dies sehr leicht zu erkennen, aber auch Erwachsene machen diese Erfahrung. Als nette Begleiterscheinung verschwinden auch viele Verspannungsschmerzen über Nacht.

Sojafasern sind die einzigen Fasern die aus recyceltem Pflanzenmaterial hergestellt werden. Aus der Sojaöl- und Tofuproduktion fallen die Treber an, die dann mittels Nass-Spinn-Technologie zu der hochwertigen Sojaproteinfaser gesponnen werden. Alle Patente sowohl für die Faser als auch die Technik chinesisches Eigentum. Die Soja-Decke besitzt offenbar interessante Eigenschaften. „Neben umweltfreundlichen Aspekten“ verfügt die Sojafaser über außerordentliche Trageeigenschaften, „welche das Kleidertragen oder Schlafen revolutionieren werden. Sojafasern sind eine einzigartig aktive Faser. Die in den Fasern enthaltenen Aminosäuren sind gesund und nährend für die menschliche Haut. Die technischen Eigenschaften wie die Fähigkeit, Feuchtigkeit zu absorbieren, Durchlüftung und Wärmehaltung liegen im Vergleich mit herkömmlichen Geweben sämtlich im obersten Bereich. So leitet die Sojafaser Feuchtigkeit vergleichsweise am besten ab, was auch den sehr guten Schlaf- und Tragekomfort erklärt."

Bei der Wärmerückhaltung ähnelt die Sojafaser der Baumwollfaser. Jedoch hat die Sojadecke noch andere interessante Eigenschaften: „Die Sojafasern geben ein langwelliges Infrarotspektrum ab, welches tief in das Körpergewebe dringen kann und dort ein angenehm entspanntes Körpergefühl auslöst. Die Infrarotstrahlung tritt in direkte Resonanz mit den Wassermolekülen des Körpers. Sie wird an den obersten Körperschichten absorbiert und erzeugt dort das wohlige Wärmegefühl ohne Schwitzen. Die langen Infrarotwellen sorgen für einen natürlichen Ausgleich der Körpertemperatur."

Selbst bei hohen Temperaturen wird man unter der Decke nicht schwitzen. Selbst im Winter reicht normalerweise eine relativ dünne Decke, um es warm zu haben „Da die Körper- und Fettzellen direkt durch die Resonanzschwingungen des Wassers in Bewegung gebracht und dadurch erwärmt werden, können sie auch sofort und wesentlich stärker Schlackengifte ausscheiden, was zu einer deutlichen Schmerzlinderung bei rheumatischen und anderen Erkrankungen führt. Ebenfalls profitieren Frauen in der Menopause von diesem Phänomen, denn das lästige übermäßige Schwitzen, die sogenannten 'Wallungen', verschwinden meist sofort. So kann durch das Schlafen unter einer Sojadecke auch die Mikrozirkulation deutlich angeregt werden. Gelenk- und Rückenschmerzen können verschwinden und Menschen, die unter starkem Stress leiden, empfinden ein Gefühl der Entspannung.

Im Allgemeinen sollen die negativen Ionen einen beruhigenden Effekt haben. Sie schaffen obendrein Erleichterung bei Heuschnupfen, Migräne und postoperativen Schmerzen. Sie sollen Entzündungen reduzieren und die Wundheilung beschleunigen können. Überdies desinfiziert sich die Sojadecke selbst und muss nie gewaschen werden. Sie nimmt auch keinerlei Körpergeruch an. Sie ist resistent gegen Motten und Pilze und ist deshalb auch besonders für empfindliche Menschen geeignet.

Ein weiteres Highlight für einen gesunden Schlaf sind die Turmalindecken, welche ebenfalls Ionen und Infrarot abgeben. Es kann durchaus sein, dass jahrelange Beschwerden über Nacht verschwinden.

Ebenfalls für eine gesunden Schlaf sorgen Produkte mit Melatonin, wie z.B. das Schlaf Serum:

Haben Sie das Bedürfnis am Morgen ausgeschlafen und frisch zu erwachen? Das Super Schlaf Serum ist eine sichere, sanfte und effektive Schlaf Formel, welche Sie bei einem erholsamen, tiefen und ruhigen Schlaf unterstützt. Es unterstützt Ihr Adrenalin während des Schlafes und reduziert dadurch Stress, Druck, Depressionen und Schlaflosigkeit. Es verhilft Ihnen zu einem regelmässigen Schlafrythmus.

- Hilft Ihnen einzuschlafen und durchzuschlafen
- Natürlich, nicht betäubend und nicht abhängig machend
- Reguliert Ihren Schlafzyklus
- Unterstützt Ihren Körper und Ihr Gemüt bei der Bewältigung der vielseitigen Aufgaben
- Beruhigt den Körper und entspannt die Muskeln
- Macht den Schlaf erholsamer und erfrischender
- Verhilft Ihnen zu mehr Entspanntheit und innerer Ruhe

Hier ein Beispiel einer möglichen Produktzusammensetzung:

Inhaltsstoffe: Adrenal Cortex 1mcg, DHEA 8.4 mg, Pregnenolone 1.3 mg, Melatonin .5 mg, 5-HTP 1 mg

Element Erde : Geopathie (Erdstrahlen und Störzonen)

Um den Rahmen dieses Buches nicht zu sprengen, werden wir nicht auf jedes einzelne Phänomen eingehen, sondern uns nur an eher allgemeine Aussagen halten. Für weiterreichende Informationen verweisen wir auf weiterführende Literatur.

„Geos" heißt so viel wie Erde und „Pathos" das Leiden. Ein Organismus kann auf Currygitter, Dr. Hartmann-Gitter, Diagonalnetz, Verwerfungen, Bruchzonen, Überlagerungen, Wasseradern und Erdstrahlen mit Symptomen reagieren. Alle diese Störzonen können bei Lebewesen Stress auslösen und bei Pflanzen Wachstumsstörungen hervorrufen. Während Tiere diese Plätze instinktiv suchen oder meiden, ist dem Menschen diese natürliche Wahrnehmung verloren gegangen.

Hat sich der Körper erst einmal auf eine solche Störzone eingestellt und schläft er schon viele Jahre darauf, kann es sein, dass er sich unbewusst immer wieder einen ähnlichen Schlafplatz sucht, zum Beispiel nach einem Umzug in ein neues Haus (eine neue Wohnung), in einer Ferienwohnung oder auch als Arbeitsplatz. Der Körper scheint geradezu einer Strahlensucht zu verfallen, ähnlich wie der Allergiker, der instinktiv nach dem Stoff verlangt, auf den er körperlich reagiert.

Grundsätzlich kann man sagen, dass durch den Einfluss von Erdstrahlung das natürliche Erdmagnetfeld verändert werden kann. Im Internet finden wir unter Geopathie zum Beispiel folgende Aussage: „Diese neue Energiesituation wird als langfristiger Einflussfaktor für die meisten Lebewesen (bis auf Insekten) zur Belastung. Vitalitätsverlust und Krankheiten körperlicher oder psychischer Art sind die natürlichen Folgen."

Gehen wir außerdem davon aus, dass unser Wohlbefinden von der Funktion unseres Blutkreislaufes, von unserem Lymphsystem und unseren Nervenbahnen abhängt, dann muss man sich fragen, wodurch ihre Ordnung und Funktionsweise geschädigt wird. Unsere Umwelt, die

Ernährung, das Wasser, genetische Veranlagung und unsere Psyche - all dies hat Einfluss auf unsere Gesundheit. Ebenso können die tägliche Strahlenbelastung und kosmische Einflüsse - denen wir viel zu wenig Beachtung schenken – den Organismus belasten.

Wenn der Leser nun erleichtert feststellt, dass er diesem Umstand entgangen ist, weil er häufiger umgezogen ist, so möge er sich daran erinnern, dass ein geschädigter Körper gegenüber diesen Störfeldern auf Empfang eingestellt ist und unbewusst sein neues Störfeld sucht und findet. Warum? - Warum suchen viele „geschlagene" Frauen - nach dem Aufenthalt in einem Frauenhaus - wieder instinktiv das, was sie eigentlich vermeiden möchten? Nämlich einen neuen Mann, der sie ebenfalls schlägt. Ganz einfach, weil sie sich unbewusst zu der Situation führen lassen, die sie kennen und genauso verhält sich ein Körper, der zu lange auf solch einem Störfeld gelegen hat.

Er sucht instinktiv nach dem gewohnten – einem neuen Störfeld. Wir suchen gefühlsmäßig immer nach etwas, das wir kennen und solange wir diese Tatsache nicht erkannt haben, kann das unter Umständen tragisch für unser Leben sein. Ändern kann sich daran erst etwas, wenn wir uns darüber im Klaren werden, was schädlich für uns ist und anschließend unsere Konsequenzen daraus ziehen.

Die ersten Anzeichen eines gestörten Schlafplatzes sind Schlafstörungen, Abgeschlagenheit am Morgen, Kopfschmerzen oder chronische Beschwerden und Entzündungen, die nicht heilen wollen. Auf jeden Fall sollte man einen Rutengänger in sein Haus bitten und mit seiner Hilfe den Schlaf- und Arbeitsplatz kontrollieren lassen. Gegebenenfalls sollte man die Möbel umstellen. Man wird dann sehr schnell eine deutliche Verbesserung seines Allgemeinzustandes verspüren und endlich wieder ruhig schlafen können.

Auch der Lernerfolg eines Kindes kann sich leichter wieder einstellen, wenn sein Bett und Schreibtisch sich nicht auf einer Wasserader befinden. Aber wieso kann eine Wasserader diese Auswirkungen haben? Aus der Physik weiß man, dass fließendes Wasser die Eigenschaft besitzt, zu ionisieren, d. h. auch in fließendem Wasser aus unterirdischen Rinnsalen bildet sich durch Trennung der Wassermoleküle in positive und negative

Teilchen – Ione genannt – eine elektrische Ladung. Diese Spaltung entsteht durch Reibung der Wasserteilchen an den Berührungspunkten zum Erdreich, sozusagen an den Ufern zur benachbarten Erd- und Bodenart, wie etwa Sand, Kies, Lehm oder Gestein. (...) Durch die Ladungstrennung entsteht eine elektrische Spannung, die so hoch ist, dass man sie messen kann." (Aus: „Das Wunder der heilenden Hände" von Josef Schmitz).

Die zu messende Spannung richtet sich nach der Fließgeschwindigkeit des Wassers und der Durchlässigkeit des Erdmaterials und ist für Lebewesen spürbar. Empfindliche Menschen können unter Schlafstörungen leiden, wenn sie auf einer Wasserader schlafen. Bei länger andauernden Schlafstörungen leidet die Gesundheit zum einen durch die elektrisch erzeugte Ladung und zum anderen wegen des Schlafdefizits. Überall auf der Erde entstehen Verschiebungen im Erdinneren oder geologische Brüche und Verwerfungen durch Bautätigkeiten. An einer Felswand kann man sie als lange Risse oder Spalten erkennen. Wir entdecken diese Brüche nicht nur nach einem Erdbeben z. B. in den Bergen, sondern auch in unseren Häusern. „Die Strahlung von geologischen Brüchen ist die heftigste Strahlung mit den schnellsten Auswirkungen auf den Körper unter allen geopathischen Störungen. (...) Des Weiteren bewirken geologische Brüche Fehlfunktionen von Organen, die der Störstrahlung ausgesetzt sind." (aus: „Strahlungsfelder")

Aufgrund mangelnder Aufklärung versäumen es die Menschen oft, ihre Wahrnehmung auch umzusetzen. So wissen wir aus vielen Gesprächen, dass sie häufig vermuten, mit ihrem Schlafplatz stimme etwas nicht, aber sie unternehmen nichts dagegen und verharren in ihren alten Gewohnheiten. Würde der Mensch auch hier besser auf seine warnenden Gefühle achten und ihnen Folge leisten, könnte viel Leid verhindert oder zumindest gemildert werden. Während der Mensch seinen Gefühlen nicht mehr traut und diese durch Untätigkeit verkümmern lässt, folgen Tiere ihren Empfindungen blind. Tatsächlich reagiert nicht jedes Lebewesen in gleicher Weise auf Wasseradern oder Erdstrahlen.

Der Storch zum Beispiel zählt zu den Strahlenflüchtern und baut sein Nest nie über eine Wasserader. Auch Haustiere sind nicht unbedingt hilfreich bei der Vermeidung von Wasseradern. Ein Hund zum Beispiel meidet einen Schlafplatz über einer Wasserader, Katzen dagegen suchen Erdstrahlen und fühlen sich auf solch einem Platz 'pudelwohl'. Das gilt ebenso für Bienen - sie würden auf einem Strahlenfreien Platz sogar deutlich weniger Honig produzieren als auf einem Störfeld.

Hühner wiederum legen weniger Eier, wenn sie in Käfigen gehalten werden, die durch Strahlen belastet sind. Werden jedoch Stiere auf einer so genannten Störzone gehalten, können sie besonders bösartig werden. Freilaufende Kühe hingegen legen sich nach dem Fressen zum Wiederkäuen im Rudel auf einen störungsfreien Platz.

Auch nicht jeder Mensch reagiert gleichermaßen mit körperlichen Beschwerden, wenn er sich für längere Zeit in einem Störfeld befindet.

Lobenswert wäre, wenn sich der Architekt schon vor dem Bau eines Hauses mit dem Thema Geopathie befassen würde.

Es besteht kein Zweifel, dass hier vieles versäumt wurde und wird und dass noch eine ganze Menge Aufklärungsarbeit geleistet werden muss, damit dieses Thema den Stellenwert in unserem Gesundheitswesen erhält, den es verdient.

Konkrete Fallbeispiele:

> J. R., ca. 65 Jahre alt, hatte seit etlichen Jahren mit Prostataproblemen zu kämpfen, vor allem nachts. Sehr häufiges Wasserlassen machte die Nacht zu einer unruhigen Angelegenheit und von Entspannung konnte keine Rede sein. Auch zwei Operationen brachten keine Linderung. Eine Austestung ergab, dass er über einer Störzone schlief. Wir gaben ihm eine Magnet-Turmalin-Decke zum testen und nach ca. 10 Tage rief er an, dass sich die Situation bereits verbessert habe.

Eine ältere Frau hatte vom Knie abwärts sehr stark geschwollene Beine und Füße. Eine Messung ergab, dass genau an diesem Punkt eine Störzone vorhanden war.

Ältere Dame hatte 6 Monate nach ihrem Umzug einen Tumor im Magen von 4,5 kg. Tumor wurde entfernt und schon kurz nach der Rückkehr in ihr Haus, wurden erneut Tumore an diversen Stellen festgestellt. Dies zieht sich nun schon seit 6 Jahren hin, ohne dass man bis jetzt ein Lösung gefunden hat.

Viele Menschen berichten über unruhigen Schlaf, Nervenreizungen, Abgeschlagenheit und Gelenkprobleme

Vom Magnetismus und seinen gesundheitlichen Auswirkungen:

Obwohl einige Leute darauf schwören und Magneten eine heilende und lindernde Wirkung zuschreiben, so ist die Methode in wissenschaftlichen Kreisen doch äußerst umstritten und wird in den meisten Fällen als Humbug abgetan. Dennoch muss es positive Resultate geben, denn sie wurde vom japanischen Gesundheitsministerium offiziell als Heilmethode anerkannt. Außerdem gehört der Biomagnetismus als eine der Grundkräfte der Natur zur traditionellen chinesischen Medizin.

Wie so oft, scheint sich hier eine Welt voller Widersprüche aufzutun. So wollen wir versuchen, etwas Licht in das Dunkel zu bringen und wenden uns zunächst der Erfahrungsmedizin zu, bevor wir uns mit wissenschaftlichen Studien beschäftigen.

So schrieb schon Paracelsus über den Magneten:“

“Lasset uns das Wissen um die Heilkraft des Magneten auffassen und eifrig studieren, bis wir seine Wunderkraft zur Heilung einsetzen können....Wer den Magneten verwendet, wird feststellen, dass er ohne ihn nichts ausrichten kann gegen viele Krankheiten. Er ist ein Meisterstück für den Künstler in der Arznei, wie keines mehr weit und breit zu finden ist. Der Magnet ist der Fürst aller Lebensgeheimnisse.”

Und der Philosoph Schopenhauer kommt schließlich zu dem Schluss: “Wer heutzutage die Wirksamkeit des Magnetismus bezweifelt, der ist nicht nur ungläubig, sondern unwissend zu nennen.” - Kein wirkliches Lob für die heutigen Wissenschaftler und Schulmediziner.

Haben sich Paracelsus und Schopenhauer geirrt oder was bringt sie zu solchen Aussagen?

Wir konnten u. a. feststellen, dass die Ionenbänder ohne den Magneten nicht in allen Fällen die beschriebene durchschlagende Wirkung erzielten. Der Magnet als eine ordnende Macht scheint hier in Zusammenarbeit mit Ionen seine ganze Kraft entfalten zu können.

Wir benutzen den Magneten in Kombination mit Turmalin zum Schutz vor Erdstrahlen und elektromagnetischen Feldern. Der Magnet als Gegenpol zur Elektrizität scheint hier eine harmonisierende und für den menschlichen Organismus stärkende Wirkung zu haben. Rückmeldungen von Klienten lassen darauf schließen, dass damit ein sehr guter Erfolg erzielt werden kann.

Ebenfalls erreichen uns immer wieder Aussagen, dass die Menschen, die auf so einer Magnet-Turmalin-Matte schlafen, sich ausgeruhter fühlen, sofort nach dem Erwachen munter sind und bedeutend weniger Schlaf benötigen.

Mit Magneten behandeltes Wasser erhält einen völlig anderen Geschmack und wird von Mensch und Tier gleichermaßen gerne getrunken. Die Wirkung auf das Pflanzenwachstum ist ganz klar positiv.

Diese wenigen Aussagen lassen doch schon auf einige sehr positive Wirkungen schließen.

Dass Magnete eine eigentümliche Kraft besitzen, kann jeder leicht erkennen und auch an sich selbst ausprobieren. Er nehme einen Magneten, gehe zu einem guten Kinesiologen und schaue, ob ihm der Magnet Kraft verleiht oder ihn schwächt. Diesen leichten und sehr einfachen Test kann jeder durchführen und er wird die Wirkung an sich selbst sofort erleben. Der Magnet scheint dem Körper eine eigentümliche Widerstandskraft zu verleihen, die möglicherweise in der heutigen Zeit hilfreich für ihn sein kann.

Ob sich dies wissenschaftlich beweisen lässt, ist im Moment nicht so wichtig; einige neuere Studien jedoch lassen an der Wirksamkeit der Magnetkräfte kaum mehr Zweifel.

Es gibt nicht allzu viele wissenschaftliche Studien zum Thema Magnetismus:

Eine von Dr. Weintraub am Phelps Krankenhaus in der Nähe von New York brachte Erstaunliches zutage. Diabetespatienten trugen über mehrere Wochen Magnetschuhsohlen. Nach 6 Wochen berichteten die ersten Patienten über völlige Schmerzfreiheit und dies zum ersten Mal in ihrem Leben. Nach Dr. Weintraub scheint es so auszusehen, dass die Magnete die Nerven wieder stimulieren können und so das überaus lästige Brennen verschwindet.

Folgende Studien beweisen eine signifikante Schmerzreduzierung bei Fibromyalgie, einer schmerzhaften rheumatischen Erkrankung, die hauptsächlich Frauen betrifft. 2001, University of Virginia, Agatha P. Colbert, M.D. Tufts University School of Medicine, Boston

Eine Studie über ein Jahr an drei Krankenhäusern in Japan von Dr. Kazuo Shimodara an über 400 Patienten bewies, dass Magnettherapie Nacken-Schultern- und Rückenschmerzen lindern kann und ebenfalls bei Schlafstörungen und Müdigkeit hilft. Es zeigten sich keinerlei Nebeneffekte.

Aus eigenen Erfahrungen müssen wir aber darauf hinweisen, dass Magnetdecken nicht für jedermann verträglich sind. Es gibt wenige

Menschen, die durch das Schlafen auf einer Magnetmatte völlig überreizt werden und dies ganz und gar nicht vertragen.

Eine, unseres Erachtens grosse, Mehrzahl hingegen profitiert von den bereits beschriebenen Eigenschaften in hohem Maß.

Ein jeder ziehe nun seine eigenen Schlüsse aus diesen Aussagen.

Produktvorschlag:

1. Magnet-Matratzenauflage zum Schutz vor Erdstrahlen und Elektrosmog.
2. Magnetduvet , Magnetkopfkissen
3. Magnettasse für magnetisiertes und aktiviertes Wasser
4. Eventuell Magnetarmbänder, obwohl die Erfahrung gezeigt hat, dass eine Kombination von Ionen-Infrarot-Magnet in den meisten Fällen die beste Wirkung zeitigt.
5. Magnetsohlen mit Turmalin zur Aktivierung der Akupunkturpunkte an den Fußsohlen. Durch das Stehen und Gehen auf einer Magnet-Turmalinsohle können körperliche Ungleichheiten augenblicklich ausgeglichen werden.

Elektrosmog

Neben den Störstrahlen aus der Erde oder dem Kosmos kann auch Elektrosmog unseren Organismus schwächen.

Aufgrund zahlreicher, durchgeführter Tests können wir davon ausgehen, dass Frauen viel sensibler auf elektromagnetische Felder reagieren als Männer. Je nach Konstitution sind Frauen oft schon nach wenigen Minuten energetisch völlig am Ende und ausgelaugt. Dagegen können Männer die Auswirkungen oft problemlos über längere Zeit durchhalten, ohne dass Beschwerden auftreten. Die Frau, als zarteres Wesen mit sensibleren Nerven ausgerüstet, reagiert auf Einflüsse dieser Art viel schneller und mit heftigeren Reaktionen.

Elektromagnetische Störfelder treten überall dort auf, wo sich elektrische Geräte befinden oder dort, wo elektrische Leitungen (Steckdosen, Mehrfachstecker) liegen. Nach einer kritischen Prüfung könnte man vielleicht auf das eine oder andere Gerät im Haushalt verzichten.

Es wäre auch interessant zu wissen, ob Ihr Schlafplatz sich unter oder über der Küche ihrer Nachbarn befindet, denn auch die elektrischen Geräte aus der Nachbarschaft können eine Auswirkung auf Sie haben. „Sie strahlen durch mächtige Betonwände hindurch und reichen bis zu einer Entfernung von circa 2,50 Meter." Das gleiche gilt auch für den Fernseher und die Stereoanlage, die bei den moderneren Ausführungen immer auf Standby geschaltet sind.

Verheerend können sich auch die so genannten DECT schnurlos Telefone auswirken und da ihre Ausstrahlung bis zu 100 Meter reicht, sind alle Nachbarn in diesem Umkreis davon betroffen. Deshalb wird heute bei den modernen Schnurlostelefonen darauf geachtet, einen möglichst niedrigen Strahlungswert zu erreichen. Wir wissen von einigen Beispielen wo sich Menschen nach dem Kauf eines solchen DECT Telefons unwohl fühlten, nervös wurden und auch an Schlafstörungen litten. Nachdem das Telefon gegen ein analoges Gerät ausgetauscht wurde, verschwanden die Beschwerden.

Ebenfalls eine stark belastende Wirkung haben Satellitenantennen. Wir wissen von Nutzern, die an den Rand der Verzweiflung gebracht wurden, nachdem eine Satellitenschüssel installiert worden war.

Schon in den 90iger Jahren unterstützte Dr. Schneider mit seinem Erfahrungsschatz als Baubiologe die WDR-Dokumentation 'Allergien - dem geheimnisvollem Leiden auf der Spur'. „Mit den elektrostatischen Aufladungen wurde im Wohnbereich eine ganz neue Situation geschaffen, die kaum beachtet und fast völlig verharmlost wird, die aber von großer biologischer Bedeutung ist."

Unser Lebensbereich hat sich damit von dem natürlichen Milieu, das allein Maßstab für ein gesundes Leben ist, noch weiter entfernt. Wie wir bereits im Abschnitt über die negativen Ionen erläuterten, haben die elektromagnetischen Felder die Eigenschaft, positive Ionen zu produzieren und verursachen so Sauerstoffmangel und träge fließendes Blut, das dann zu erhöhtem Blutdruck, Müdigkeit, Verspannungen und Nervenreizungen führen kann.

Tipps zur Beseitigung von Aufladungen (Dr. Anton Schneider, Zeitschrift „Gesundes Wohnen"; „Elektrostatische Aufladung der Baustoffe"):

1. Elektrostatische Erdung aller leitfähigen Teile
2. Verringern der elektrischen Widerstände von Materialien (z.B. durch Wachsen, Besprühen mit antistatischen Mitteln, Abschleifen von Lackschichten)
3. Erhöhung der relativen Luftfeuchtigkeit (auf etwa 65%)
4. Ionisieren der Luft

Kann man sich vor elektromagnetischen Feldern schützen?

Vorweg wäre wohl zu erwähnen, dass die meisten Handystudien nicht mit den Geräten selbst, sondern zumeist nur mit gewissen Frequenzspektren durchgeführt wurden. Da das Handy ein Breitbandspektrum abgibt, wären nur Tests mit realen Mobiltelefonen wirklich aussagekräftig. Es mehren sich jedoch die Indizien, dass häufiges und regelmäßiges Telefonieren nicht ungefährlich ist.
Da heutzutage beinahe jeder Aspekt unseres Lebens mit Elektrosmog belastet ist, wäre ein Schutz - im Sinne davon nicht betroffen zu sein - eine totale Illusion. Wir sind bei Tag und Nacht von diesen Feldern umgeben. GPS, Handys, Kochen, Heizen, Kühlen, Klima, ja sogar im

Auto sind wir davon betroffen. Aber wir können Maßnahmen ergreifen, damit unser Organismus von den Auswirkungen kaum berührt wird und besser damit umgehen kann. Einige haben wir schon im Kapitel über die negativen Ionen erwähnt, andere werden hier folgen.

So wie es aussieht, hat der Schöpfer bereits für alles Schlechte und Unheilbringende, das der Mensch kreiert, ein Heil- oder Schutzmittel vorgesehen.

So ist nach japanischen Studien und Aussagen die Bambuskohle aufgrund ihrer inneren Wabenstruktur in der Lage, schädliche EMF Wellen sowie Umweltgifte wie ein harter Schwamm zu absorbieren und zu neutralisieren. Wenn man also einige Bambuskohlenstäbe möglichst nahe neben elektrische Geräte stellt, macht man auf diese Weise die abgegebenen elektromagnetischen Störfrequenzen unschädlich. Ebenfalls kann man sich Bambusanhänger in die Wohnung, das Auto oder an das Handy hängen und wird dann weniger von den Handystrahlen betroffen sein und der Bambus reinigt zudem noch die Luft von allen Umweltgiften! Hierzu später mehr.

Dann gibt es eine gar wunderbare Substanz mit dem Namen „Aulterra". Diese natürlich vorkommende Substanz verfügt zwar über ein ganz anderes Wirkungsprinzip, ist jedoch ebenfalls nachweislich in der Lage, schädliche EMF- Frequenzen deutlich zu reduzieren.

Anlässlich einer Studie von M. Syldona, K. Danduran und G. Rein wurde festgestellt, dass Aulterra nicht nur die Impulsspitzen, sondern auch die Strahlungsstärke um ca. 30 % reduzieren kann. Aulterra scheint in der Lage zu sein, den Organismus über zwei Mechanismen zu schützen: Biochemische Abwehr und eine physikalische Veränderung der Handysignale.

Bei einem Experiment an der Universität von Kalifornien wurden Reduzierungen der Strahlungsintensität zwischen 35 und 70 % erreicht, abhängig davon wie die Aulterra- Neutralisierer angebracht wurden. Der Experimentator war anfänglich völlig überzeugt, dass dieser kleine Kleber keinerlei Einfluss haben könne und umso größer war seine Überraschung, als er die phänomenale Wirkung des Aulterra- Neutralisierers erkannte.

Weitere Experimente zeigten, dass Aulterra die DNA vor Schäden bewahren kann oder diese zumindest reduziert. Das Produkt ist in den USA patentiert.

In Italien gab es in diesem Jahr ein Gerichtsurteil zum Thema Handy und Gehirntumor. „Das Oberlandesgericht in Brescia (Norditalien) hat durch ein nun rechtskräftiges Urteil einen ursächlichen Zusammenhang bestätigt: Der Gehirntumor eines Angestellten der INAIL (Istituto Nazionale per l'"Assicurazione contro gli Infortuni sul Lavoro = öffentlicher Träger der Pflichtversicherung) ist auf sein berufsbedingtes, täglich stundenlanges Telefonieren (ca. 5 Stunden über einen Zeitraum von Jahren) mit Handy und Schnurlostelefon zurückzuführen." Das Urteil ist auch deshalb bahnbrechend, weil die Richter industriefinanzierte Gutachten als nicht glaubwürdig ausschlossen und sich nur auf industrieunabhängige Expertisen stützten. Das Urteil ermöglicht nun den Beschäftigten in Italien, am Arbeitsplatz schnurgebundene Telefone zu verlangen bzw. den Arbeitgeber darauf hinzuweisen, dass er bei angeordneter Handynutzung voll haftbar für Folgeschäden ist." (Info aus dem Internet: Kosmische Tageschau vom Samstag, 12. Jun1 2010, 11:45)

Der Körper und seine Leiden: Erkrankungen (Beispiele von „A bis Z") *und Empfehlungen*

Nicht immer können Symptome einer Erkrankung klar zugeordnet werden. Manches Rheumaleiden kann durch eine Allergie auf ein bestimmtes Nahrungsmittel hervorgerufen sein, eine seelische Ursache haben oder mit einer Impfung zusammenhängen. Eine Allergie hingegen kann mit einer hohen Giftbelastung im Körper zu tun haben, aber auch durch Parasiten und Pilze ausgelöst werden. Deshalb können die Krankheitsbilder nicht immer klar voneinander getrennt werden.

Auch die Empfehlungen sind deshalb übergreifend und treffen nicht nur auf ein Krankheitsbild zu. Sie werden hier nicht alle Krankheiten aufgelistet finden, aber Sie werden Grundregeln beobachten können, die Ihnen in JEDEM Fall helfen werden. Also Hauptauslöser für Krankheiten verschiedenster Art ist mit Sicherheit der Ernährung zu nennen. An zweiter Stelle wären wohl seelische Konflikte wie Schocks aber auch Fehlerverhalten wie Ärger, Unmut, Unzufriedenheit und andere falsche Verhaltensmuster zu nennen. An 3. Stelle kämen wohl die Einflüsse aus der unsichtbaren Welt zur Sprache welche von Verfluchungen und Verwünschungen bis zu Besetzungen mit zum Teil fatalen Auswirkungen auf den Menschen und seine Umgebung. Viele Krankheitsbilder haben mit einem Seelen- und Verhaltensmuster zu tun. Wir verstärken manches Leiden durch unser Handeln, durch unsere Gefühle, durch unsere Gedanken und manchmal auch durch unsere Unachtsamkeit. Unser Umfeld kann uns krank oder gesund werden lassen. Beim aufmerksamen Lesen des Buches kann jeder etwas für sich persönlich finden. Die Zusammenhänge von Körper, Geist, Seele und Umfeld lassen uns erkennen, dass der Schlüssel für Gesundheit in uns steckt. Sie sind der Schlüssel für Ihre völlige Genesung! Als Leser dieses Buches wussten Sie schon beim Kauf instinktiv, dass Sie Antworten auf manche Gesundheitsfragen erhalten werden.

ADS und ADHS - Diagnose bei Kindern

Zunächst muss geklärt werden, worum es sich hierbei handelt. ADS-Kinder leiden in der Regel unter einem Aufmerksamkeitsdefizit und unter Wahrnehmungsstörungen. Der Volksmund spricht vom „Zappelphilipp". Hyperaktive Kinder sind auch für ihr Umfeld durchaus nervenaufreibend, wogegen Medikamente Abhilfe schaffen sollen. Auf Dauer sind diese jedoch oftmals nicht ganz unproblematisch für das Kind. Hier stellt sich die Frage: Was tun?

Man beachte zuerst das familiäre Umfeld. Wie geht man miteinander um? Gibt es häufig Streitigkeiten, Disharmonien und heftige Wortwechsel unter den Eltern oder zwischen Eltern und Kindern? Erhalten die Kinder die Aufmerksamkeit, Zuwendung und Liebe, die sie dringend brauchen und nach denen sich ihre kleinen Seelen so sehr sehnen? Wenn alles in Ordnung ist und die Unruhe des Kindes nicht darauf zurückzuführen ist, dann beachte man die Umwelt, wie Elektrosmog, Umweltgifte, Störzonen. Unruhiger Schlaf des Kindes oder wenn es in der Nacht stets zur gleichen Zeit am Bett der Eltern steht, lassen auf solche Zusammenhänge schließen. Weitere Einflüsse werden Sie im Kapitel über unsichtbare und geistige Einflüsse finden. Sind diese Faktoren offen und wahrhaftig abgeklärt ohne dass eine Ursache gefunden werden konnte, dann können wir hier zwei Produkte erwähnen, die eine sofortige und erstaunliche Wirkung zeigen.

1. Produktempfehlung: Etherium Gold

Es handelt sich hierbei um eine natürlich vorkommende Mineralmischung, die in einem alten Meeresbecken in der Sierra Nevada in Kalifornien gewonnen wird. Geologen haben festgestellt, dass vor ca. 11600 Jahren dort ein Meteorit niedergegangen sein muss. Dieser Einschlag hat eine hohe Konzentration an monoatomaren Elementen hervorgerufen, welche heute noch aktiv sind.

Das Produkt wurde auf den verschiedensten Ebenen wissenschaftlich untersucht und man fand immer wieder Erstaunliches. Das spezielle an dieser Mineralmischung ist, dass sie aus den monoatomaren seltenen Mineralien Gold, Silber, Iridium, Rhodium, Chrom und Platin besteht. Diese werden nicht vom Organismus aufgenommen, sondern erzeugen das wissenschaftlich festgestellte Energiemuster einer Doppelhelix, das einen sofortigen positiven Einfluss auf das Gehirn und das Wohlbefinden des Menschen nimmt.

Hyperaktive Kinder können ihr Leben wieder ganz „normal" weiterführen. Depressive Menschen können wieder fröhlich werden. Etherium Gold hat die Eigenschaft, den unausgeglichenen Menschen in sein inneres Gleichgewicht zu führen. Etherium Gold kann auch bei Lernschwäche und Konzentrationsstörungen hilfreich sein.

Sofort, nachdem die Zunge mit dem Staub in Berührung kommt, balancieren sich die Gehirnhälften innerhalb von 30 Sekunden aus und es entstehen Alphawellen. Die elektrochemische Reaktion ist stark genug, um die Natrium-Kalium- Batterie in den Neuronen des Gehirns zu aktivieren. Im Wachzustand produziert das Gehirn hauptsächlich Betawellen im Frequenzbereich zwischen 13-30 Hz. Wenn wir schlafen, werden hauptsächlich Thetawellen produziert, die zwischen 3-6 Hz liegen. Alphawellen befinden sich genau im Zwischenbereich und sind für unsere Kreativität, innere Ruhe, Balance und Koordination von entscheidender Bedeutung.

Fallbeispiele:

Ein Mann mittleren Alters litt seit vielen Jahren unter schwersten epileptischen Anfällen. Er musste einst mit anschauen, wie sich sein Vater im Keller erhängte. Durch die Einnahme von Etherium Gold und Goldwasser sind die epileptischen Anfälle komplett verschwunden.

Eine ältere Frau, die bereits seit 50! Jahren unter so starkem Schwindel litt, dass sich für sie der Boden und die Wände bewegten, wurde durch eine einmalige Einnahme von Etherium Gold innerhalb von wenigen Minuten völlig von diesem Schwindel geheilt, der bis heute nicht mehr aufgetreten ist.

Ein Kind verlor durch die Einnahme seine belastende Schul- und Prüfungsangst und wurde zu einem sehr guten Schüler.

Die Einnahme dieser Mineralienmischung kann u. a. bei Epilepsie, Hyperaktivität, Lernschwierigkeiten, innerer Unruhe, Schwindel u.v.a.m. helfen.

2. Produktempfehlung: Goldwasser

Die Einnahme von Goldwasser verhilft allen von Hyperaktivität betroffenen Kindern zu einem ganz normalen Leben. Wir kennen keinen Fall, wo es nicht geholfen hätte. Die Steigerung der Intelligenzfähigkeit soll bei erstaunlichen fast 25 % liegen.

Vor der Einnahme kann durch eine Austestung bei einem Arzt über Bioresonanz und Kinesiologie festgestellt werden, ob das Mittel für das Kind tatsächlich zuträglich ist. In der Naturheilkunde geht man grundsätzlich von individuellen Behandlungen aus. Auch wenn das Mittel für ein Beschwerdebild zuträglich ist, heißt dies noch lange nicht, dass der Körper oder die Seele es benötigen. Das liegt wohl auch daran, dass eine Krankenvorgeschichte so unterschiedlich sein kann, wie der Schliff eines Diamanten.

Allergien – Schadstoffe in der Raumluft können neutralisiert werden

Zahlreiche Zivilisationskrankheiten der letzten Jahrzehnte haben ihre Ursache im modernen Wohnumfeld. Ein neu gebautes Haus kann den Organismus eines Menschen belasten. Früher ließ man erst einmal die Bediensteten in solch einem neuen Wohntrakt leben, bis die Baustoffe ausgedünstet waren. Auch das moderne Haus kann mit seinen chemischen Bausubstanzen den menschlichen Körper ebenso belasten, wie behandeltes Holz. Lackfarben und ihre Ausdünstungen können Atmungsorgane ebenso angreifen wie die chemische Substanz Formaldehyd.

Der Arzt Dr. Klaus Runow (WDR-Film „Allergien – Dem geheimnisvollen Leiden auf der Spur“) sprach über die Beschwerden einer Patientin nachdem ihr Büro mit Holz vertäfelt worden war. Die Frau erkrankte damals so heftig, dass sie lange Zeit nicht arbeiten konnte. Inzwischen wurde in Deutschland Formaldehyd aus Baustoffen verbannt. Ein Möbelstück jedoch, das im Ausland produziert wurde, kann immer noch böse Überraschungen bieten.

> Spiegel Online schrieb am 17.09.2008 zum Thema 'Gift in Möbeln und die Auswirkungen auf unsere Gesundheit' folgendes: „Sessel aus China lösen schwere Ekzeme aus.“ - Jetzt musste die französische Möbelkette vor einer Polstergarnitur warnen - die Sessel und Sofas lösen Hautausschläge aus. Paris - Der Zeitung “Le Parisien” zufolge war ein Arzt aus Straßburg auf die möbelbedingte Massenallergie aufmerksam geworden, als er bei einem Medizinkongress von den schweren Ekzemen berichtete. In Frankreich hatten sich etliche Betroffene im Krankenhaus behandeln lassen müssen, um die schmerzhaften Ausschläge loszuwerden, berichtet das Blatt. Im Spiegel-Online- Bericht wird die Recherche des Arztes festgehalten, der von ähnlichen Fällen sowohl in Großbritannien als

> auch in Finnland erfahren hat. Auch seine Kollegen berichteten von hunderten Patienten, die bestimmte Sessel aus China gekauft hatten und anschließend über schmerzhafte Hautausschläge am Rücken, an den Beinen und am Gesäß berichteten.
> „Die Allergie wurde laut "Parisien" durch ein Pulver ausgelöst, das der chinesische Hersteller zum Schutz vor Feuchtigkeit in die Sitzmöbel eingearbeitet habe. Damit die Sessel und Sofas im Monsun nicht schimmelten, seien jeweils mehrere Pulverbeutelchen in die Polstermöbel gesteckt worden, erklärte das Französische Möbelhaus Conforma."

Leider belegt dieser Bericht, dass das Thema Schadstoffe im Wohn- und Arbeitsbereich – trotz neuer Gesetzgebung für höheren Verbraucherschutz – immer noch existent ist. Das tragische ist, dass gesundheitliche Veränderungen oft nicht gleich den Verursacher erkennen lassen. Der Verbraucher muss selbst achtsam bleiben. Der Weg zum Hausarzt allein reicht nicht, da dieser oftmals in guter Absicht Arzneien verordnet, ohne jedoch nach dem eigentlichen Übeltäter zu forschen.

Auch hier ist leicht zu erkennen, dass es für jedes Symptom eine unterschiedliche Herkunft geben kann und weder der behandelnde Hausarzt noch die verschiedenen Medikamente Wunder vollbringen können. Der Verbraucher muss schon selbst ein Gespür für das entwickeln, was ihm gut tut und was nicht - und dies gilt nicht nur für Schadstoffe in der Raumluft, in Kleidung oder Sitzmöbeln. Die Symptome einer Allergie sind vielschichtig und können auch regelrecht maskiert sein. Deshalb sind zuverlässige Austestungen von größter Wichtigkeit.

Zum Beispiel können auch rheumatische Symptome auf eine Allergie hinweisen. In dem WDR-Film „Allergien – dem geheimnisvollem Leiden auf der Spur" wurde von Dr. Tisscher aus dem Prinz- Willem-Alexander-Krankenhaus in s`Hertogenbosch (Niederlande) eine Patientin vorgestellt, die schmerzhafte Verformungen an den Fingergelenken hatte. Die Ärzte gingen von einer Arthritis aus. Dr. Tisscher, der auch klinischer

Ökologe ist, entdeckte bei der Patientin eine Allergie gegen Kartoffeln. Nachdem die Dame auf das Lebensmittel verzichtete, verschwanden auch die Gelenkschmerzen. Die älteren Verformungen an einer Hand gingen nicht zurück, aber die andere Hand wurde wieder beweglicher und musste nicht operiert werden. Für die Patienten war der Befund nicht unbedingt erfreulich, da Kartoffeln zu ihrer Lieblingsspeise gehörten. Dieses Beispiel zeigt aber, dass viele Wege in ein Symptom oder eine Krankheit führen können, ebenso viele jedoch auch zurück zur Genesung. Man muss nur seinen eigenen Weg aus dem Leiden finden.

Bei der Verbesserung der Raumluft zum Beispiel gibt es eine eindrucksvolle Produktpalette, die Schadstoffe in Raumluft regelrecht unschädlich machen kann. Dies stellt aber keinen Freibrief für die Verarbeitung von Schadstoffen in Wohnmöbeln dar. Falls der Leser jedoch schon seit einiger Zeit selbst die Vermutung hat, dass in seinem Haushalt irgendetwas existiert, das ihm oder einem Familienmitglied gesundheitlich zu schaffen macht, dann gibt es jetzt möglicherweise eine Alternative für besseren Schutz gegen schädliche Stoffe im Wohn- und Schlafbereich!

„Giftige chlorierte Phenole wandeln die Teilchen binnen fünf Stunden vollständig in ungefährliches Kohlendioxid und Wasser um. Auch krebserregendes Formaldehyd und Dichlorethylen werden durch die Wandfarbe aus der Raumluft gefiltert. „In einem Wohncontainer wurde zunächst eine sehr hohe Formaldehydkonzentration gemessen. Nach einer einzigen Nacht mit der neuen Farbe unterschritt die Menge den Grenzwert`“ erklärt der Chemiker Horst Kirsch von der Universität Erlangen.

In den Hochgeschwindigkeitszügen in Japan sollen nun die Raucherabteile mit Titandioxid ausgestattet werden. Es heißt, man sei in Japan geradezu euphorisch, was die Wirksamkeit der fotokatalytischen Oberfläche betrifft. „Dort geht man sehr schnell mit neuen Stoffen auf den Markt“, meint Nano- Experte Ralf Dillert, der dem Arbeitskreis Fotokatalyse und Nano-Technologie der Universität Hannover angehört.

Nach Asienreisen teilen sowohl Ralf Dillert als auch Horst Kirsch ihre Verwunderung über die Vielzahl von Produkten die in Japan als Selbstreiniger auf Messen angeboten werden. Dazu gehören selbst reinigende Kunstblumen, Teppiche, Polstermöbel und sogar Anzüge und Socken. Allerdings sollen diese Produkte sich nicht nur selbst reinigen können, sie sollen auch antibakteriell wirken. „Die Nanoteilchen bilden mittels UV-Licht sehr reaktionsfreudige Radikale, die die Zellmembran der Mikroben passieren und sie von innen zerstören. Sogar die Erbsubstanz, die DNA der Pathogene, wird auf diese Weise zerschlagen."

Nach wenigen Stunden können Bakterien und Pilze sogar regelrecht verschwinden. Der vielseitigen Einsetzbarkeit sind keine Grenzen gesetzt. Dieses Produkt beschert uns vielleicht auch eine größere Keimfreiheit in Krankenhäusern, von denen immer öfter Schreckensmeldungen über resistente Verkeimung ausgehen. Allergiker scheinen wieder aufatmen zu können.
(aus: Technology Review, 12.07.2006 von Susanne Donner)

Häufig werden überempfindliche Menschen (Allergiker) als Hypochonder abgestempelt und landen beim Psychiater. In den letzten Jahrzehnten ist die Anzahl der Allergiker erheblich gestiegen. Bei immer mehr Menschen kollabiert der Organismus und Krankheiten entstehen nicht nur durch Stress oder Veranlagung, sondern auch über eine Belastung des Körpers durch Schadstoffe. Oftmals sind wir schädlichen Umwelteinflüssen ausgesetzt, ohne uns dagegen wehren zu können.

Die Zerstörung der Umwelt durch Chemikalien macht auch vor dem menschlichen Organismus nicht halt. Es ist wichtig, dass jeder sich mit dem Thema auseinandersetzt. Wir können die Verantwortung nicht immer an andere abgeben. Je bewusster wir zu leben beginnen, um so eher sind wir ein gutes Vorbild auch für unsere Kinder, deren Zukunft wir mit unserem Verhalten prägen. Allein mit der Atemluft nehmen wir täglich eine unkontrollierbare Anzahl von Schadstoffen auf, die Krankheiten auslösen können.

Langsam wird uns bewusst, dass der Mensch – als Teil der Natur – in ähnlicher Weise gefährdet ist wie seine Umwelt. Immer mehr Menschen erkranken an ihrer Umwelt. Besser gesagt: an der Allgegenwart schädlicher Chemikalien, die sicherlich in anderen Fällen auch nützlich für uns sind. In unserem engsten Umfeld können wir selbst etwas ändern und Entscheidungen treffen. Gegen Schadstoffe in der Luft gibt es nun eine interessante Produktpalette im Angebot:

1. Auto-Photokatalyst, (IH100): Dieses Produkt wird besonders für Lüftungskanäle oder Polster im Auto empfohlen. Es hat antibakterielle Wirkung, reinigt die Luft von Schadstoffen und Gerüchen und kann auf das Armaturenbrett oder die Scheiben gesprüht werden.

2. Cool-Photokatalysator (LAG1000): Dieses Produkt funktioniert sogar ohne Lichteinwirkung. Es besteht hauptsächlich aus Titandioxid, Platin, Silber, Zink und anderen Mineralien. Es baut sehr schnell die schädlichen Umweltgifte ab und ist in seiner Wirksamkeit wohl besonders effektiv, denn die Abbaurate bei Formaldehyd, Benzol, Ammoniak, TVOC (Summe der flüchtigen organischen Stoffe) liegt bei 99,9 Prozent. Auch die breitbandige antibakterielle Wirkung liegt bei 99,9 Prozent. LAG1000 kann auf alle Oberflächen aufgetragen werden, ohne sie zu verändern.

3. Gesundheits-Freund (JKB-001): Die Hauptbestandteile dieses Produktes sind anorganische Salze, Nano-Platin, Gold, Silber, negative Ionen, lange Infrarotwellen und 10% verkapselte Aromen. Diese Bestandteile können offenbar schnell und äußerst wirksam Umweltgifte aller Art umwandeln. Obendrein werden gleichzeitig negative Ionen, lange Infrarotwellen und Aromen abgegeben. Das Produkt ist antimikrob und antibakteriell. Damit lassen sich schlechte Gerüche rasch eliminieren und es füllt den Umgebungsraum mit lebenswichtigen Ionen und Infrarotwellen. Es eignet sich für Unterwäsche, allgemeine Bekleidung und Schuhe. In Räumen wird es für Vorhänge und Teppiche empfohlen.

Auch **metallische Kupferoberflächen** zeigen eine antibakterielle Aktivität. Es wäre z. B. sinnvoll, in Schulen oder öffentlichen Einrichtungen Türgriffe aus Kupfer anzubringen, um die Verbreitung von Infektionskrankheiten zu verringern.

Inonengeneratoren der neusten Generation verfügen über drei Reinigungsstufen, ca. 3 Mio. negative Ionen, photokatalytische Reinigung und UV-Licht. Geräte der neuesten Generation erzeugen auch kein Ozon mehr.

Bambuskohle und Aulterra - wie bereits im Kapitel über den Elektrosmog beschrieben - eigenen sich hervorragend zur Reinigung der Umwelt, aber auch zur tatsächlichen Entgiftung des Körpers.

Aulterra kann die Wirksamkeit von Nahrungsergänzungen und anderen Substanzen um 30-60 % erhöhen.

Aulterra neutralisiert sowohl die krank machenden Effekte von Toxinen als auch von Schwermetallen im Körper. Elektromagnetische Dynamik verändert die Polarität der Schwermetalle und erlaubt es dem Körper, diese auf natürlichem Weg auszuscheiden. Studien zeigen, dass selbst verseuchte Böden mit Aulterra von Schwermetallen und Umweltgiften befreit werden können.

Das Produkt ist in den USA patentiert.

Anämie

Eine Anämie kann unterschiedliche Ursachen haben und hängt oftmals mit einem Eisenmangel zusammen. Allerdings ist es wenig sinnvoll, nur Eisen zu sich zu nehmen, weil auch Zusammenhänge mit anderen Mineralien berücksichtigt werden müssen.

Produktempfehlung : Eisen - Kupfer – Selen in wasserlöslicher Form.

1. Eisen gilt auch als Energiespender. Es zieht Sauerstoff an und bildet Blutzellen. Im Zusammenspiel mit Mangan und Kupfer ist es absolut notwendig für eine gesunde Blutzusammensetzung. Es baut nach einer Krankheit wieder auf. Das Eisen wird im Blut, Rückenmark, in der Leber und Milz gespeichert. Es liegt in Spuren in allen Organen vor. Eisenmangel äußert sich in starker Müdigkeit und Kraftlosigkeit. Wegen der regelmäßigen Menstruation benötigen Frauen mehr Eisen als Männer. Ohne ausreichende Mengen an Eisen kann der Körper nicht genügend neues Hämoglobin produzieren. Eisen im Zusammenspiel mit anderen Nährstoffen hilft vitale Blutproteine herzustellen und ist stark beim Verdauungsstoffwechsel involviert. Ebenfalls kann Eisen zur Regulierung des Blutdruckes eingenommen werden.

Eisen ist hilfreich bei: Anämie, Anorexie, brüchigen Nägeln, Verstopfung, Schwindel, Depression, Müdigkeit, Potenzverlust, brüchigen Knochen, Wachstumsstörungen, Haarverlust, Kopfschmerzen und unnatürlich bleicher Haut.

Ein Liter Blut enthält 75 ppm Eisen in wasserlöslicher Form. Eine Erhöhung des Eisenspiegels im Blut kann bereits nach 15 Minuten festgestellt werden.

2. Kupfer gilt als essentielles Mineral und findet sich häufig in Nahrungsmitteln mit hohem Eisenanteil. Die Leber und das Gehirn enthalten am meisten Kupfer aber es findet sich auch in anderen Organen. Ein Kupfermangel im Organismus kann zu den unterschiedlichsten Störungen führen. Die Hämoglobin- Produktion wird durch einen Mangel an Kupfer verringert und es kann eine Kupfermangel- Anämie entstehen. Eine ungenügende Versorgung mit Kupfer kann zu einer zu geringen Nutzung von Eisen führen. Zahlreiche Enzymaktivitäten benötigen Kupfer. Damit der Körper einwandfrei funktionieren kann, benötigt er eine ausgewogene Balance von Kupfer und Zink. Ein Ungleichgewicht kann zu Drüsenproblemen führen. Bei Personen mit mentalen und emotionalen Problemen wird oft ein zu niedriger oder zu hoher Kupferwert gefunden. Kupfer kann auch äußerlich angewendet werden bei zahlreichen Hautproblemen oder Gelenk- und Muskelschwierigkeiten. Schon ein halber bis ein Teelöffel täglich kann alle Körperregionen erreichen.

Kupfer ist hilfreich bei: Anämie, Allergien, Drüsenüber- oder Unterfunktion, mangelnder Glucose- Toleranz, spröden Venen, Arthritis, zu hohem Cholesterinwert (hierauf wird in einem separaten Bericht eingegangen), Leberzirrhose, Bandscheibenvorfall, Parasiten (siehe auch Silber) heftigen Wutausbrüchen, Cholerikern, kriminellem Verhalten.

3. Selen ist ein essentielles Mineral, wird also vom Körper unbedingt benötigt, u. a. für die Herzmuskelfunktion. Gleichzeitig gibt es seit Jahren Anzeichen und Studien (vor allem in den USA), dass Selen bei der Bekämpfung von Krebs eine bedeutende Hilfe sein kann und es wird daher sogar von der amerikanischen Krebsliga empfohlen. Eine Studie der Cornell- Universität ergab, dass eine Zufuhr von 200 mg/täglich die Krebsrate um die Hälfte reduzierte. Selen ist auch ein hochpotenter Radikalfänger und bindet die unstabilen Moleküle in unseren Zellen. Wissenschaftler glauben, dass hierdurch Zellschäden vermieden werden können und somit der Entwicklung von Krebszellen und dem vorzeitigen Altern ein Riegel vorgeschoben werden kann. Selen hat eine starke positive Wirkung auf das Immunsystem.

Selen in wasserlöslicher Form
0,375 mg pro Teelöffel, 1,125 mg pro Esslöffel

Selen ist hilfreich bei: Anämie, Alters- und Leberflecken, ALD (Lorenzosöl- Syndrom), zystischer Fibrose, Herzzuckungen, Unfruchtbarkeit, MS, Alzheimer, Krebs, Müdigkeit, hoher Kindersterblichkeit, Immunschwäche, unregelmäßigem Herzschlag, Muskel- Dystrophie

Arthritis – Arthrose -Gelenkbeschwerden

Arthritis:

Welche Beschwerden gehören zu diesem Krankheitsbild? Die typischen Merkmale einer Gelenkentzündung (Arthritis) sind eingeschränkte Beweglichkeit des betroffenen Gelenks, Überhitzung, Rötungen und Schwellungen.

Die Symptome hängen auch von der jeweiligen Ursache der Erkrankung ab. Zum Beispiel klagen manche Menschen über eine Steifheit in den Gelenken oder über Schwellung der Fingergelenke vor allem am Morgen. Etwa 800 000 Personen sollen allein in Deutschland an einer rheumatoiden Arthritis leiden, so Viola Reinhardt in ihrem veröffentlichten Artikel „Rheumatoide Arthritis – Psyche und Körper unter Dauerbelastung."

Meistens beginnen diese Erkrankungen in den Gelenken und es wird eine genetische Disposition, wie eine Autoimmunerkrankung, vermutet. Die Schmerzen treten bei den Betroffenen in Schüben auf.Aus bisher für die Wissenschaft unerklärlichen Gründen greift das Immunsystem die eigenen Gelenke an. Die schmerzhafte Gelenkentzündung kann mit jedem Schub weitere Gelenke beeinträchtigen. Bislang galt diese

Krankheit als unheilbar. Gold und andere Produkte zum Einnehmen sollen nun Hilfe bringen.

Neben den bereits erwähnten Ernährungsfehlern kommen sicherlich noch viele andere Faktoren in Betracht, die den Ausbruch einer rheumatischen Erkrankung begünstigen können. Zum Beispiel der Schlafplatz. Wenn Ihr Bett auf einem Störfeld steht, kann dies gesundheitliche Folgen haben. Dies ist zwar keine wissenschaftliche Aussage, trotzdem kann sie hilfreich sein. Wenn Sie neben Ihren rheumatischen Beschwerden nachts unruhig schlafen oder sogar unter Schlaflosigkeit leiden, dann kann dies ein Hinweis auf einen ungesunden Schlafplatz sein. Das Bett zu verrücken kostet Sie nichts, kann Ihnen aber eine spürbare Erleichterung bringen.

Entstörungsgeräte sind häufig unwirksam und teuer. Sollten Sie sich ernsthaft mit der Anschaffung einer solchen Einrichtung befassen, dann wäre es sinnvoll, zuvor eine neutrale, zweite Meinung einzuholen.

Grundsätzlich versteht man unter Arthritis eine Gelenkentzündung, deren Ursache unterschiedliche Gründe haben kann. Oftmals entwickelt sie sich aus einer Degeneration der Gelenke, die wiederum als Arthrose bekannt ist. Eine Arthrose ist nicht selten auch die Vorstufe einer Gelenkentzündung.

Eigentlich ist eine Entzündung nichts Bedenkliches, sie ist sogar ein lebensnotwendiger Vorgang im Körper. Mit Hilfe einer Entzündung ist der Organismus in der Lage, sich von Bakterien und Viren zu befreien. Daher spiegelt sie nur den Abwehrkampf unseres Körpers wider, der auf diese Weise automatisch Reparaturvorgänge einleitet. Wird eine Arthritis diagnostiziert, dann sprechen Fachleute auch von einer Autoimmunerkrankung. Die Aussage, die Erkrankung sei genetisch bedingt, verdammt den Betroffenen oftmals zur Apathie und damit macht er sich selbst zum Opfer. Für jedes Leiden gibt es jedoch einen Grund, auch wenn uns dieser anfänglich nicht einleuchtet. Zumeist gibt ein Fehlverhalten des Menschen auf emotionaler, geistiger oder körperlicher Ebene den Anstoß.

Wenn wir bedenken, dass die Regenerationskraft des Menschen begrenzt ist, können wir einsehen, dass wir dieses Limit einerseits aus eigener Überzeugung zu hoch angesetzt haben und andererseits durch extreme Ansprüche überfordert haben. Unverarbeitete Schicksalsschläge, negative Erfahrungen, die wir zum Kredo unseres Handelns machen oder verhärtete Gefühlsstrukturen, die uns obendrein geistig starr machen, tragen mit dazu bei, dass wie im wahren Sinn des Wortes unbeweglich werden. Auch bestimmte Verhaltensweisen, wie zum Beispiel Unnachgiebigkeit uns selbst und unseren Mitmenschen gegenüber, sind nicht gerade hilfreich für unsere Gesundung. Das Gebot: „Liebe Deinen Nächsten wie sich selbst" wird von Menschen unserer Zeit selten ernst genommen. Dabei kann es uns innerlich von negativen Gedankenmustern befreien und auch äußerlich eine positive Wirkung haben. Vergeben wir einem Menschen, zeigen wir Mitgefühl und lösen beim anderen zudem Freude aus. Dieses gute Gefühl spiegelt sich dann auch in uns selbst wider und wir sind anschließend dankbar, diesen Schritt gegangen zu sein. Bei aufmerksamer Beobachtung stellt man fest, dass dieser Sinneswandel den Schmerz in solchen Momenten verschwinden lässt. Der Körper kann stets nur eine Empfindung zeigen und mit dieser Erkenntnis wird sich manche Depression irgendwann in Dankbarkeit und Nachsicht umwandeln.

Wir haben Menschen erlebt, die ihren ersten Arthritis-Schub nach einem Schockerlebnis hatten und die Krankheit jahrelang nicht in den Griff bekommen konnten. Zu solchen Auslösemomenten kann der Tod eines lieben Menschen gehören oder die Geburt eines behinderten Kindes, ein Feuer in der eigenen Wohnung, der Totalverlust des Vermögens etc. Ein unverarbeitetes Erlebnis kann im Seele-Körper-Verbund einen selbstzerstörerischen Mechanismus auslösen. Dieser kann beim einen oder anderen nur durch eine völlige Veränderung der Persönlichkeitsstruktur wieder aufgelöst werden. Auch hier sehen wir, der Mensch ist nicht in der Lage „Schicksalsschläge" mit innerer Gelassenheit zu tragen. Ziel des Menschen wäre es Schicksalsschläge jeglicher Art mit inneren Gelassenheit anzunehmen und mit Geduld bis zur Lösung zu tragen. Je mehr der Mensch sich in innere Unruhe oder Hilflosigkeit begibt, desto geringer ist der Erfolg einer Heilung. Das offene Gespräch über bedrückende Situationen, die Offenlegung innerer Vorwürfe, die oft gar nicht der Realität entsprechen, das suchen eines gemeinsamen Nenners, der es beiden Parteien ermöglicht in Ruhe und Frieden das Leben in Erfüllung zu leben, dies wären Ansatzpunkte, die jeder mit etwas Überwindung in die Tat umsetzen kann. Geschehen diese Prozesse nicht und die Unruhe und Unzufriedenheit bleibt bestehen, werden die Schäden immer grösser und die Hoffnung auf Heilung immer geringer. Je schneller man zu einem offenen, versöhnenden Gespräch findet, desto schneller kann die Erlösung eintreten. Das dies oftmals für die Betroffenen Überwindung bedeutet ist gerade die Herausforderung, die wir dankbar annehmen sollten.

Wenn wir jedoch in der Lage wären, mit derartigen Kümmernissen anders umzugehen, nach den Gründen fragen würden und obendrein einen höheren Sinn darin vermuten könnten, wäre dann eine Krankheit möglicherweise vermeidbar? Durch falsche Erziehungswerte unserer Gesellschaft hat der Mensch verlernt, sich dem Leben hinzugeben, das nun einmal nicht nur aus positiven Erlebnissen bestehen kann. Nur durch die Wechselbeziehung von positiven und negativen Ereignissen kann der Mensch sich und seine spirituellen Kräfte weiter entwickeln. Alles, was geschieht, kann zu unserer Reifung beitragen, wenn wir das richtige Ziel im Auge haben, von dem wir uns nicht abbringen lassen.

Viele Menschen wollen sich stets mit ihren Zeitgenossen messen und sie besiegen; sie wollen der Schnellste und der Beste sein. Für dieses Ziel opfern sie viele Stunden ihres Lebens. Warum aber will der eine den anderen übertrumpfen? Die Wurzeln liegen tief. Schon von Kindesbeinen an wird dieses Bedürfnis in uns geweckt. Die Struktur von Machtkämpfen ist schon in Wettbewerben verankert. Das beginnt bereits beim Schulsport, bei dem es nicht um Spaß sondern um Leistung geht. Anstatt sich nach dem Unterricht körperlich zu entspannen, wird weiterer Leistungsdruck aufgebaut. Aber das ist es nicht allein. Heutzutage werden schon den Kindern Finanz- und Managementstrukturen beigebracht, aber sich selbst, das eigene Leben, ihr Inneres zu „managen“ das gelingt später den wenigsten.

Und so ist es auch kein Wunder, dass nicht nur die Geschäfts- und Finanzwelt aus den Fugen gerät, sondern auch unsere Gesundheit. Solange grundlegende Wahrheiten über das Leben nicht zu einem Hauptfach werden, ist eine Veränderung der gegenwärtigen Umstände kaum zu erwarten. Die Menschheit wird weiterhin vor scheinbaren Rätseln des Lebens stehen, die aber durch eine intensive Betrachtung durchaus lösbar wären.

Unser Bewusstsein ist daran gewöhnt, Machtkämpfe auszufechten, weil nur der Stärkere, der finanziell Erfolgreichere in unserer Gesellschaft etwas gilt. Deshalb ist es auch nicht verwunderlich, dass in der Medizin ähnlich gedacht wird. Mit aller Kraft versuchen wir, uns gegen körperliche Symptome zu wehren. Dabei soll Einsicht, Liebe und Zuwendung heilsamer sein, als viele glauben können. Weil wir gewohnt sind, mit aller Macht gegen etwas Ungewohntes vorzugehen, sind wir auch überzeugt, dass nur Impfstoffe uns vor Krankheit retten können. Die dabei entstehenden Nebenwirkungen werden völlig ausgeblendet oder sogar billigend in Kauf genommen. Was bedeuten schon einige völlig zerstörte Leben, wenn man durch die Impfung Millionen vor angeblichem Schaden bewahren kann? (youtube: swine flue vaccinations’ side effect) Mittlerweile werden die Stimmen lauter, die darauf hinweisen, dass wir mit einem Impfstoff nicht nur Virusinfektionen bekämpfen sondern auch den Samen für eine spätere Krankheit legen können. Auch bei einer Arthritis wird ein Impfschaden nicht immer ausgeschlossen. Die Schulmedizin jedoch weist die Vermutung von sich, dass eine Gelenkentzündung die Spätfolge einer Impfung sein kann.

„Welcher Impfvirus letztlich zu den Komplikationen führt, kann nicht immer sicher gesagt werden. Häufige Nebenwirkungen sind Arthritiden nach der Rötelnimpfung. Sie treten bei etwa 1% der Kinder und bei mehr als 10% der Erwachsenen auf. Aus der akuten Arthritis kann sich eine chronische entwickeln. Dieser Impfschaden wird in den USA offiziell als solcher anerkannt."

Diese Information können Sie im Internet unter folgender Adresse nachlesen: http://www.impfschaden.info/de/r%C3%B6teln/impfung.html

„Die im September 2009 von der Niederländerin T.C. Kuiper veröffentlichte Studie mit dem Titel „De verborgen gevaren van vaccinaties", die übrigens auch großen Anklang bei vielen niederländischen Ärzten fand, verschafft einen guten Überblick über die Problematik "Impfschaden durch Impfstoffe" und zeigt erstmals auch den Mechanismus auf, der zu Impfschäden führt, die ein so genanntes Adjuvans beinhalten. Die Studie enthält eine Vielzahl von Informationen, wie ich (die Autorin der Internetinfo) sie bislang noch nirgends fand und man gewinnt auch die Erkenntnis, wie es bei anderen Erkrankungen zu den Störungen gekommen ist: Wenn beispielsweise das Immunsystem das Gewebe angreift, entsteht Arthritis oder wenn die Bauchspeicheldrüse angegriffen wird, entsteht Diabetes, etc..." (Die Information finden Sie im Internet unter: http://www.impfschaden-ms.de/)

Um eine Impfung ausleiten zu können, brauchen Sie einen guten Homöopathen und Sie sollten stets hochwertiges Essen, damit sich ev. Zellschäden wieder zurückbilden können.

Weitere Gründe einer Arthritis werden am Ende des Buches in dem Kapitel über Verfluchungen, Verwünschungen und dämonische Belastungen erwähnt.

Fallbeispiele:

> „nach 3 Tagen hat sich das knie schon deutlich verbessert, mit dem ich kaum mehr laufen konnte. ich konnte es kaum glauben.

das eine knie ist schon operiert. ich habe keine schmerzen mehr und brauche keine stöcke mehr. „

ich wollte ihnen schon seit einiger zeit berichten: ich hatte ja seit anfang des jahres starke beschwerden in meinem linken knie,konnte es nicht mehr richtig belasten(nicht mehr walken) + nicht beugen(in die hocke gehen war unmöglich) sowie auch in meinen anderen gelenken-besonders den händen-oft ein „gichtiges gefühl“=geschwollene gelenke. durch das arthrose-problem einer bekannten bin ich ja dann u.a. auf die suche gegangen + habe mir (mit einiger überwindung wegen des preises) u.a. das nem + proteinplus bei tatwellness bestellt. + es hat sich gelohnt ! nach 4 tagen war´s schon viel besser + nach 2 wochen war ich beschwerdefrei - bis zum heutigen tag, obwohl ich´s garnicht mehr regelmässig nehme! ;-))

Eine Frau 52 Jahre Alt hatte vor drei Jahren vier Bandscheiben Vorfälle in der Halswirbelsäule, und dadurch starke Schmerzen. Nach mehreren Therapien wurde es auch wieder besser. Doch vor ca. 8 Monaten bekam sie wieder starke Schmerzen im Hals und Schulterbereich. Nach mehreren Untersuchungen sagte ihr ein Arzt das sie keinen Bandscheiben Vorfall mehr bekommen kann weil nichts mehr da ist was vorfallen kann. Seid drei Monaten kann sie ohne Schmerzmittel nicht mehr auskommen. Sie kam zu mir und ich Empfahl ihr NEM und Brasil Korallen zu nehmen, dass sie auch tat. Nach nur zwei Tagen Einnahme dieser Produkte sind die Schmerzen ca. 90% weniger und braucht keine Schmerzmittel mehr. Heut sechs Wochen später geht es ihr sehr gut.“

Meine Gelenke knarxen nicht mehr..lol Mir wurde erklärt, ich müsse meine Leiden in mein Leben integrieren (unheilbar), und mein Leben gezwungenermassen mit meinen Leiden in einen neuen Job verfrachten. Also eine Aufgabe, was den Menschen letztendes total brechen soll, und ihn auf das Leiden fixieren soll, meinte ich jedenfalls. Krankenkassen weg, NEM her.. ;))

Produktvorschläge:
Goldwasser
Schwefelwasser
NEM- natürliche Eimembrane (Pulver aus Hühnerschalenhäuten)
Negative Ionenprodukte
Protein plus: milchprotein Konzentrat gegen Entzündungen

Arthrose – rheumatische Beschwerden

Degenerative Gelenkerkrankung, die alle Gelenke betreffen kann.

Gleiche Produkte wie bei Arthritis:

NEM, Protein plus, bei Rückenschmerzen Brasil Korallen

Rheuma

Rheuma gilt inzwischen als Volkskrankheit, die vor keinem Alter Halt macht. Selbst Kleinstkinder können unter einer rheumatischen Erkrankung leiden. Es heißt, dass allein im deutschsprachigen Raum mehr als 30% der Bevölkerung von einer rheumatischen Erkrankung betroffen sind. In der Bundesrepublik Deutschland wurden schon in den 90-igern pro Jahr weit über 120 Millionen DM allein an Schmerzmitteln umgesetzt.

Mit Schmerzmedikamenten wird aber lediglich das Symptom unterdrückt, denn Schmerzen sind ein deutliches Alarmsignal des Körpers. Aber wer schon einmal von anhaltenden Schmerzen geplagt wurde weiß, dass man zunächst zu allen Mitteln greift, die Linderung verschaffen. Oftmals werden auch die ersten Anzeichen nicht gleich einer rheumatischen Erkrankung zugeordnet. Erst wenn die Beschwerden unerträglich werden oder in Schüben auftreten, suchen viele Patienten einen Arzt auf. Ärztliche Untersuchungen bringen zunächst Gewissheit, aber oft keine Lösung. Gewissheit ist leider weder Trost noch Hilfe gegen die Beschwerden und wenn der Schmerz dann zum Dauerschmerz wird, bleiben auch Depressionen nicht aus. Was sollte man nun grundsätzlich tun?

Was die Diagnose „Rheuma" im Laufe der Zeit für einen Betroffenen bedeutet, ist für einen gesunden Menschen nur schwer vorstellbar. Die Lebensqualität der Betroffenen wird allein durch ihre anhaltenden oder immer wiederkehrenden Schmerzen erheblich eingeschränkt. Das führt oftmals zu Lebensunmut und Lebensunlust. Der Verlust der Gesundheit zieht mit der Zeit für den Betroffenen weitere Konsequenzen nach sich, denn das gesamte Umfeld des Patienten leidet mit. Nicht selten zerbrechen Beziehungen und es kommt zu Trennungen und Scheidungen. Die Deutsche Rheuma-Liga brachte schon 1990 Laienratgeber heraus, die zum einen aufklären und zum anderen auch Betroffene zu Wort kommen lassen. Zum Beispiel Christa B., die an einer schmerzhaften Arthrose litt: „Zeitweise lag ich nur noch zu Hause herum, hatte wahnsinnige

Schmerzen, nahm an nichts mehr teil und hatte Angst, aufstehen zu müssen. Ich wog damals nur noch 36 kg. Meine Stimmung wechselte oft. Ich war aggressiv, deprimiert, überempfindlich…"

Oder ein Ausschnitt aus dem Erfahrungsbericht von Heidi O., der durch einen Internisten ein Antirheumatikum verordnet wurde: „Durch die Tabletten verlor ich meinen Geschmacksinn und setzte sie daraufhin wieder ab. Ich ging nicht mehr zum Arzt und lebte mit der Hoffnung, die Krankheit würde von selber wieder vergehen. Es wurde jedoch immer schlimmer…."

Das ganze Buch ist voller Leidensgeschichten, die aufzeigen, wie viele Menschen unter einer rheumatischen Erkrankung leiden. Viele ergeben sich ihrem Schicksal, andere geben nicht auf. Die Angebote für diese Menschen reichen vom Bewegungstraining bis hin zu einer gesünderen Ernährung. Um aus der Einsamkeit herauszukommen, suchen einige in Selbsthilfegruppen Trost. Was wäre jedoch, wenn es doch noch eine Chance auf Linderung gäbe?

Einige praktische Ratschläge:

Wir wollen Ihnen hier einige praktische Ratschläge geben, die zumeist schon nach Tagen eine Besserung des Zustandes bringen können. In den meisten Fällen führen die Ratschläge sogar zu einer fast vollständigen Heilung. - Heilung? - Die Schulmedizin ist bis heute davon überzeugt, dass Arthrose und Rheuma nicht heilbar ist. Aber vielleicht irrt die sogenannte Wissenschaft auch hier?

Wurde uns nicht vor Jahren eingetrichtert, man solle keine Eier essen, weil sie den Cholesterinspiegel erhöhen?! Nur wenige Jahre später musste diese Aussage komplett wiederrufen werden. Wurde nicht jahrelang behauptet, dass ungesättigte Fettsäuren gefährlich seien? Mittlerweile gilt auch dies als überholt und man fängt an sie als gesundheitsfördernd zu betrachten. Beispiele dieser Art könnte man viele weitere anführen. Das ist also die Wissenschaft, die sich als unfehlbar darstellt und aber nicht eine Studie über die Zuverlässigkeit oder Wirksamkeit von Impfungen vorweisen kann? Ist das die Wissenschaft, die behauptet, dass es bei Vaterschaftstests eine Genauigkeit von 99,9 % gebe, aber es nicht eine Studie gibt, die dies auch tatsächlich beweist? Man hat es geschickt geschafft mit Gesetzesbeschränkungen und extremen Vorschriften, die kleineren Firmen und alternative Heilmethoden fast vom Markt zu verdrängen. Die Heilkraft von Pflanzen und Nahrungsmitteln darf auch nicht erwähnt werden, auf dass man den Markt ganz für sich alleine hat. Hauptakteure in diesem tragischen Spiel ist die UNO, UNICEF und natürlich die WHO die mit stets wiederkehrender Panikmache die Menschen wie eine Herde vor sich her treibt ohne dabei im geringsten, die wahren Gründe einer Krankheit zu erwähnen!

Aber die heutige Zeit eröffnet den Menschen neue Perspektiven in der Infomationsbeschaffung und so können sich Interessierte und Wissensdurstige heute über das Internet Informationen beschaffen, die selbst der „Gesetzgeber" nicht vollständig unterbinden kann. Obwohl der Gesetzgeben Informationen im Netz nicht ganz unterbinden kann, so ist es doch mehr als erstaunlich, dass man nur auf youtube relevante Aussagen über die Unzuverlässigkeit von DNA Test bekommt, wo man aus dem Staunen kaum mehr herauskommt:

https://www.youtube.com/watch?v=JHjJJfhfRgs

So wurden in diesem Fall DNA Muster von Amerikanern afrikanischer Herkunft an diverse Institute versendet um herauszufinden, woher denn die USA-Afrikaner ursprünglich herkommen. Zum Erstaunen der Betroffenen erhielten Sie je nach Auswertungsinstitut ganz unterschiedliche Antworten. So geben die Wissenschaftler in diesem Bericht relativ offen zu, dass die Wissenschaft noch nicht so weit ist und das man weit davon entfernt ist so etwas bestimmen zu können. Sogar der Besitzer einer Analysefirma unterstützt die Aussagen und Zweifel des Wissenschaftlers?! Es wird hier von Betrug mit Begrenzungen gesprochen und der Besitzer der Firma spricht von einer Trefferquote von weniger als 0.1 %!

Warum hört und liest man davon nichts? Ist das Thema zu komplex um von „Normalbürgern" verstanden zu werden.

In diesem Video hier wir gesagt, dass es keine Studien gibt, welche die DNA Analyse auf ihre Genauigkeit hin bestätigen würden. Es gäbe zwar 1-2 simulierte Studien, aber simulierte Studien verwenden keine echten Muster. Die Industrie ist auch niemandem Rechenschaft schuldig. Es gibt keinerlei Regulation und Standards, so dass quasi jeder behaupt kann was er möchte, so lange er damit die DNA Industrie nicht attackiert. Selbst vor Gericht hat man kaum Chance auf Gehör. Die Frau im Video erzählt, wie man sie daran gehindert hat Einsicht in die Akten zu nehmen. Sie erzählt wie in ihrer eigener Familie ein falscher DNA Test zu Problemen geführt hat und sie deshalb gerichtlich dagegen vorging. Schlussendlich hat das Gericht entschieden, dass man ihr nicht mehr weiter Gehör schenke werde und ihr Einlass in das Gericht verwehrt und dies alles nur um den Status quo vor heiklen Fragen zu bewahren.

https://www.youtube.com/watch?v=eoTAXvdl1h8

auf deutschen Seiten findet man so gut wie gar nichts kritisches über DNA Tests.

Änlich Zustände haben wir in der HIV und Impfindustrie. Auch dort liegen keinerlei Studien über die Wirksamkeit vor. Jedes Hinterfragen der promoteten Scheinwahrheiten wird als Angriff empfunden und die Person wird sofort in Miskredit gebracht und verunglimpft. Nun wird damit geworben, dass durch die Impfungen zahlreiche Krankheiten verschwunden seien. Unterschlagen wird dabei aber, dass wir z.B. hier in Uganda eine unglaubliche Menge an HIV Infizierten haben und man unter HIV zahlreiche Krankheitsbilder zusammenfasst, die früher als einzelne Krankheit, wie z.B. Tuberkulose gezählt wurde. Ebenfalls sind die HIV Tests nicht aussagekräftig und auf keinen Fall 100 %ig. Ganz im Gegenteil haben wir Menschen kennengelernt, die von 3 Instituten 3 verschiedene Antworten bekommen haben. So sollten wir also äusserst mistrauisch sein, wenn uns die Medizinindustrie sagt, dass eine Krankheit unheilbar sei, denn die Medizinindustrie benötigt kranke Menschen, ohne diese wäre ihr dasein zwecklos. Viele Krankheiten, auch Krebs, hätten schon lange ihren Schrecken verloren, wenn man der Bevölkerung alles vorhandene Wissen würde zukommen lassen. Aber darum schreiben wir ja dieses Buch, auf dass die Menschen die Möglichkeit haben, sich selbst aus dem Dschungel der Wirrniss zu befreien und die Verantwortung für ihr Leben vollumfänglich selbst in die Hand zu nehmen.

Zunächst einmal können rheumatische Beschwerden unterschiedliche Ursachen haben. Häufig sind es Ernährungsfehler. Da diese in nahezu sämtlichen Zeitungen, Zeitschriften und auch in Funk und Fernsehen schon fast gebetsmühlenartig wiederholt werden, ist es nicht weiter verwunderlich, wenn das Publikum diesen „Expertenmeinungen" folgt, ohne sich bewusst zu sein, welche langfristigen Schäden dadurch entstehen können.

Dies gilt inzwischen auch für andere Meldungen, wo die Presse eine gewaltige Bewusstseinsbildende oder verbildende Wirkung auf ihre Leser hat. Man erinnere sich nur an den alljährlichen Trubel im Herbst, wenn es um die Vogel- oder Schweinegrippe geht. Was bleibt von den aufgebauschten Horrormeldungen am Ende übrig? Riesige Abfallberge, großes Übel bei Mensch und Tier sowie Vertrauensverlust in die Politiker, sodass immer mehr Menschen der Angstpropaganda nicht mehr blind folgen. Allein in der Schweiz blieben einige Millionen Serumdosen ungenutzt und was sollte nun damit geschehen? Sollte man sie in die Dritte Welt verschenken oder vernichten? Für die Pharmakonzerne bedeutete diese Aktion Milliardengewinne und Millionenboni in den Chefetagen; dem Staat blieben Milliarden Euro Verlust und gewaltige Belastungen des Gesundheitssystems. Und all dies geht letztendlich zu Lasten der Bürger. Ein kurioses Verfahren.

Es ist erstaunlich, wie gelassen die meisten Menschen inzwischen mit solchen Meldungen umgehen. Welcher Schutzmechanismus funktioniert noch und wann sind die Mitbürger wieder offen für Empfehlungen?

Nun wieder zurück zum Thema Ernähung und zu Empfehlungen, die wir zum Teil von der Äbtissin Hildegard von Bingen übernehmen, die ihr Wissen von Gott bekam.

Immer wieder werden in der heutigen Zeit fünf Mahlzeiten am Tag empfohlen. Dabei achtet man selten auf die Tageszeit, wann frisches Obst und Gemüse dem Darm gut tun und wann er damit überfordert ist. Auch durch Vielfältigkeit wird der Organismus belastet und kommt mit der Entgiftung nicht nach. Die Wahrheit sieht ganz anders aus: Rohkost und Müsli mit vielen Ballaststoffen sind kaum für jemanden gesund! Denn läuft ein Motor zu fett, dann verbrennt er nicht nur unsauber, sondern seine Brennkammern verschlacken und verrußen dabei. Soll dies in unserem „Körpermotor“ etwa anders sein? Warum setzen wir uns über die uralten Empfehlungen der Bibel oder die der Hildegard von Bingen hinweg? Wir haben für unsere Leser zurück geblickt und Ratschläge aus der Bibel, Hildegard von Bingen und anderer zusammengetragen und am Anfang des Buches erwähnt. An dieser Stelle möchten wir diese Empfehlungen noch ergänzen:

Bitte ernähren sie sich möglichst einfach und ohne zu viele unterschiedliche Lebensmittel in einer Mahlzeit. Essen Sie möglichst wenige Nahrungsmittel roh. Hildegard von Bingen empfiehlt sogar, alles zweimal aufzukochen, um die Mahlzeit zu entgiften! Sie trauern den Vitaminen, Mineralien und sonstigen Nährstoffen nach, weil Sie denken dass sie durch den Kochvorgang verloren gehen? Wäre es nicht denkbar, dass die angeblich „verlorengegangenen“ Nährstoffe einfach in einen anderen Zustand übergegangen sind, den man einfach noch nicht kennt und ihn deshalb nicht analytisch benennen kann? Nichts gibt es nicht! Energie geht nie verloren, sie verändert nur ihren Zustand und das sollte dann eigentlich auch für die Nährstoffe gelten, die angeblich verkocht werden.

So wie auch Gold erst durch die Erhitzung im Ofen gereinigt werden muss, um zu seinem wahren Wert zu gelangen, so muss alles Materielle den Weg der Reinigung und Läuterung durchlaufen, auch die Nahrung, bei der dieser Prozess durch Kochen, Backen oder Braten erfolgt.

Es gibt heute unzählig viele Ernährungstheorien, die sich teilweise sogar völlig widersprechen. Wie finden wir nun die richtige Ernährung für uns und unsere Gesundheit heraus? Halten wir uns doch an die Erfahrungen, die schon Jahrhunderte überdauert haben und nicht alle paar Jahre revidiert werden müssen. Probieren Sie diese alten und gut gemeinten Ratschläge der Hildegard von Bingen und anderer einmal aus und beobachten Sie, was ihr Körper dazu sagt. Er ist und bleibt der Maßstab für Ihre Gesundheit.

Meiden wir alles, was Blähungen und Sodbrennen verursacht, wie Bohnen, Kaffeebohnen, Verschimmeltes, Übelriechendes, alle Kohlarten und Nachtschattengewächse, rohen Blattsalat, zu viele rohe Früchte zum falschen Zeitpunkt und natürlich auch Schweinefleisch. Wenn Sie diese wenigen Regeln einhalten, dann werden Sie erleben, dass sich allein über die Ernährungsumstellung eine Besserung ihrer rheumatischen Beschwerden (Arthrose) einstellen kann. Auch Ihre Schmerzen können nachlassen und damit werden auch Ihre Bewegungen wieder geschmeidiger.

Die Aussagen der Medizin unterliegen einem ständigen Wandel der Erkenntnisse durch moderne Forschung und klinische Erfahrung. „So kann eine Gelenkentzündung manchmal als Begleiterscheinung oder Folge einer Infektion auftreten. Ein bekanntes Beispiel dafür ist die Lyme-Arthritis (Borreliose), bei der durch Zecken übertragene Bakterien (Borrellien) eine Gelenkentzündung auslösen."
(Aus: http://www.arthritis-guide.de/krankheit.htm#b).

Bei bestimmten rheumatischen Erkrankungen soll sich das Immunsystem fälschlicherweise gegen körperliches Gewebe richten und eine Entzündung hervorrufen (eine so genannte „Auto-Immun-Krankheit").

Hier spricht die Schulmedizin von einem Schicksal, das man nicht verhindern kann. Viele Ärzte wollen auch keinen Zusammenhang zwischen einem Rheumaleiden und seelischen Einflüssen oder falscher Ernährung sehen.

Der Leser mag selbst entscheiden, ob er im Interesse seiner Gesundheit etwas Neues ausprobieren möchte oder ob er sich lieber seinem Schicksal ergibt. Die Wissenschaft erkennt Therapien aus der Naturheilkunde nicht an. Man spricht gerne von einem Placebo-Effekt, wenn eine ihnen unbekannte Methode große Wirkung zeigt. Aber was ist ein Placebo? Und wieso benutzen manche diese Vokabel wie ein Schimpfwort? Für den Betroffenen ist es letztlich einerlei, was ihm hilft und schließlich gilt: „Wer heilt hat Recht!"

Wenn falsche Ernährung, Wut, Streit oder Verwünschungen in uns etwas zerstören können, dann muss es auch etwas geben, das diesen Zustand wieder umkehrt.

Der Körper funktioniert ähnlich wie ein Auto. Das Vehikel (Körper) soll uns hier auf dieser Erde die Möglichkeit bieten, möglichst ohne Panne (Krankheit) Erfahrungen zu sammeln. Damit wir uns mit dem Gefährt fortbewegen können, braucht es eine Lenkung, um die Richtung bestimmen zu können. Der Lenker 'unseres Autos' ist die Seele, die mitbestimmt wird von unseren Gefühlen, unserer Erkenntnis und unserem Willen. Wichtig für unsere Gesundheit wäre es, wenn wir bewusst lenken und uns nicht lenken lassen würden. Selbstbestimmung trägt mit zur Genesung bei! Nehmen Sie das Rad Ihres Lebens wieder selbst in die Hand und schreiten Sie vorwärts!

Seelische Ursachen:

Hildegard von Bingen schreibt zum Thema Gelenkprobleme und seelische Ursachen in ihrem Buch „Welt und Mensch“, (Kapitel 52.) “Die Gelenke zeigen die Verbindlichkeiten der oberen und unteren Welt wie auch die VERANTWORTLICHKEIT der sittlichen TAT.”

Aber was ist eine sittliche TAT? In Anbetracht der gegenwärtig propagierten Sitten- und Wertelosigkeit ist darauf wohl keine einfache Antwort zu finden. Wer legt die Sittlichkeit und die daraus folgenden Wirkungen fest? Wer hat die Naturgesetzte festgelegt, Gott oder der dem Naturgesetz bewusst oder unbewusst widerstrebende Mensch? Wie alle Gesetze der sichtbaren und unsichtbaren Welt kann mit Sicherheit davon ausgegangen werden, dass es nicht der Mensch ist, der diese still wirkenden Gesetze festgelegt hat. Wie man kann es nennen mag - Natur-, Schöpfungs- oder Gottesgesetze oder das Gesetz des Universums - wir können diesen Natur-Gesetzen nirgends und niemals ausweichen. Wir können zwar versuchen, uns diesen Gesetzen zu verschließen und dagegen zu handeln, aber das wird uns nicht lange gelingen und schon wird uns die ans Gesetz geknüpfte Wirksamkeit einholen und versuchen, uns in die gesetzmäßige Bahn zu bringen.

Fraglos ist der Mensch frei und kann seine als gut und weise erkannten Gesetze in seinem Staat erlassen. Allerdings muss sich dann auch mit den Menschen auseinandersetzten, die diese Gesetze nicht einhalten wollen. Bei den Schöpfungsgesetzen ist es sehr viel einfacher. Der Mensch, der nur an das glaubt, was er sieht, wird mit den Auswirkungen seines Handelns früher oder später konfrontiert, ob er nun daran glaubt oder nicht, ist hier völlig belanglos. Das Schöpfungsgesetz braucht keine Staatsanwälte oder Verteidiger, denn jede Verfehlung wird bestraft, sowohl auf der materiellen Ebene des praktischen und sichtbaren Lebens, als auch auf der emotionalen-seelischen Ebene der unsichtbaren Welt.

Das Gesetz wirkt immer, abhängig von der Geduldsspanne, die wir brauchen, um uns frei entfalten zu können. Würde das Schöpfungsgesetz unmittelbar und in aller Härte zuschlagen und der Mensch mit seinen Emotionen, Gedanken, Worten und Taten sofort damit konfrontiert, wären vermutlich die meisten von uns wie gelähmt und würden starr dahin siechen. Aus weiser Voraussicht hat deshalb der Gesetzgeber eine Zeit- und Geduldsspanne eingerichtet, welche es uns erlaubt, Korrekturen vorzunehmen, uns nach und nach an die Gesetze anzupassen und aus Erkenntnis danach zu handeln. Erst wenn der Mensch sich aus Erkenntnis und freiem Willen diesen Gesetzen unterwirft und deren Notwendigkeit in seinem Leben akzeptiert und erfüllt, erst dann ist er frei! Dann wird er auch viel leichter erkennen, dass der Sinn hinter seinen Erlebnissen und Krankheiten nichts anderes bezweckte, als ihn frei und unbelastet zufrieden zu machen, denn er hat ja alles Beschwerende hinter sich gelassen. Er wird dann bei jedem neuen Schritt, den er auf diesem Weg macht, seine wahre Bestimmung erkennen und demzufolge auch seinen Nächsten nicht im Wege stehen. Nein, er wird aus freiem Willen mit Liebe den Menschen dienen und auch nicht mehr allein um des Geldes willen arbeiten, sondern für den Nutzen von Mensch und Natur. Wie weit sind wir noch davon entfernt? So oft heißt es gerade in der heutigen Zeit, dass man die besten Leute nur gegen viel Geld findet! Dabei ist es gerade umgekehrt; die Menschen, die nur für einen hohen Preis arbeiten, haben den Sinn und Zweck der Arbeit noch gar nicht erkannt. So, wie ein Esel nur vorwärts trottet, wenn man ihn mit einer Karotte lockt, so sind auch diese Menschen nur bereit zu arbeiten, wenn man ihre Geldgier befriedigt. Ob sich dies langfristig für die Gesellschaft oder das Individuum lohnen wird, darüber kann sich jeder selbst Gedanken machen - wir wagen es zu bezweifeln.

Hildegard von Bingen schreibt in ihrem Buch „Welt und Mensch“ (Kapitel 100): „Als Gott dem Menschen ins Angesicht schaute, gefiel er ihm sehr gut. Hatte Er ihn doch nach der Gewandung seines Bildnisses und auf Verähnlichung mit sich hin erschaffen!“

Es ist die wahre Bestimmung des Menschen, den ihm zugrunde liegenden Gottesbeweis in sich selbst zu erringen. Dies ist das höchste Ziel und Menschen, die diesem ewigen und höchsten Ziel nachstreben, lassen sich auch durch kaum etwas mehr aus der Bahn werfen, denn sie wissen, dass alles nur diesem einem Ziel dient, ein kleiner Gott und Schöpfer seiner eigenen Welt zu werden.

„Er, der Mensch, beherrscht die ganze Schöpfung. Jedwede Kreatur steht unter seiner Zucht und in seinem Dienst. Er, der Mensch ist mehr als alle Geschöpfe."

Ja, wenn er die Liebe zur Hand nimmt und die ihm in Liebe zustrebende Natur weise leitet, gestaltet und führt.

Bei seiner Ausübung von Macht, Egozentrik und Gier wird dem Menschen das größte Geschenk nicht bewusst, das der Schöpfer für ihn bereithält. Und so sitzt der Mensch auf dem Richterstuhl der Welt und regelt und lenkt nach seinem Ermessen. Er meint, die gesamte Schöpfung zu beherrschen. Er bestimmt über das Leben jeder Kreatur und stellt sie unter seine Zucht und in seinen Dienst. Aber da ihm dieses Gottesbewusstsein abhanden gekommen ist, fehlt ihm leider oft die Menschlichkeit oder Göttlichkeit und solange ihm diese fehlt, reguliert die Schöpfung vieles auf ganz spezielle Weise, nämlich nach der in ihr liegenden Gesetzmäßigkeit. Wie heißt es so schön: „Der Mensch denkt und Gott lenkt." So haben körperliche Symptome und das Leiden selbst immer auch einen positiven Hintergrund. Manchmal kann ein körperliches Symptom eben auch einen positiven Hintergrund haben. Wir sollen damit auf etwas aufmerksam gemacht werden. Es ist nun mehr als offensichtlich, dass es neben den zahlreichen Gesetzen, die in der Außenwelt wirken, auch solche der Seelenwelt gibt, nämlich die der Tugend und Sittlichkeit. Wird dagegen bewusst oder auch unbewusst verstoßen, dann werden diese Gesetze wirksam und dies zeigt sich dann häufig in den so genannten Leiden.

Praktische Fallbeispiele:

> Ein 72 Jahre alter Mann ging an zwei Stöcken und litt unter schwerer Kniearthrose. Nach nur fünf Tagen konnte er beide Stöcke wegwerfen und konnte rennen wie seit 25 Jahren nicht mehr. (Orginalaussage)
>
> Ein bekannter Schweizer Therapeut konnte vor Arthroseschmerzen kaum mehr gehen, ganz zu schweigen von der Ausübung seines Lieblingssports. Nach nur einer Woche waren alle Beschwerden verschwunden und er kann bis heute seiner Passion wieder nachgehen.

Produktvorschläge bei Arthrose und rheumatischen Erkrankungen:

1. Gold
2. Schwefel oder MSM
3. NEM, regeneriert Knorpel, Gelenk und Rückenstrukturen in vollem Umfang und in sehr kurzer Zeit
4. Protein plus

Bandscheibenvorfall – Rückenprobleme

Der am häufigsten durchgeführte neurochirurgische Eingriff ist die Bandscheiben-Operation. Jährlich werden allein in Deutschland etwa 30.000 Patienten an der Wirbelsäule operiert. Nahezu jeder fünfte Patient kommt unters Messer. Am 16. Februar 2010 schreibt „Die Welt online“ dazu: „Ärzte des Zentrums für Molekulare Orthopädie in Düsseldorf kommen jetzt zu dem Schluss: Die Schmerzen können durch diese

Operationen nur kurzfristig vertrieben werden – in vielen Fällen sind sie sogar überflüssig".

Die Bandscheiben sind innen weich und außen fest. Ihre Aufgabe ist es, die Wirbelsäule zu polstern. Durch zu wenig Bewegung, Überlastung und Mangel an richtigen Nährstoffen verlieren sie an Geschmeidigkeit. Wenn dann ihre äußere Schicht zu reißen beginnt, stellen sich die Beschwerden ein. Die Bandscheibe verändert ihre normale gesunde Struktur und beginnt flacher und breiter zu werden. Dadurch verliert sie ihren Halt und verschiebt sich leichter. So kann dann die flachere Bandscheibe auf die beiden Spinalkanäle links und rechts der Wirbelsäule drücken und dort zu Reizungen der Nerven führen. Dies führt dann oft zu chronischen Ischiasbeschwerden, die sehr leicht behoben werden könnten, wenn man die Menschen nur informieren würde. Aber die Lösung ist zu billig und so wird weiteroperiert, weil man damit viel Geld verdienen kann. Auf diese Weise wird das Leben vieler Menschen oft unwiederbringlich zerstört und die Krankenkassen werden unnötig belastet, so dass wir alle unter den hohen Prämien zu ächzen beginnen.

Die meisten Bandscheibenvorfälle - man geht von über 90 Prozent aus -könnten ohne Operation behandelt werden. Bei fortdauernden Symptomen oder zunehmenden Lähmungen kann allerdings ein chirurgischer Eingriff notwendig werden. Grundsätzlich jedoch sollen Bandscheibenoperationen umstritten sein. Am 25.10.2007 wurde auf dem Kongress für Orthopädie und Unfallchirurgie in Berlin von Prof. Dr. med. Peter Wehling vom Zentrum für Molekulare Orthopädie folgende Aussage gemacht: „Kurzfristig können Operationen bei Bandscheibenvorfällen an der Lendenwirbelsäule helfen, mittel- und langfristig jedoch sind die Ergebnisse von operierten und nicht operierten Patienten gleich."

Offenbar soll ein Therapiemix zum Erfolg führen. Die Empfehlungen sind da unterschiedlich und reichen von Physiotherapie, Akupunktur, Osteopathie, bis zu Myoreflex und die vorübergehende Einnahme von Schmerzmitteln.

Fallbeispiele:

Ein ca. 60 Jahre alter Mann litt unter starken Rückenbeschwerden. Man empfahl ihm eine Rückenversteifung, doch anschließend wurde der Mann weiter von Schmerzen geplagt und nicht einmal die eingebaute Morphiumpumpe verschaffte ihm Erleichterung. Er fiel in jahrelange Depressionen und nahm Psychopharmaka. Wir empfahlen ihm, in einer Rücksprache mit seinem Chirurgen zu klären, ob zwischen den Titangelenken genügend Platz vorhanden wäre, wenn sich die Bandscheiben wieder ausdehnen würden. Er bekam dazu grünes Licht und begann mit der Einname des von uns vorgeschlagenen Mittels NEM. Nun ist der Mann schon seit Jahren völlig beschwerdefrei, benötigt keine Psychopharmaka mehr und erfreut sich seiner Pension.

Eine 85 Jahre alte Frau litt seit 50 Jahren an sehr schweren Rückenbeschwerden. Cortisonspritzen alle paar Wochen und Morphium brachten ihr ein wenig Erleichterung aber keine Heilung. Sie begann mit der Einnahme und nach ca. 7 Tagen war ihre Hüftarthrose verschwunden. Die Beschwerden im Rücken wurden jedoch schlimmer und wir empfahlen, mit der Einnahme weiterzumachen, da sich die Struktur zuerst wieder aufbauen müsse und dies kurzzeitig zu Verschiebungen führen könne. Nun, nach ca. 2-3 Monaten rief uns die Frau an und berichtete, sie spüre keine Schmerzen mehr!

Eine jüngere Frau von ca. 42 Jahren, Krankenschwester, litt unter chronischen Ischiasbeschwerden. Nach rund 7 Tagen waren die Beschwerden zur großen Überraschung der Frau völlig verschwunden.

Produktvorschläge:
Schwefel
NEM (Pulver aus Hühnerschalenhäuten)

Bluthochdruck und Salz

Noch vor wenigen Jahren rieten Ärzte ihren Patienten mit Bluthochdruck zu einer salzarmen Ernährung. Dazu Ingomar-Werner Franz, leitender Arzt der Reha-Klinik Wehrawald in Todtmoos im Schwarzwald: „Nur bei Patienten, die empfindlich auf Salz reagieren, sinkt der Blutdruck." Auch er hält eine sinnvolle Ernährung bei Bluthochdruck für richtiger, als die Regulierung über Salz. Ingo Füsgen, Professor für Geriatrie an der Universität Witten/Herdecke, warnt geradezu davor, Senioren kochsalzarme Diäten zu empfehlen. Er befürchtet sogar, dass eine salzarme Ernährung bei älteren Menschen zu einem gefährlichen Natriummangel führen kann.

Die Empfehlung, beim Kochen möglichst wenig Salz zu verwenden, stammt im Übrigen aus den 50er Jahren. „Man entdeckte damals, dass ein Indianerstamm in Brasilien sich völlig salzfrei ernährte und Bluthochdruck dort völlig unbekannt war", so Prof. Ingo Füsgen. Er kann jedoch viele Gründe haben und lässt sich außerdem weitaus wirkungsvoller über das Gewicht des Patienten beeinflussen. Es sind häufig übergewichtige Menschen, die ein Problem mit ihrem Blutdruck haben.

In der Fachliteratur, wie z.B. 'Bittere Pillen', liest man, dass der Blutdruck über den Tag verteilt starken Schwankungen unterworfen ist. Es ist daher kaum sinnvoll, von einer Norm auszugehen, der dann alle Menschen unterworfen werden. Ein gelassener, ruhiger und entspannter Mensch wird einen ganz anderen Blutdruck haben, als ein erregter. Besonders bei älteren Menschen macht es wenig Sinn, die erhöhten Werte zu verringern.

Ein natürliches Mittel, um den Blutdruck in seinen natürlichen Bahnen zu halten, ist sicherlich die richtige Diät, die richtige innere Einstellung und dafür zu sorgen, dass der Körper mit ausreichend negativen Ionen versorgt wird.

Produktvorschlag:

Pinienpollen und negative Ionenprodukte. Diese sind in der Lage, den Blutfluss augenblicklich positiv zu beeinflussen, sie verhindern eine Verklumpung der Blutplättchen und reinigen das Blut.

Blutzucker und Zimt

Können sie sich vorstellen, dass ein Gewürz bei Diabetes die Insulineinnahme reduzieren oder vielleicht sogar ersetzen kann? Das Gewürz Zimt kann aus Indien (Sri Lanka), Südchina oder Sumatra importiert werden. Zimt wächst als dünne Innenschicht der Rinde eines Zimtbaumes. Eine dünne Rindenschicht rollt sich zusammen und je dünner die papierartige Rinde ist, umso feiner ist der Geschmack. Zum einen eignet sich Zimtpulver für exotische Gericht oder für Süßspeisen und zum anderen scheint Zimt eine Bedeutung für unsere Gesundheit zu haben.

Nicht nur die richtige Ernährung unterstützt das körpereigene System, offenbar können auch Gewürze dies tun. Die Wirksamkeit vieler Gesundheitstipps steckt oft in ihrer Einfachheit. Neueste wissenschaftliche Studien bestätigen in unserem Fall, dass schon ein Gramm Zimt einen hohen Blutzuckerspiegel bei Typ 2-Diabetikern erheblich herabsenken kann. Obendrein hat Zimt auch keine unangenehmen Nebenwirkungen, es sei denn, Sie reagieren allergisch auf dieses Gewürz oder essen zu viel davon. Hier eine ausgewählte Publikation des MHD (Medical Health Department) vom 30.04.2004 zum Thema Zimt und seine Wirksamkeit bei Diabetes. Das Ziel der damaligen Studie von Dipl. ök. troph. Monika Haas war herauszufinden, ob Zimt bei der Senkung des Blutzuckerspiegels einen positiven Einfluss ausüben kann. Es wurden Blutzucker-, Triglycerid-, Gesamtcholesterin-, HDL- Cholesterin- und der LDL- Cholesterinspiegel bei Probanden mit Typ 2-Diabetes untersucht.

Sechzig Frauen und Männer im Durchschnittsalter von 52,2 Jahren (+/- 6,32 Jahren) wurden in sechs Gruppen unterteilt. Gruppe eins, zwei und drei verzehrten 40 Tage lang täglich 1, 3 bzw. 6 g Zimt. Gruppe vier, fünf und sechs erhielten im gleichen Zeitraum ein Placebo. Eine Washout-Phase von 20 Tagen schloss sich daran an. Erstaunlich war das Ergebnis: Bei den Typ 2- Diabetikern, denen Zimt verabreicht wurde, konnte sowohl beim Nüchtern-Blutzucker als auch bei den Blutlipiden ein geringerer Zuckerspiegel im Vergleich zur Kontrollgruppe nachgewiesen werden. Die Ergebnisse der Blutzuckerwerte lagen bei 18-29 %, der Triglyceride bei 23 - 30 % und das LDL- Cholesterin lag bei 7-27%.

Zimt hatte also tatsächlich einen positiven Einfluss auf Blutzucker und Blutlipide! Bei der Placebogruppe wurden keine positiven Veränderungen festgestellt. Die Ergebnisse dieser Studie zeigen deutlich, dass die tägliche Aufnahme von 1,3 oder 6 g Zimt den Blutzucker, die Triglyceride, das LDL- Cholesterin und das Gesamtcholesterin bei Typ 2-Diabetikern senken kann. Zimt als Gewürz konnte nun in der Ernährung von Typ 2-Diabetikern den Diabetes und mit kardiovaskulären Erkrankungen assoziierte Risikofaktoren reduzieren.

(05.12.2003) Quelle: Khan A, Safdar M, Khan MMA, Khattak KN, Anderson RA - Cinnamon improves glucose und lipids of people with type 2 diabetes. - Diabetes Care 26 (2003) 3215-3218.

Bevor ein Mittel in seiner Wirksamkeit anerkannt wird, werden Studien gemacht. Zunächst liest sich der folgende Bericht für einen Laien sicherlich sehr trocken. Dennoch wollen wir die wissenschaftlichen Berichte so weit wie möglich wortgetreu übernehmen. Wir beginnen mit den Tests über Zimt vom 15.8.2000. Schon damals hieß es, dass US -Forscher künftig Zimt bei der Behandlung von Zuckerkrankheit einsetzen wollten. Erste Versuche an Mäusen zeigten damals, dass Zimt sich günstig auf den Krankheitsverlauf bei so genanntem Alters-Diabetes auswirkt. Das berichtete damals das britische Journal „New Scientist" (Nr. 2251, S. 10)

Ob die würzige Medizin auch beim Menschen wirkt, sollten weitere klinische Studien zeigen, die innerhalb eines Jahres beginnen sollten. Man beobachtete, dass bei Alters – Diabetes (Diabetes Typ II) der Körper zwar normale Mengen des Hormons Insulin produziert, jedoch verlieren bei den Zuckerkranken die Zellen im Muskel- und Fettgewebe die Fähigkeit, auf Signalstoffe zu reagieren. Die Nachricht der „Blutzuckerspiegel ist zu hoch" wird zwar ausgesandt, von dem Adressaten aber nicht wahrgenommen.

So nehmen die Zellen keinen überschüssigen Zucker aus dem Blut auf. Der US-amerikanische Ernährungswissenschaftler Richard Anderson (US Agricultural Research Service in Beltsville, Maryland) stellte auch fest, dass sich die verloren gegangene Sensibilität wieder steigern lässt und zwar über die Einnahme von Zimt. Eine in diesem Gewürz enthaltene Substanz (Methylhydroxy- Chalzone-Polymer) bewirkte in einer Versuchsreihe mit Mäusen, dass das Signal „mehr Zucker aufnehmen" von den Zellen wieder verstärkt wahrgenommen wird und der Blutzuckerspiegel drastisch sinkt.
(Deutsches Diabetes – Forschungsinstitut, Düsseldorf; Quelle: (dpa) 10.08.2000 New Scientist Nr. 2251 S. 10.)

Schlagzeigen wie: „Zimt hilft gegen Zucker" oder „Weihnachtsgewürz senkt Blutzucker" waren schon damals eine gute vorweihnachtliche Botschaft für alle Typ 2-Diabetiker. Bereits ein Gramm Zimt täglich soll den

Blutzucker um rund 20 Prozent senken können. Die frohe Botschaft aber sollte, wie schon seinerzeit, kein Freibrief für hemmungslosen Gebäckkonsum sein … Als amerikanische Ernährungsforscher jedoch gängige Lebensmittel auf ihren Effekt auf den Blutzuckerspiegel testeten, zeigte der beliebte „apple pie", ein mit Zimt gewürzter Apfelkuchen, unerwartet positive Wirkung. Daraufhin suchten die Forscher 30 Diabetiker im Alter zwischen 46 und 58 Jahren, die über sechs Wochen täglich Zimt schluckten - allerdings nicht als leckeres Gebäck, sondern in Kapselform nach dem Essen in einer Dosis von ein, drei oder sechs Gramm. Weitere 30 Diabetiker bekamen zimtfreie Kapseln zum Vergleich (Placebo). Der Erfolg war durchschlagend: Im Vergleich zur Placebogruppe senkten die verschiedenen Zimtmengen den Blutzucker der Probanden zwischen 18 und 29 Prozent.

Doch damit nicht genug: Auch die Blutfette sanken nachhaltig, z.B. die Triglyzeride um bis zu 30 Prozent und Cholesterin um bis zu 26 Prozent. Damit beeinflusste Zimt nicht nur den Blutzucker positiv, sondern er hatte auch positive Auswirkungen auf andere Risikofaktoren bei Herz-Kreislauf-Erkrankungen. Als Zucker senkender Wirkstoff wird nun eine wasserlösliche Pflanzensubstanz vermutet (Methylhydroxy-Chalcon-Polymer), die ähnlich wie Insulin wirkt und die Aufnahme von Zucker in die Zellen fördern soll. Bei einigen Probanden waren die Zuckerwerte nach der Zimt-Behandlung wieder ganz normal.

Kommentar: Echte Zimtrinde, bzw. Zimtöl dient seit jeher nicht nur als Gewürz, sondern als Arzneimittel, u. a. zur Behandlung von Magen- und Verdauungsbeschwerden, Blähungen und zur Förderung der Gewichtszunahme. Die jetzt nachgewiesene Blutzucker senkende Wirkung der Zimtrinde macht den traditionellen, appetitanregenden Effekt durchaus plausibel.

(15. 12. 2003, Redaktion: Ralf Schlenger, Apotheker. Quelle: Diabetes Care 26 (2003: 3215 -3218).

Zimt hat noch mehr zu bieten: „Neueste Studienergebnisse aus den USA zeigen, dass das lebenswichtige Spurenelement Zink die sportliche Leistungsfähigkeit steigert. Zinkmangel erhöht die Herzfrequenz und senkt die Atmungsfrequenz bei sportlicher Belastung, berichtet die Diplom-Ingenieurin der Ernährungstechnik Elisabeth Warzecha von der Gesellschaft für Ernährungsmedizin und Diätetik“ (opben PR- Aktuelle Pressemitteilung mit dem Schlagwort: Wash-Out-Phase).

Bislang gab es auch kein reales Mittel gegen Schnupfen. Mit diesem 'Hausmittelchen' jedoch wird das anders, denn Zink hilft bei laufender Nase! Einer im Fachmagazin "Annals of Internal Medicine" veröffentlichten, neuen amerikanischen Studie zufolge reduziert „das Spurenelement Zink die unangenehmen Symptome von Schnupfen“. Zink verhindere die Bindung so genannter Rhinoviren an die Schleimhautzellen in Nase und Rachen, berichtet das Deutsche Grüne Kreuz in Marburg. Die Erreger könnten deshalb nicht in die Zellen eindringen und sich weiter ausbreiten. Zink verhindert zwar nicht die Infektion, verkürzt jedoch die Dauer und Schwere der Symptome. „Während Testpersonen ohne Zink mehr als acht Tage lang krank waren, seien 'Zink-Patienten' schon nach etwa vier Tagen wieder auf den Beinen gewesen. Laut Rudolf Schopf, Allergologe an der Universitätsklinik Mainz, ist es wichtig, innerhalb von 24 Stunden nach den ersten Erkältungsanzeichen mit der Zinkbehandlung zu beginnen. (aus: focus.de/gesundheit)

“Vanadium-Chrom-Zink bei Zucker”

Vanadium und Diabetes gehen Hand in Hand. Wann immer Diabetes auftritt, kann gleichzeitig ein Vanadiummangel festgestellt werden zusammen mit einem Mangel an Zink und Chrom. Es wird davon ausgegangen, dass Diabetes und alle damit verbundenen Beschwerden – Blindheit, Bluthochdruck, Amputationen, früher Tod – durch die Einnahme von Vanadium, Chrom und Zink verhindert werden könnten. Im Jahre 1985 stellte die Universität von Vancouver fest, das Vanadium das Insulin ersetzen könnte.

„Chrom/Vanadium und die Diabetes Geschichte sollte auf den Frontseiten der Zeitungen erscheinen.” Aufgrund seiner bedeutenden Rolle im Blutzuckerspiegel wurde das Mineral Chrom vor ca. 50 Jahren als essentiell eingestuft. Dr. Klaus Schwartz stellte auch fest, dass Diabetes Typ 2 keine Krankheit, sondern eine Mangelerscheinung an Chrom sei.

Chrom arbeitet zusammen mit Insulin, um den Zellen Zucker zuzuführen. Nimmt der Gehalt an Chrom ab, dann nimmt auch die Zuckerzufuhr zu den Zellen entsprechend ab. Es kursieren Aussagen wie „Insulin-Resistenz und Insulin-Sensitivität“ sollten durch den Ausdruck “starke Chrom Unterversorgung” ersetzt werden. Vor allem Sportler sollten darauf achten, dass die durch das Schwitzen ausgeschiedenen Mineralien sofort nach der Aktivität wieder zugeführt werden, da ansonsten starke Mangelerscheinungen auftreten können. Chrom sorgt dafür, dass die Insulin-Rezeptoren den angelieferten Zucker wieder aufnehmen können. Gibt es zu wenig Chrom, kommt es zu einem Stau bei der Anlieferung von Insulin und der Zuckerspiegel steigt an. Vollkornweizen und Zuckerrohr enthalten große Mengen an Chrom. Durch das Raffinieren gehen ca. 90 % davon verloren! Anlässlich einer Untersuchung wurde festgestellt, dass im Organismus von nahezu 25 % der getesteten Personen um die 40 Jahre kein Chrom mehr enthalten war. Dr. Henry Alfred Schroeder von der Universität Dartmouth stellte auch fest, dass der Mangel an Chrom eine

Hauptursache für Herzerkrankungen ist. So wurde u. a. ermittelt, dass jeweils bei einem niedrigen Chromniveau die Cholesterinwerte anstiegen. Dr. Schroeder fand unter anderem heraus, dass durch den vermehrten Verzehr von raffiniertem Zucker und Kohlenhydraten dem Körper nicht nur ungenügende Mengen an Mineralstoffen zugeführt werden, sondern ihm dadurch sogar Mineralien entzogen werden.

Chrom eignet sich auch hervorragend zur Therapie beim Burnout-Syndrom. Ebenfalls wurden starke Zusammenhänge zwischen Sehrkraftverlust und Chrom festgestellt. Um Diabetes erfolgreich behandeln zu können, wird ebenfalls die Einnahme von Zink empfohlen. 50 mg Zink täglich hilft dem Blutzucker, in die Zellen zu gelangen und trägt dazu bei, dass das Insulin besser arbeiten kann. Zusammengefasst kann gesagt werden, dass die Einnahme von Vanadium und Chrom eine natürliche Lösung für die Blutzuckerproblematik darstellt.

Praktische Ratschläge:

1. Erhöhen Sie die Einnahme von Protein; dies wird helfen, die Zellmembranen zu reparieren.

2. Reduzieren Sie die Einnahme von Zucker und allen raffinierten Kohlenhydraten und ersetzten Sie diese durch Komplexe.

3. Reduzieren Sie Ihr Gewicht

4. Achten Sie darauf, mehrmals am Tag zu essen, um Ihren Blutzuckerspiegel konstant zu halten.

5. Verzichten Sie ganz auf Alkohol, Nikotin und Koffein. Da Diabetiker viele Mineralstoffe über den Urin verlieren, ist es umso wichtiger, diese durch ein hochwertiges Produkt zu ersetzen. Im Falle, dass Sie noch Medikamente einnehmen, beachten Sie

bitte den Beipackzettel und achten Sie auf die eventuellen Nebenwirkungen.

Konkretes Fallbeispiel:

Bei einem 65 Jahre alten Mann stellte man bei der Arztvisite Diabetes fest. Er war schockiert, glaubte er doch alles richtig zu machen. Er fuhr am Wochenende mehr als 160 km Rad und aß auch „gesund". Wir erklärten ihm, dass er aufgrund der hohen körperlichen Beanspruchung viele Mineralien verliere und seine Ernährung umstellen solle. Schon nach 10 Tagen fühlte er sich bedeutend besser.

Produktempfehlung:

Zimt
wasserlösliches Vanadium, Chrom und Zink.

MDS Forte Teeextrakt

Demenz

Eine mögliche Ursache für Demenz, kann ein schockartiges Erlebnis sein, zum Beispiel eine unerwartete Kündigung. Dieser Mensch möchte vergessen oder leidet unter einer Zerstörung des eigenen Selbstwertgefühls. Für Schockerlebnisse und Angstzustände gibt es auch Homöopathische Mittel. Eine weitere, sehr wichtige Empfehlung wäre die sofortige Ausrichtung auf das ewig Göttliche in sich selbst. Denn es heißt: „Liebe Gott über alles und deinen Nächsten wie Dich selbst"! Niemand kann

unseren ewigen Wert zerstören. Geschehe was da wolle, niemand hat das Recht oder die Kraft uns dieses Erbe zu entreißen. Gute, aufbauende Gespräche und Bücher hierüber bietet der Fachhandel. Lernen Sie, die Krise als Chance für einen Neubeginn sehen.
Ebenfalls ist auch in diesem Falle die zerstörerische Wirkung von gewissen „Nahrungsmitteln“ nicht zu unterschätzen.

Produktvorschläge:

Goldwasser und
Etherium Gold

Depressionen

Die Gründe für eine Depression sind vielschichtig. Zum Beispiel kann Elektrosmog an der Beeinträchtigung der Psyche beteiligt sein. Aber nicht nur die Psyche reagiert auf Strahlenbelastung. Elektrosmog und Erdstrahlen können außerdem Migräne und Konzentrationsstörungen begünstigen. Auch eine lange anhaltende Erkrankung belastet die Psyche erheblich. Zunächst wächst der Unmut über die Einschränkungen im Alltag, dann ziehen sich viele Kranke in sich zurück und werden depressiv. Häufig sind körperliche Beschwerden ein Zeichen für seelische Not. Depressionen können in eine totale Handlungsunfähigkeit führen. Gold soll nun die Stimmung heben, wobei in diesem Fall das medizinische Gold gemeint ist. Der Weg ins seelische und körperliche Wohlbefinden hat viele Ansätze, aber ohne Bereitschaft, einmal eine andere Richtung einzuschlagen, kann man keine neuen Erkenntnisse gewinnen. Wenn bei überempfindlichen Personen vor der Einnahme Bedenken aufkommen sollten, dann ist ein naturheilkundlicher Hausarzt sicherlich ein guter

Ratgeber, vorausgesetzt er kann z. B. auch Austestungen vornehmen. Akupunktur nach Dr. Voll, Bioresonanz, Kinesiologie und Pulsmessung dienen als Entscheidungshilfe.

Auch hier ist wiederum die Ernährung ein wichtiger nicht zu unterschätzender Faktor. Durch das stete Verzehren von niedrig schwingenden „Nahrungsmitteln“ zieht man Gemüt und Seele nach unten, was durchaus zu depressiven Stimmungen führen kann.

Produktempfehlung:

Goldwasser - bisher wurden noch keine unangenehmen Reaktionen auf Gold notiert. Es wird von jedem gut vertragen und sorgt für ein inneres und äußeres Gleichgewicht. Wenn auch nicht jeder damit einen vollen Durchbruch erzielt, so tritt doch fast immer eine Erleichterung ein.

Kalziumablagerungen an den Gefäß-Innenwänden

Bei hartem Wasser in Ihrer Gegend leidet Ihre Waschmaschine bald unter Kalkablagerungen und stellt nicht selten sogar ihren Betrieb ein. Auch der Mensch leidet unter Kalziumablagerungen, die eine Vielzahl von Beschwerden auslösen können. Manche Menschen klagen über einen unerträglichen, wandernden Schmerz im Körper, der über die Hüft- oder Fingergelenke zum Ellenbogen wandert.

Die Adern durchströmende Flüssigkeiten enthalten Kalk und kalkähnliche Substanzen, die sich im Laufe der Zeit an deren Innenwänden ablagern und diese verengen, ja im schlimmsten Fall verstopfen. Der mangelnde

Durchfluss bis in die Kapillargefäße, die auch die Knochenhaut versorgen, scheint erhebliche Beschwerden hervorzurufen. Wie aber kann man die Adern wieder durchlässiger machen und die Gelenke wieder beweglich?

„Das Herauslösen von Kalzium aus den Blutbahnen und den Gelenken erfolgt durch den Austausch eines Kalzium-Kations durch ein Magnesium-Kation, Natrium-Kation, Aluminium-Kation, Phosphor-Kation des jeweiligen Präparates nach der Formel mit ihren Salzen bzw. Anionen. (...) Besonders günstig ist der Einsatz von Magnesiumoxid, auch von Natriumkarbonat und Natriumchlorid. Diese Stoffe sind in der Lage, **Arteriosklerose** und abgelagerte Kristalle im Blutfluss- und Gelenksystem bei einem pH-Wert von z.B. 7,4 auszuschließen." (aus dem Internet PatentDe). Die Zusammensetzung der Mg-Tablette: Zugabe von Säuerungsmittel bis pH 3-5 in Form von Maltodextrin, Reisstärke, Cyclamat, Aromenstoffen.

Das Präparat wurde auch schon erfolgreich gegen das Waldsterben eingesetzt. „Dabei wurde in praktischen Versuchen über einen längeren Zeitraum gelöstes Magnesiumsulfat in Form von Kieserit mit Salzsäure auf einen pH-Wert von 3 gebracht, indem das mit Magnesiumsulfat versetzte Gießwasser im weitverzweigten Wurzelwerk vergossen wurde." Einem Baum mit kahler Krone wuchsen nach einer gewissen Zeit erneut grüne Zweige. Nach zwei Jahren hatten diese wieder eine Länge von etwa einem Meter erreicht. „Nach diesem Vorgang wird Magnesium gegen Kalk eingetauscht."

Mehr erfahren Sie über den Austausch von Kationen über:
http://www.patent-de.com/20020117/DE10033392A1.html

Neurodermitis, Psoriasis und andere Hauterkrankungen

Neurodermitis ist eine chronische, nicht ansteckende Hautkrankheit, unter der allein in Deutschland rund 6 Mio. Menschen leiden. Noch im 19. Jahrhundert ging man davon aus, dass dieses endogene Ekzem ursächlich mit einer Nervenentzündung zusammenhängen könnte. Laut Wikipedia wurde dies später widerlegt. Die Symptome sind rote, schuppige Hautflecken, die auch nässende Stellen haben können. Die Betroffenen leiden oft unter starkem Juckreiz. Die Erkrankung kommt in Schüben.

Wenn Kleinkinder unter starkem Juckreiz leiden und sich blutig kratzen, leiden die ratlosen Eltern mit ihren Sprösslingen. Die Behandlung mit Cortisonsalben bedeutet für viele dann der letzte Ausweg. Es geht jedoch auch anders:

In der Sendung 'Stern TV' wurde eine spezielle Lichttherapie erwähnt, die sehr hilfreich zu sein scheint. Sie gibt den Betroffenen neue Hoffnung. Diese Therapie ist für den Patienten schonend und soll lange anhalten. In dem Informationstext „Stern TV" - Online heißt es: „Dr. Jan Henrik Wilkens, eigentlich in der Krebsforschung aktiv, fand heraus, dass ein bestimmtes blaues Licht entzündete weiße Blutkörperchen in der Haut abtötet. Er entwickelte ein Gerät, mit dem sich Hautkrankheiten bekämpfen lassen. Es ähnelt einer Sonnenbank, aber im Gegensatz zur UV-Behandlung werden andere Zellen des Immunsystems der Haut geschont."

Die Seite des erfolgreichen TV-Magazins weist auf die Homepage der OptoMed Lichtklinik des Mediziners Dr. Wilkens hin.

In 'Bayer-Online' wird noch einmal auf die ARD-Dokumentation eingegangen, die die Geschichte einer Salbe erzählt, die schon vor 20 Jahren von zwei Studenten entwickelt wurde. Diese Salbe besteht vor allem aus den Substanzen Avocado-Öl und Vitamin B12. Zunächst wurde eine Freundin mit Erfolg behandelt, danach folgte eine Studie an der Ruhr-Universität Bochum mit 48 Beteiligten und zwei weitere Untersuchungen mit kleinerer Patientenzahl. Erst jetzt kommt die viel versprechende Salbe auf den Markt.

Eine andere Creme mit dem Namen Dermasolve, sorgt auf dem amerikanischen Markt für großes Aufsehen, da hiermit die Wirkung schon innerhalb von 2-3 Wochen eintritt und anscheinend in den meisten Fällen mit vollem Erfolg. Gemäß Kundenrückmeldungen wirkt die Creme auch sehr wirkungsvoll bei anderen Hautproblemen, wie Hautunreinheiten, Rosazea oder Psoriasis. Der Hauptbestandteil des Präparates ist das ganze Ei. Die Mutter des Erfinders litt unter sehr starker Psoriasis und so machte sich der Sohn auf eine lange Reise, bis er schließlich die Lösung im Ei kam, da es alle lebenswichtigen Stoffe enthält, die zu einer Heilung beitragen können. Man kann sich im Internet darüber ein Video und viele Kundenphotos anschauen.

Auch die Bioresonanztherapie scheint hilfreich bei Kleinkindern zu sein, die unter Neurodermitis leiden, denn manchmal tragen auch Unverträglichkeiten zum Beschwerdebild bei. Mit Bioresonanz lassen sich Allergien aufspüren und behandeln. Gegenwärtig ist in der Medizin immer noch umstritten, ob auch Nahrungsmittelallergien die Ursache einer Neurodermitis sein können. Bioresonanz kann als schmerzloser Test jedes belastende Allergen identifizieren. Das Verfahren arbeitet mit der elektromagnetischen Information des Allergens und ist damit wesentlich sensibler als andere Testmethoden.

Es gibt allein im Internet die Meldung vieler Patienten, die dank der Methode genesen konnten oder eine Besserung erfahren haben. Von der klassischen Schulmedizin wurde die Methode jedoch noch nicht akzeptiert. Spürt man ein Allergen auf, kann allein schon das Weglassen bestimmter Nahrungsmittel, auf die der Patient reagiert, eine deutliche Besserung bringen. Manchmal verschwinden die Symptome sogar für lange Zeit. Bei Stress jedoch kann es wieder zu einem Rückfall kommen. Dies zeigt, dass auch Neurodermitis seelische Ursachen haben kann. Dünnhäutigkeit und leichte Verletzlichkeit können Ursache der Problematik sein. Am häufigsten scheint jedoch die falsche Ernährung die Menschen sehr negativ zu beeinflussen.

Die Behandlung der Psyche ist unbedingt in jeden Therapievorschlag mit einzubeziehen. In der WDR-Dokumentation „Achtung Körperalarm" über eine Familientherapie brachte der Therapeut Dr. Bernd Frederich immer wieder zum Ausdruck, dass von der Sehnenscheiden-Entzündung über den Herzinfarkt bis hin zum Karzinom seelische Gründe mit vorliegen können. Darüber hinaus ist für ihn die Krankheit niemals ein Symptom, dessen Ursache isoliert beim Symptomträger zu suchen ist, vielmehr muss stets auch die Beziehung zu seinen nächsten Familienangehörigen und dem Lebenspartner berücksichtigt werden. So, wie zu jedem Opfer ein Täter gehört, ist für Dr. Frederich ein Kranker auch immer mit Partnern verbunden, die durch ihr Verhalten am Ausbruch und an der Dauer der Symptome beteiligt sind. Wenn der Familientherapeut die Co-Abhängigkeiten der gesamten Familie nicht mit therapiert, ist die ganze Mühe nutzlos. Der Kranke bleibt in seinem Muster stecken, solange die anderen Familienangehörigen sich nicht mit verändern.

Folgerichtig therapiert Dr. Frederich nicht den einzelnen Patienten sondern die gesamte Familie oder die Paarbeziehung. In der Therapie sitzen ihm sowohl Kranke als auch Gesunde gegenüber. Dr. Frederichs These ist, dass die vielfach beobachteten Aggressionen in Partnerbeziehungen – Aggressionen, welche einen der Partner erkranken lassen – auf das Zusammentreffen zweier konträrer Ängste zurück geführt werden können: Dem Typ „Angst vor Schwäche" und dem Typ „Angst vor Fehlern". Die Unterscheidung dieser beiden - sich übrigens anziehenden - Menschentypen wurde von einer Computer-Analyse des Priv. Doz. Dr.

Kuhl am Max-Planck-Institut mit 2000 Versuchspersonen durchgeführt und bestätigt. Darüber hinaus war der Familientherapeut davon überzeugt, dass es drei Gründe gibt, die für die Entstehung einer Krankheit verantwortlich sind:

1. Erbfaktoren
2. Umweltfaktoren
3. Psychologische Faktoren

Speziell der Beziehungsstress, dem sich jemand in der Familie oder Partnerschaft ausgesetzt sieht, kann zu einem Ausbruch der Krankheit beitragen. Nur unter Einbeziehung dieser, von der Schulmedizin bisher viel zu wenig berücksichtigten, psychologischen Faktoren lässt sich beispielsweise erklären, wieso von zwei Geschwistern, die vergleichbaren Umweltbedingungen ausgesetzt sind, das eine auf bestimmte Stoffe allergisch reagiert und das andere nicht.

Allergien und Parasiten (z. B. Ringwürmer) können Hautausschläge verursachen und eine Neurodermitis kann ursächlich auch mit einer Allergie zu tun haben. Ich erinnere mich, dass der Sohn des Arztes an einer Neurodermitis litt und Dr. Frederich hatte hierfür eine Erklärung: Er als Vater erkannte, dass er sich zu dominant zeigte und seinen Sohn in seiner Entwicklung beschnitt. Er änderte sein Verhalten, nahm sich zurück, ließ den Jungen öfter eigene Entscheidungen treffen, sprach seine Bedürfnisse und Ängste an und die Neurodermitis ging zurück. In einem Gespräch, während der Dreharbeiten für die WDR-Produktion, erzählte er uns, dass der Sohn nur noch mit Hautveränderungen reagierte, wenn es wegen der Schule Stress gab.

Dieser Filmbericht zeigte: wenn wir in unserer Entwicklung beschnitten werden, sei es auch von Menschen die wir lieben, können sich Krankheiten einstellen. In jedem Menschen schlummern besondere Begabungen. Wenn diese unterdrückt werden, kann es zu seelischen Problemen kommen, die sich oftmals auch über die Haut äußern. Als Aggression ist – laut Dr. Bernd Frederich – alles zu bewerten, was mich hindert, meine Begabung zu realisieren, zu meiner Bestimmung zu gelangen.

„Sinneseindrücke, Empfindungen und Gefühle sind innere Sensoren, die mir konkret meine Befindlichkeit anzeigen und mir damit einen Weg zu meiner Bestimmung weisen. Die Unterdrückung von Sinneseindrücken, Empfindungen und Gefühlen bewirkt Angst, die über Aggression entladen werden muss." (aus „Zuflucht in der Krankheit suchen" von Dr. Bernd Frederich). Die einen können ihre Aggressionen nach außen – gegen andere – zum Ausdruck bringen, während die anderen sie gegen sich selbst richten. Diese Menschen werden dann krank. In unserem Beispiel könnten Sie an Neurodermitis erkranken, wenn es eine Disposition dafür gibt.

Allerdings beschränken sich Krankheiten seelischen Ursprungs nicht nur auf Neurodermitis. Es kommt ganz auf die körperlichen und seelischen Schwachstellen an, die sich unter Stress melden. Interessant ist, dass sich die beiden oben erwähnten Angsttypen unwiderstehlich anziehen. Zunächst gilt es herauszufinden, welcher Typ man ist. Allerdings gibt es auch Mischtypen, die zwischen beiden Ängsten hin und her pendeln. Der Mensch, der **Angst vor Fehlern** hat, braucht mehr Zuspruch vom anderen.

Man sollte an dessen Fähigkeiten glauben und ihm stets Mut machen. Auch sollte man strategisch Hoffnung in ihm aufbauen. Für den Menschen der **Angst vor Schwäche** hat, empfiehlt der Familientherapeut den Angehörigen, ihn öfter mal in den Arm zu nehmen. Er darf so Liebe erfahren, ohne dafür eine Leistung erbringen zu müssen oder aus seiner Angst heraus zu lügen. Oftmals ist dieser Menschentyp überengagiert und tyrannisiert im schlimmsten Fall seine Umwelt mit seiner Unbeherrschtheit. Die irrige Annahme, niemals Schwäche zeigen zu dürfen, macht diese Menschen krank. Fehler sind erlaubt, dessen muss er sich bewusst werden! Der Partner sollte ihm Mut zur Schwäche machen.

Beiden Menschentypen sollten lernen, miteinander über ihre Empfindungen zu sprechen. Der eine muss den anderen auf seine Aggressionen ansprechen dürfen, ohne dass dieser gleich vor Wut in die Luft geht. Während der eine wagt, den Mund aufzumachen, muss der andere lernen, sich zurückzunehmen. Die Angst vor Schwäche führt bei dem einen zu Angriffslust gegen andere und die Angst vor Fehlern führt beim anderen zu Aggressionen gegen sich selbst. Wut fühlen beide, jedoch geht jeder von ihnen anders mit dieser Kraft um. Krank können aber beide werden. Der Menschentyp „Angst vor Schwäche" soll lernen, die Aggressionen, auf die der Partner besonders empfindlich reagiert, abzustellen. Nicht nur zwischen Eheleuten besteht diese spezielle Anziehung der Ängste, die einst mit Liebe begann, sie kann sich innerhalb der Familie auch zwischen Geschwistern oder unterschiedlichen Generationen abspielen. Jeder Angsttyp braucht so lange einen Gegner, bis die Wirkung des üblen Spiels außer Kraft gesetzt wird.

Das Ziel sollte der wechselseitige Abbau von Ängsten sein, indem beide Angsttypen sich über die Auswirkungen ihres Verhaltens im Klaren werden. Wer will schon mit seinem Verhalten zu einer Krankheit des anderen beitragen? Das will sicherlich niemand und dennoch tun es die meisten Menschen unbewusst. Das sollte nun aber keine Entschuldigung mehr sein. Eine Kommunikation, die die Ängste des anderen verändern und neutralisieren kann, ist möglich. Diese moderne Psychohygiene fördert die Selbstheilungskräfte in unserem Organismus. Aber warum ist der Weg in die Bewusstwerdung so beschwerlich?

Wie oft kann man in seinem Umfeld Beziehungen beobachten, in denen die Partner nicht offen miteinander kommunizieren und damit zu Irritationen in der Verhaltensweise des anderen beitragen. Vieles findet unbewusst statt, aber die Unsicherheit ist für jeden spürbar. Wenn nicht offen miteinander gesprochen wird, ist es möglich, dass nicht nur ein Familienmitglied Symptome entwickelt, sondern möglicherweise sogar alle. Wenn es Unstimmigkeiten innerhalb der Familie (Partnerschaft) gibt, ist es notwendig, darüber zu reden, denn es könnte sein, dass Sie sich mit der Idee über den anderen auf einem Irrweg befinden und nur Vorurteile haben. Manchmal verschieben sich die Dinge allein schon dann, wenn man unterschiedliche Sichtweisen einfach akzeptieren kann.

Es könnte jedoch auch sein, dass der andere etwas vor Ihnen verheimlicht. Sie fühlen schon lange, dass etwas nicht stimmt, wissen nur nicht, was. Wenn solche Dinge über Jahre unausgesprochen bleiben, dann reagiert der Körper irgendwann mit Symptomen. Zum Beispiel wenn der Vater oder die Mutter zu dominant in der Erziehung sind und der andere es zulässt, dass das Kind darunter leidet ohne darüber zu sprechen. Bleiben Sie klar und ehrlich und stets offen gegenüber dem anderen; damit fördern Sie bei sich selbst und beim anderen mehr Gesundheit und Respekt.

Noch zu Beginn des modernen Denkens im 17. Jahrhundert unterschied der französische Philosoph René Descartes streng zwischen einer res cogitans, der Seele, und einer res extensa, dem Körper. Diese Trennung, die gerade im abendländischen Denken eine Jahrtausend alte Tradition hat, wird durch den Zusammenhang zwischen psychischem und physischem Leiden mit jedem Therapieerfolg widerlegt. Deshalb sagt auch Dr. Bernd Frederich: „Helfen kann sich nur der Erkrankte selbst." Er muss sein eigenes krankhaftes Verhalten erkennen lernen und es ändern wollen – sich und dem anderen zuliebe. Das ist der Kerngedanke für eine Veränderung, die dem Leiden ein Ende machen kann." Im zwischenmenschlichen und emotionalen Bereich liegt oftmals nicht nur die Ursache für eine Hautkrankheit. Der Familientherapeut empfiehlt in seinem Buch über „Zuflucht in Krankheit suchen" auch, dass man auf die Beziehungsängste der Betroffenen eingehen muss, um wieder gesünder zu werden. Der Patient selbst und seine Familie sind dabei entscheidende Co-Therapeuten. Wenn sich nur ein Familienmitglied ändern würde, dann würden alle anderen unbewusst dazu beitragen, dass der gerade Genesene wieder in sein ursprüngliches Muster zurück verfällt und die eben noch erfolgreiche Therapie wäre damit zum Scheitern verurteilt.

Für die Gesundheit müssen alle Familienmitglieder an einem Strang ziehen. Jeder muss bereit sein, sich zu verändern und nach seinen Möglichkeiten dazu beizutragen, dass der Kranke nicht das „schwarze Schaf" in der Familie bleibt. Der Matrixgedanke geht davon aus, dass wir alle miteinander verbunden sind. Deshalb kann auch jeder mithelfen, dass Familienmitglieder wieder gesünder werden. Die Co-Abhängigkeit zwischen den Betroffenen kann ausgeschaltet werden. Wie schon gesagt, ist der Arzt und Psychotherapeut Frederich davon überzeugt, dass nicht nur Neurodermitis oder eine andere Hautkrankheit einen psychologischen Hintergrund haben.

Sämtliche Krankheiten können von unserem eigenen Verhalten begünstigt werden. Sie werden von der Energie Angst regelrecht ernährt. Der Erfolg einer Behandlung ist von der Auflösung der Co-Abhängigkeiten der einzelnen Familienmitglieder abhängig. Die Abhängigkeit von bestimmten Ängsten kann sogar Generationen überdauern. Der Cobimax- Therapeut und Entdecker Laudenbach ist fest davon überzeugt, dass ADS-Kinder noch die Kriegs- Ängste Ihrer Großeltern spüren und abtragen müssen. Wenn diese alten Ängste behandelt werden, dann kann dank Cobimax auch so manches krankhafte Symptom verschwinden. Schon Hildegard von Bingen machte damals in ihren zahlreichen Werken ständig darauf aufmerksam, dass zum Genesungsverlauf viele Faktoren gehören und die Seele gehörte immer dazu. Aber woher konnte die Äbtissin das alles wissen, wo doch zu dieser Zeit darüber keine Schriftstücke verfasst wurden? Sie erklärte dem damaligen Papst, sie bekäme ihre Anweisungen von Gott. Sie hatte Lichterscheinungen und konnte mit ihm kommunizieren. Auch Dr. Frederich wies darauf hin, dass der Glaube den Genesungsprozess vorantreiben könne. Menschen mit einem starken Glauben können schneller genesen als andere, dieser Meinung war auch schon Hildegard von Bingen. Unsere Wissenschaft hat ihre Zweifel, was die Existenz Gottes betrifft. Liegt vielleicht darin der Grund, dass eine Therapie ohne den Glauben an Genesung scheitern muss? Heute sind Wissenschaftler damit beschäftigt zu wiederlegen, dass Hildegard von Bingen tatsächlich „göttliche" Eingebungen hatte. „Hildegards bildliche Beschreibungen ihrer körperlichen Zustände und ihrer Visionen interpretiert der Neurologe Oliver Sacks als Symptome einer schweren Migräne, speziell aufgrund der von ihr geschilderten Lichterscheinungen (Auren). Sacks und andere moderne Naturwissenschaftler gehen davon aus, dass Hildegard an einem Skotom litt, das diese halluzinatorischen Lichtphänomene hervorrief. " (aus: Wikipedia)

Bei dieser Sicht der Dinge muss man die Wissenschaftler fragen, woher kam dann ihr Wissen über die vielen Rezepturen und Ratschläge, die unzählige Menschen wieder gesund gemacht haben. Aus Büchern konnte man dieses Wissen damals jedenfalls nicht entnehmen. Obendrein müssten unsere Kenntnisse heute weitaus größer sein, als die der Nonne von damals, aber auch das stimmt in vielen Fällen nicht, sonst wäre ihr Wissen heute für uns nicht wieder so aktuell. Gesundheit hat nun mal viele Gesichter und die Gelegenheit dazu ergreift man nur, wenn man an sie glaubt.

Neurodermitis kann zum Beispiel auch eine allergische Erscheinung sein. Während der Dreharbeiten für den Film „Das geheimnisvolle Leiden – Allergien" traf ich auf einen klinischen Ökologen und Kinderarzt in der Schweiz, der in der Drehpause bei einem gemeinsamen Mittagessen in einem italienischem Restaurant zugab, besonders gerne genau das zu essen, was seine Neurodermitis verschlimmern würde. Dabei handelte es sich um Weizenbrot. Im Beisein des gesamten Drehteams verschlang er mit Heißhunger das Weißbrot aus dem Brotkorb auf dem Tisch und bestellte sogar noch welches nach. Kurze Zeit später vergrößerten sich die schuppigen Hautstellen an seinen Unterarmen, am Kopf, am Hals und wahrscheinlich auch am ganzen Körper.

Er wusste, wie er seine Neurodermitis abstellen konnte, aber seine Gier nach Weißmehl war oft größer als die Angst vor Juckreiz und offenen Kratzwunden. Seine Schilderung der Sucht nach dem allergischen „Stoff" wurde im Laufe unserer Dreharbeiten auch von Dr. Klaus Runow bestätigt. Der Mediziner brachte als klinischer Ökologe schon vor mehr als 30 Jahren sein Wissen aus den USA mit nach Deutschland. Auch er stellte fest, dass ein Allergiker vor allem nach dem Stoff süchtig ist, den er überhaupt nicht verträgt. Wenn er dafür bewusst den Hautausschlag und Juckreiz in Kauf nimmt, ist es auch kein Leiden in dem Sinn. Tatsächlich leidet tut vor allem derjenige, der überzeugt ist, dass es für ihn keine Hilfe gibt. Die Gier nach Essbarem bezeichnen wir auch als Heißhunger, mit dem der Körper sein Verlangen nach dem Nahrungsmittel stillen will, das er braucht - so sagt man. Diese Aussage widerspricht allerdings den oben beschriebenen Erfahrungen.

Man kann sich das nur so erklären, dass ein kranker Körper seine eigenen Regeln aufstellt, um damit solange im Mittelpunkt zu stehen, bis wir den Grund der Krankheit selbst entdecken. So unterschiedlich wie die Entstehungsgeschichte einer Krankheit kann auch die Wirkung einer Therapie sein. Die Ursache herauszufinden, heißt auch, sich selbst zu entdecken und dazu gehört schon eine Portion Mut. Es könnte durchaus sein, dass der Ursprung z. B. in einem Fehlverhalten oder einer falschen Vorstellung liegt, die wir uns vor langer Zeit bewusst oder unbewusst angeeignet und anschließend verdrängt oder beschönigt haben. Wir können eine Krankheit nicht nur als Opfer entwickeln, sondern ebenso als Täter. Wie aber findet man den Weg zum Ursprung, um wieder gesund zu werden?

Andere Frage: Was können wir tun, wenn die „Erleuchtung" auf sich warten lässt und man nicht ausfindig macht, woher die Neurodermitis, Psoriasis oder andere Hauptprobleme kommen? Hier einige Empfehlungen: Denken Sie zunächst an die beiden Angsttypen, die wir vorgestellt haben. Dann können sie bei einem Arzt über Bioresonanz-Therapie oder Kinesiologie – ohne Nebenwirkungen - herausfinden, ob sie tatsächlich auf bestimmte Stoffe allergisch reagieren. Solche Nahrungsmittel z. B. (oder auch andere Stoffe wie Hausstaubmilben, Tierhaare u. ä.) sollten Sie vermeiden oder sich entsprechend behandeln lassen. Wenn Sie sich damit auf dem richtigen Weg befinden, dann verschwinden die krankhaften Hauterscheinungen irgendwann wie von selbst.

Allerdings können Sie es auch mit einem sanften Produkt versuchen, wenn Ihre Therapieversuche mit stärkeren Mitteln bislang keinen Erfolg gebracht haben. Sprechen Sie Ihre neuen Versuche ruhig mit Ihrem Therapeuten ab; Sie dürfen von ihm erwarten, dass er sich für Ihre Entscheidung interessiert, wenn alle bisherigen Therapieversuche fehlgeschlagen sind.

Produktvorschläge:

1. Gold – zur Stressreduktion und inneren Ausgeglichenheit
2. Eterium Gold: zum Ausgleich der Gehirnhälften und zur Harmonisierung und inneren Entspannung
3. Dermasolve – für die äußere Anwendung. Schon nach circa 2-3 Wochen positive Veränderung der Haut. Dermasolve hat eine Creme für Psoriasis und Neurodermitis sowie Akne und sonstige Hautprobleme (z. B. Rosazea) entwickelt. Sie ist frei von Duftstoffen und soll die Haut mit 70 verschiedenen Vitaminen, Mineralstoffen und Proteinen versorgen können. „Dermasolve liefert Ergebnisse ohne Verwendung von Kortison oder Steroide." (aus: http://www.dermasolve.com/index.htm)

Nachdem ich drei Tage lang 5-6 Teelöffel Energiemischung genommen hatte, haben sich die Wunden an meinen Händen endlich geschlossen. Sie waren über mehrere Monate offen gewesen und haben genäßt. Auch hat die erste Einnahme der Energiemischung Glücksgefühle in mir ausgelöst.

Die anderen Stellen am Körper sind etwas besser geworden, jedoch noch nicht verschwunden. Ich nehme die Mischung jetzt seit 2 Wochen. (5-6 TL)
oder auch das Mädchen hier, welches unter einer extrem schwierigen Neurodermitis litt, welches sie sogar daran hinderte in die Schule zu gehen oder den Arm hochzuheben. Sie war innerhalb von 10 Tagen bis heute völlig gesund und dies nur durch die Einnahme der Energiemischung https://www.youtube.com/watch?v=9HahqGsKCLs

Parasiten

In Wikipedia finden wir die Übersetzung und kurze Erklärung: „(altgriech. Para = Neben, Siteo/o = mästen, sich ernähren) (Schmarotzertum) im engeren Sinne bezeichnet dies den Nahrungserwerb aus einem anderen Organismus. Dieser auch als Wirt bezeichnete Organismus wird geschädigt, aber entweder gar nicht oder erst zu einem späteren Zeitpunkt getötet." Wer von einem Parasiten befallen wurde, klagt u. a. über Energie- und Gewichtsverlust. Die Beschwerden können so vielfältig sein, wie die unterschiedlichen Namen der Parasiten. Obendrein werden diese immer resistenter und in ihrer Verbreitung aggressiver. Sie passen sich geschickt ihrem Wirt an, so dass sie lange Zeit im Verborgenen Schaden anrichten.

Was fällt uns dazu ein? Wer oder was um uns herum hat ähnliche Eigenschaften? Denken Sie daran: Eine Bewusstwerdung trägt zur Heilung bei. Da es aber unterschiedliche Gründe für den Ausbruch einer Krankheit gibt, sind auch die Wege zur Genesung vielfältig.

Im Zuge der Recherche zu einem Heilerbuch („Heiler dieser Welt – Das Ursache-/Wirkungsprinzip des Heilens"), tauchte beim Thema Parasiten immer wieder der Satz auf: „So wie Innen, so auch Außen". Was aber bedeutet das in diesem Zusammenhang? Züchten wir *um uns herum* Parasiten, um sie *in uns* zu spüren? Was saugt uns geschickt aus? Wer benutzt uns? Wer manipuliert uns? Wer oder was lebt von unserem Fleiß? Wir können uns alle diese Fragen selbst beantworten. Aber wenn wir uns von äußeren Parasiten verabschieden würden, könnten wir dann nicht auch den inneren parasitären Befall leichter loswerden und genesen? Ist die Welt nicht ein Spiegel unseres Selbst und umgekehrt?

Parasiten sind Plagegeister, die oftmals unentdeckt bleiben und deshalb auch großen Schaden anrichten können. Da sie sich von einem Wirt ernähren, benötigen sie einen anderen Organismus. Parasiten können den Wirt schädigen und im schlimmsten Fall auch seinen Tod bedeuten. Parasiten befallen Menschen, Pflanzen und Tiere. Im Volksmund werden sie auch Schmarotzer genannt und sie können sich in ihrem Wirt aufhalten oder auf ihm.

In Wikipedia lässt sich nachlesen, dass die Definition 'Parasit' auch auf viele Bakterien und Pilze zutrifft. „Sie werden aber aufgrund ihrer medizinischen Bedeutung und auch ihres teilweise nur fakultativen Parasitismus in den Fachgebieten Bakteriologie und Mykologie innerhalb der Mikrobiologie behandelt. Viele Parasiten übertragen häufig andere Parasiten; dann werden erstere zu den Vektoren gerechnet. Von einem Tier auf einen Menschen oder von einem Menschen auf ein Tier übertragbare Infektionskrankheiten bezeichnet man als Zoonose."

Die meisten Entwicklungsstadien vieler Parasiten lassen sich einfach durch Hitze über 60° C abtöten. Andere überleben selbst längeres Tiefgefrieren bei Temperaturen um minus 20° C. Parasiten sind und bleiben ein heikles Thema für jeden Organismus. Oftmals erzeugen sie Symptome, die ein unklares Krankheitsbild aufzeigen. Viele Patienten, die an Parasitenbefall leiden, haben eine Odyssee durch Arztpraxen hinter sich. Gute Diagnostik ist eben auch eine Kunst. Häufig wird in Stuhlproben nicht entdeckt, dass Patienten befallen sind. Es folgen Magen- und Darmspiegelungen, die auch keinen Befund bringen können. Die Parasiten sind nicht immer mit bloßem Auge zu entdecken, wie beispielsweise Spulwürmer im Kot des eigenen Kindes.

Ein mir bekannter Arzt sprach sogar davon, dass Parasiten auch an Gluten- und Laktose- Unverträglichkeiten beteiligt sein können. Sobald der Parasit eliminiert ist, verschwinden auch eine ganze Reihe Beschwerdebilder. Diese Erfahrung machte ich mit einem Hakenwurm. Mehr als zwei Jahre lang litt ich unter einer Laktose- und Gluten- Überempfindlichkeit und niemand brachte das Krankheitsbild mit einem Parasitenbefall zusammen. Dazu hatte ich eine Anämie und zu geringe HB-Werte nach langer Essunlust und Appetitlosigkeit.

Dann folgten Bauchschmerzen, die immer anhaltender und heftiger wurden. Zum Schluss lag ich nur noch mit Wärmflasche im Bett und mochte wegen der Schmerzen nicht aufstehen. Mir fehlte jeder Elan. Ich wollte nur noch meine Ruhe haben. Nach einer Wurmkur, die mir zunächst noch heftigere Bauchschmerzen bereitete, verschwanden sämtliche krankhaften Erscheinungen. Die Behandlung dauerte etwa 10 Tage und musste nach einer kurzen Pause von wenigen Tagen wiederholt werden. Der Arzt wollte sicher gehen, dass sämtliche Stadien des Parasiten eliminiert waren. Danach stellte sich sehr bald wieder mein gewohnter Appetit ein und ich verdrückte täglich mit Vorliebe Zitronenrollen und frischgepressten Orangensaft zu den üblichen Mahlzeiten mit Mischkost. Die Blutwerte waren wieder normal und meine Überempfindlichkeit auf Gluten und Laktose war verschwunden. Bald hatte ich auch mein vorheriges Gewicht wieder erreicht. – Wenn ich diese Geschichte mit dem Hakenwurm nicht am eigenen Leibe erfahren hätte, dann würde ich nicht glauben, dass Parasiten Beschwerdebilder erzeugen können, die sogar von ihrer Existenz ablenken. Sollten sie möglicherweise über eine gewisse Intelligenz verfügen? Welche Folgen könnte dies für uns haben?

Der Wissenschaftler Dr. Rafael Sahakian vermutet Parasiten auch bei manchen Nervenleiden. Die auftretenden Symptome werden in der Medizin einem bestimmten Krankheitsbild zuordnet. Wenn jedoch der Parasit nicht erkannt und behandelt wird, ändert sich auch das Krankheitsbild nicht. Die Symptome / Krankheiten können sich verschlimmern und manifestieren. Wenn Dr. Sahakian in seinem Institut einen Parasit oder Virus vermutet, fragt er vor allem nach Reisezielen aus der Vergangenheit. Reisen nach Afrika, Asien, und Südamerika stellen ein erhöhtes Risiko für die Gesundheit dar. Allerdings kann man sich auch in unseren Breitengraden einen Parasiten holen, so wie ich mir einen Hakenwurm eingefangen habe. Interessant ist auch, dass ich direkt nach der Wurmkur eine Pilzinfektion bekam. Doch auf die Diagnose und eine erfolgreiche Behandlung brauchte ich nicht mehr Jahre zu warten. Ich hatte dazu gelernt und war wachsam.

Pilz-Invasion (Mykosen) im menschlichen Organismus

Pathogene Pilze lassen sich auf krankem oder abgestorbenem Gewebe nieder und beginnen von dort die „Besiedelung", d. h. sie überziehen ihr Wirts-Organ mit Sporen und bilden so sukzessiv ihr Pilzgeflecht (Myzel). Diese Sporen sind extrem widerstandsfähig und durch Desinfektion irgendwelcher Art nicht zu vernichten. Auch ein gesunder Mensch kann von Pilzen befallen werden, wenn er diese zum Beispiel einatmet.

Die Pilze, die sich auf der Außenhaut niederlassen sind die gleichen, die wir in den Schleimhäuten oder den inneren Organen antreffen können. Wenn der Pilz in der Außenhaut eine kranke, offene, wunde Stelle gefunden hat, lässt er sich dort nieder und schickt seine Sporen über die Blutbahn zum nächsten Organ. Wenn sie dort ein angenehmes Plätzchen, sprich ein angegriffenes, krankes Gewebe vorfinden, überziehen sie auch dieses Organ mit ihrem Pilzgeflecht. So arbeiten sie sich durch den gesamten Organismus, wenn man ihnen nicht auf die Schliche kommt.

Ein normal funktionierendes Immunsystem macht mit diesen Invasoren „kurzen Prozess". Ein Immunsystem jedoch das - durch welche Umstände auch immer - überlastet oder geschwächt wurde, hat diesem Pilzüberfall nicht entgegenzusetzen. Die befallenen Körperteile oder Organe zeigen nicht selten Symptome, die den Arzt eher an allergische Ekzeme oder an eine schlichte Infektion denken lassen, als an eine Mykose. Die dann verordnete, unpassende Medikation kann das Immunsystem unter Umständen noch weiter schwächen, wodurch die Beschwerden zunehmen.
(Info aus WDR-Beitrag „Mykosen" 1993 von Heike Katzmarzik)

Grundvoraussetzung ist immer ein Bereich mit beschädigtem Gewebe; das muss keine schwerwiegende Verletzung sein. Häufig wird die Haut z.

B. durch Kunststoff- oder Gummibekleidung stark gereizt, die zusätzlich kaum atmungsaktiv ist. Das öffnet den Sporen ebenso Tür und Tor wie übertriebene Hautpflege mit scharfen Badezusätzen oder der ständige Einsatz von Lotionen. Die Pilze selber finden wir dann bekanntermaßen in Schwimmbädern, Saunen, in einem feuchten Wohnhaus aber auch in der Nahrung. Natürliche Seen und Ozeane haben normalerweise ein ausgewogenes Verhältnis von Säuren und Basen; dort können sich pathologische Pilzkeime nicht ausbreiten und eine Gefahr für Menschen darstellen.

Aber ist der Pilz erst einmal im menschlichen Organismus angekommen, gibt es viele Möglichkeiten, die seine Ausbreitung fördern. Ständiger Stress zum Beispiel stört durch die vermehrte Adrenalin-Ausschüttung das gesunde Hormonsystem. Aber auch Hormon– „Importe" in Form von Anti-Baby-Pillen oder Schilddrüsenpräparaten begünstigen eine Ausbreitung der Mykosen.

Auch Diabetiker können wegen ihrer pathologisch veränderten Stoffwechsellage dafür einen idealen Nährboden bieten. Weiter zu nennen sind: Die Einnahme von Antibiotika, der Verzehr von Nahrung mit Konservierungsmitteln und der übermäßige Genuss von raffinierten Kohlehydraten wie Zucker, Süßigkeiten und Weizenmehl.

Produktempfehlung

„Love Moon"-Damenbinden: Viele Damen leiden immer wieder unter Scheidenpilzen. Eine neue Damenbinde scheint hilfreich zu sein. Die „durch Negative- Ionen- Technologie antibakterielle Damenbinde ist für den täglichen Gebrauch" gedacht. Sie soll Juckreiz, Scheidenpilze, üblen Geruch und Infektionen vorbeugen können. Diese Binde soll eine antibakterielle Wirkung haben. (Produkt-Info vom Hersteller) Sie besteht aus hauchzarter Baumwolle, hat eine patentierte Anioneneinlage und setzt negative Ionen und lange Infrarotwellen frei, die Bakterien beseitigen und unangenehmen Geruch verhindern können.

Silberwasser gegen Pilze, Viren und Bakterien
Zeolith und Schungit gegen Pilze
chinesische Kräutermischung gegen Bakterien, Viren, Parasisten und Pilze

Kandida ist eine häufig anzutreffende Pilzart

Kandida gelangt über die Nahrung in unseren Verdauungstrakt. Ein intaktes Immunsystem, das von einer gesunden Darmflora abhängt, hat mit diesen „Besuchern" kein Problem; sie werden unschädlich gemacht. Ist das Immunsystem jedoch geschwächt, kann Kandida gefährlich werden. Die Pilze nisten sich bei „guter Ernährungslage" in den gesamten Darmzotten ein. Von dort erobern sie die Lymph- und Blutbahn und gelangen so in die anderen inneren Organe.
Manche Therapeuten empfehlen ihren Patienten für eine längere Weile auf rote Lebensmittel zu verzichten. Offenbar ist es so, dass der Kandida besonders gern rote Lebensmittel und Getränke mag. Das bedeutet, dass Kirschen, Erdbeeren, rote Äpfel, rote Paprika, Möhren, rotes Fleisch etc. für einen Zeitraum von ca. sechs Wochen vom Speiseplan gestrichen werden sollten. Danach erfolgt dann eine Weiterbehandlung über Kinesiologie oder Bioresonanz.

Dieser Pilz ruft Entzündungen, Bronchitiden, Allergien bis hin zu Asthma hervor. Im Blutstrom kann es zu Verklumpungen, Thrombosen und Embolien kommen. Das sind nur einige Beispiele, aus denen man sieht, wie gefährlich und zum Teil lebensbedrohlich solche Pilzinfektionen sein können, vor allem dann, wenn sie unerkannt bleiben. Auskunft über den Pilzbefall im Körper geben Schleimhautabstriche sowie Untersuchungen von Stuhl und Blutproben. Das Ziel ist, die Keime inaktiv und damit vermehrungsunfähig zu machen, was man auch als aktive Immunisierung des Patienten bezeichnet. Bisher gab es in der Regel zwei Möglichkeiten zum Beispiel Kandida aus dem Körper zu vertreiben.

1. Die Ausrottung mit starken chemischen Präparaten.
   Diese Methode vernichtet zwar die Pilze, hinterlässt aber auch eine gestörte Darmflora, die ja bekanntermaßen ein Großteil unseres Immunsystems beherbergt. Wir bleiben also weiter anfällig für Mykosen.

2. Eine rigorose Ernährungsumstellung, um das Milieu im Darm zu verändern und damit dem Pilz den Lebensraum zu entziehen.

In der Medizin werden im Zusammenhang mit schweren Erkrankungen häufig virale und bakterielle Infektionen festgestellt. Parasiten (z. B. Würmer, Borrelien etc.), Schimmelpilze und Pilzsporen werden nur ganz selten als Krankheitsverursacher erkannt oder auch nur in Erwägung gezogen. Aufgrund der gemachten Erfahrungen kann man davon ausgehen, dass einige Allergien nicht definitiv Unverträglichkeiten sind, sondern dass die Symptome von Parasiten und Pilzen ausgelöst werden. Oftmals leiden Patienten bei parasitärem Befall unter starker Müdigkeit, Kopfschmerzen, Verdauungsstörungen, Nahrungsmittelunverträglichkeit, Mundgeruch, Hautreizungen und Ausschlägen mit starkem Juckreiz.

Befreit man den Organismus von diesen Erregern, gehen Allergien und sogar Anämien zurück oder treten nur noch in abgeschwächter Form auf. Der Mensch fühlt sich wie neugeboren! Der Patient sollte vielleicht eines bedenken: Die Medizin findet oftmals nur das, was sie kennt. Dennoch sollte jeder mit dem Arzt seines Vertrauens über seine Vermutung – eventuell von Parasiten befallen zu sein – offen sprechen können. Bei Ihren Nachforschungen sollten Sie sich aber nicht nur auf eine Stuhlprobe beschränken. Arbeiten Sie bei Ihrer Suche Hand in Hand mit einem Mediziner und Heilpraktiker.

Die Schulmedizin zum Beispiel kennt eine Vielzahl dieser Erreger und man weiß sehr wohl, welche gesundheitlichen Folgen ein Befall haben kann. Sollte sich Ihr Arzt mit dem Thema nicht auskennen, dann kapitulieren Sie nicht und wenden Sie sich an einen Heilpraktiker. Verlassen Sie sich stets auf Ihr Gefühl. Wenn Sie sich bei dem vorliegenden Thema angesprochen fühlen, kann das ein Signal für einen möglichen Befall sein. Man kann beobachten, dass Pilze und Parasiten oft mit depressiven Gefühlstimmungen eines Menschen einhergehen. Die davon betroffenen Menschen sehen sich mit scheinbar unlösbaren Problemen konfrontiert und ermöglichen den Parasiten durch ihre Gedanken und Gefühle womöglich selbst den Zugang in ihr System.

Ein solcher Mensch macht sich konstant Sorgen über andere, kann aber die Umstände nicht korrigieren, weil die anderen sich dazu erst ändern müssten. Die betroffenen Menschen sind der Situation nicht selten machtlos ausgeliefert und versäumen, sich abzugrenzen. Da sie negative Gedanken und Gefühle über eine längere Zeit zugelassen haben und quasi selbst keinen Ausweg aus der Situation sehen, kann hierdurch der Nährboden für den Befall entstehen. Man muss das kraftvolle Symbol dahinter sehen, um die Zusammenhänge erfassen zu können.

Das Sprichwort: „So wie außen, so auch innen“ kennt jeder, aber wer bringt das schon mit einem Parasitenbefall in Verbindung? Wenn Sie sich nicht bewusst werden, dass z. B. Menschen, die sich leicht ausbeuten lassen, auch anfälliger für Parasiten sein können, dann sollten Sie einmal die Mitmenschen in Ihrer Umgebung beobachten und dazu Fragen stellen. In der Naturheilkunde sieht man durchaus einen Zusammenhang zwischen dem Inneren und Äußeren. Sehr oft leiden eben diese betroffenen Menschen unter Konstellationen, die sie nicht oder kaum selbst verändern können. Beispiel: „Eine besorgte Mutter muss mit ansehen, wie ihr Sohn eine Frau heiratet, die nicht nur faul und unsauber, sondern in ihren Augen auch noch ein regelrechter „*Messi*“ ist. Die Mutter ist zwar entsetzt und traurig über die unmögliche Entscheidung ihres geliebten Sohnes, möchte ihm aber trotzdem gern helfen. Die Schwiegertochter verweigert aber jede Hilfe und so modert die Situation jahrelang vor sich hin, ohne dass eine Veränderung eintritt.“ – Man beachte hier, dass die fehlende Abgrenzung der Mutter von der Lebensführung ihres Sohnes und die mangelnde Gelassenheit ausschlaggebend für ihren Gesundheitszustand sind. Würde sie einfach akzeptieren, dass ihr Sohn sein eigenes Leben führt, ginge es ihr selbst besser. Sie sollte lernen, die Dinge gelassener zu sehen. Das soll nicht heißen, dass sie keine Bedenken Sorgen haben darf. So wie es aussieht, sind ihre Befürchtungen durchaus gerechtfertigt, jedoch darf sie sich von diesen Gefühlen nicht überwältigen lassen und so zum Opfer werden. Abgrenzung ist der erste Lernschritt, gefolgt von Akzeptanz als zweitem.

Viele Krankheitszustände können nur eintreten, weil der Mensch sich in eine emotionale Sphäre begibt, die ihn mit der Zeit beherrscht. Zumeist laufen diese Prozesse auf einer unbewussten Ebene ab und oftmals kann ein gutes, verständnisvolles Gespräch bereits die Zusammenhänge aufzeigen und dem Menschen neue Wege weisen.

„Sie wären erstaunt, wenn Sie wüssten, wie viele ’allergische’ Kinder unter nichts anderem als der Situation in ihrer Familie leiden und darauf oft empfindlich reagieren. Prüfen Sie sich und Ihr Umfeld kritisch und seien Sie nicht blauäugig, denn in vielen Fällen ist der Körper des Menschen nur ein Spiegel seiner inneren Seelenzustände.“ Wobei das Sprichwort „so wie außen, so auch innen“ auch bei Parasiten zutreffen kann. Menschen, deren Körper von Parasiten befallen sind, lassen sich leichter von ihrer Umwelt benutzen und ausbeuten. Das ist zwar keine wissenschaftlich überprüfte Aussage, aber beleuchten Sie einmal ihr Umfeld, wenn bei Ihnen Parasiten festgestellt wurden. Natürlich kann man sich auch über die Nahrungskette leicht mit Parasiten oder Pilzen infizieren. Würmer können zum Beispiel über Salat und Rohkost in den Organismus gelangen. Aber auch Pilze entstehen fast wie von selbst.

Betrachten Sie einmal aufmerksam ihr frisch gekauftes Ost, wenn es nach Tagen an einer angeschlagenen Stelle beginnt, zu schimmeln und beobachten Sie, wie schnell der Schimmel sich über den ganzen Obstkorb ausbreitet. Ein Schimmelpilz lässt sich leicht entdecken, Pilzsporen jedoch können Sie mit bloßem Auge nicht sehen. Sie können sich auch in der Luft befinden.

Hierzu ein Beispiel: Eine Familie zog in ein neues Haus. Innerhalb von 2-3 Wochen entwickelten sich kreisrunde Wundstellen an den Gelenken des Familienvaters, die der kleine Sohn sogar am ganzen Körper aufwies. Über ein Jahr wurde vergeblich nach den Gründen geforscht. Erst eine Hausanalyse ergab, dass ein Kellerraum mit Pilzsporen verseucht war, die sich nicht sichtbar in der Raumluft befanden. Erst als der Pilz entdeckt wurde, konnte man gezielt dagegen vorgehen. Ein chinesischer Arzt klärte den Vater darüber auf, dass sein leicht erregbares Temperament zu dem Pilzbefall beigetragen hätte. Ein anderer Mensch mit anderen Eigenschaften wäre wohl weniger gefährdet gewesen. Tatsächlich sind sich Vater und Sohn sehr ähnlich und beide waren betroffen, während die Ehefrau und die anderen Geschwister keine Probleme hatten.

Unbestritten können Pilze und Parasiten eine fatale Wirkung auf den gesamten Organismus haben. Eine regelmäßige Antipilz-Kur ist ebenso zu empfehlen, wie ein regelmäßiger Urlaub, denn Parasiten sind mit der Zeit in der Lage, den Organismus irreparabel zu schädigen. Natürlich verfügt ein gesunder Organismus über eine starke Regulationskraft. Aber was ist, wenn er durch ein einschneidendes Erlebnis, lang anhaltenden Stress oder einen Infekt geschwächt wurde? Dann haben Parasiten ein leichtes Spiel.

Hierzu Beispiele von A.S.:

1. Ein Pflegekind aus Afrika kam mit 5 Jahren in die Schweiz zu der o. g. Familie.
   Das Kind litt zu Anfang unter sehr starken Allergien. Es reagierte auf Fleisch, Milchprodukte, gewisse Früchte und Wurzelgemüse. Die allergischen Reaktionen zeigten sich in starken Hautausschlägen mit heftigem Juckreiz sowie Mundgeruch. Das Kind jammerte rund um die Uhr und die Eltern litten mit. Der Vater berichtete, dass der Leidensdruck des Kindes irgendwann so groß war, dass sie befürchteten, es könne verrückt werden. Das Weiss der Augäpfel war trübe und grau. Da die Familie schon einmal mit einer Antipilz-Kur großen Erfolg hatte, entschieden sie sich für eine Parasitenkur auch bei dem Kind. Schon nach wenigen Tagen war es beschwerdefrei. Es kann heute wieder problemlos nicht nur Milchprodukte, sondern auch alles andere essen, die Augen sind wieder klar und der Mundgeruch ist gänzlich verschwunden. Aber wenn sich das Kind emotional stark erregt, dann können die alten Symptome in abgemilderter Form erneut auftreten. Sie verschwinden jedoch nach kurzer Zeit wieder. Deshalb auch hier der Rat zur Seelenpflege.

2. Eine weitere Beobachtung aus der Praxis: Eine Kundin erzählte, dass ihr von ihrem Arzt - wegen schlimmer Hautveränderungen - ein Basepulver verabreicht wurde. Nach der Einnahme des Pulvers verschlimmerte sich ihr Hautausschlag jedoch abrupt. Tatsächlich hatte sie Parasiten, weshalb das verabreichte Basepulver nicht positiv auf den Hautausschlag reagieren und ihr auch keine Linderung verschaffen konnte.
   Die Parasitenkur kann ohne Probleme auch bei Kindern durchgeführt werden.

Produktempfehlung:

1. Medizinisches Silber(Wasser)
2. Kupfer
3. Aulterra, Aulterra reinigt den Organismus zuverlässig in ca. 7 Tagen von allen Parasiten.

Medizinisches Silber

Silber eignet sich hervorragend als Mittel gegen Pilze und Schimmelpilze. Es befreit den angegriffenen Körper schonend von diesen Krankheitserregern.

Das empfohlene Silber ist einzigartig auf der Welt und nicht mit kolloidalem Silber zu verwechseln. „Reines metallisches Silber wird mittels eines speziellen Prozesses in Wasser gelöst und enthält nachher Silberpartikel in Anström- Grösse. 1 Anström = 1 Million mal kleiner als ein Mikron. Das entspricht in etwa der Grösse eines Atoms! Aufgrund der Winzigkeit der Partikel ist das Produkt 100% zellgängig und soll keinerlei Nebenwirkungen haben. Alle Mineralien dieser Art stehen dem Organismus innerhalb von Minuten zur Verfügung.

Wie so oft, wenn etwas aussergewöhnlich wirksam ist, so hat auch das Silberwasser seine Feinde und Kritiker. Man schaue nur mal auf Wikipedia nach, da wird man einige Einwände dagegen finden. Auf diese und andere Gegenstimmen können wir antworten:

Pflanzen und vor allem auch Heilkräuter wie z. B. Salbei enthalten Silber in wassergelöster Form. Die Pflanze holt sich Mineralien in kolloidaler

Form aus der Erde und wandelt sie um in wasserlösliche von atomarer Grösse. Trinken wir also viel Salbeitee, um etwa eine Erkältung zu bekämpfen, nehmen wir eine grössere Menge Silber auf. Es gibt sogar Fachleute, die behaupten, dass nicht die Pflanze als solche hilft, sondern die darin enthaltene Mineralmischung.

Körperzellen verhalten sich selektiv bei dem was sie aufnehmen und was nicht. Außerdem finden nur gewisse Formen eines Elements Eingang in die Zelle. Nehmen wir gesunde Nahrungsmittel zu uns, dann führen wir den Zellen die besten Nährstoffe zu. Die Zelle aber wählt die Form und Menge der Elemente selbst aus, die sie aufnimmt. Entscheidend ist auch, in welcher Form wir das Element zu uns nehmen. Zum Beispiel ist das kolloidale Silber in Ländern wie USA, Canada, oder England frei verkäuflich, in manchen Ländern jedoch gilt es als Nahrungsergänzungsmittel.

Die ersten Erfolge der Pilz- oder Parasitenkur mit Silberwasser zeigen sich schon nach wenigen Tagen bzw. maximal 3 - 4 Wochen. Je stärker ein Parasitenbefall ist, desto geduldiger muss der Patient sein. Es lohnt sich aber, durchzuhalten! Hierzu eine Patientenaussage: „Ich fühlte mich drei Wochen lang wie eine tote Ratte und dann war ich wie neugeboren!"

Silber allein war hier zwar ein starker Helfer gegen den Parasitenbefall, es benötigt jedoch die Unterstützung durch Kupfer und Zink.

Zur besseren Veranschaulichung der Problematik hier einige konkrete Fallbeispiele.

1. Fallbeispiel: Daniel, ein 4-jähriger Junge wurde seit seiner Geburt von starken allergischen Reaktionen geplagt. Die Eltern berichten, dass der Kleine keine Nacht ruhig schlafen konnte, da er durch den plagenden Juckreiz ständig zum Kratzen animiert wurde. Die Eltern besuchten Spezialisten auf dem Gebiet und landeten zu guter Letzt in der Universitätsklinik Wien. – Die Therapien brachten leider keinen Erfolg. Hierzu die Eltern: „Man beachtete immer nur die Haut aber nicht den gesamten Organismus des Jungen." Da er diese Beschwerden bereits als Säugling hatte, ging man davon aus, dass er sich sein Problem schon bei der Geburt zugezogen haben müsse. Schließlich bekam der Junge 7 Tage lang Silberwasser und nach dieser Zeit waren alle allergischen Symptome verschwunden. Seitdem schlafen nicht nur das Kind, sondern auch seine Eltern nachts endlich wieder durch.

2. Fallbeispiel: Thomas S., ein 40jähriger Mann, klagte jeden Samstag gegen 21.00 Uhr über starken Schüttelfrost mit hohem Fieber (41 Grad C). Die Schulmedizin fand die Ursache nicht. Der Mann litt jedoch unter einer bakteriellen Infektion, die er mit Silber therapierte, das er nur 2 Tage lang einnahm. Seither ist das Fieber nicht wieder aufgetreten.

3. Fallbeispiel: Eine 30jährige Frau, die selbst eine Heilpraktikerausbildung machte, litt über 10 Jahre unter heftigen Hautauschlägen mit starken Rötungen und Juckreiz. Auch sie kann von einer Odyssee durch den Medizindschungel berichten. Ihr Weg führte von einem Spezialisten zum nächsten und am Ende landete sie in einer anerkannten Privat-Klinik in der Schweiz. Auch die dort eingeleitete zweijährige Therapie blieb leider ohne sichtbaren Erfolg. Die gestellte Diagnose vor Ort: u. a. Rheuma und Allergien. Dann wurde ihr eine Parasitenkur empfohlen. Die Erstreaktion bei der Patientin war äusserst heftig und für sie sehr unangenehm. Sie litt zunächst unter einer Verschlimmerung der Haut mit eitrigem Ausfluss, auch hinter den Ohren. Nach etwa 3 Wochen aber besserte sich ihr Zustand schlagartig. Heute hat sie keine Hautauschläge mehr und die 10-jährige Quälerei ist zu Ende. Allerdings dürfen wir bei dieser Patientin auch den seelischen Aspekt nicht außer Acht lassen, denn sie litt unter ihrer beruflichen Situation. Sie fühlte sich ungerecht behandelt und von ihrem Arbeitgeber nicht wertgeschätzt. Sie suchte das persönliche Gespräch mit ihrem

Chef. Die offene und klärende Aussprache trug sicherlich auch zu ihrer Gesundung bei.

4. Fallbeispiel: Frau Patricia R. (40 Jahre alt) wurde 2006 nach einem Unfall der kleine Finger amputiert. Sie erhielt mehr als einen Monat lang Antibiotika, um einer Infektion vorzubeugen und dazu unterschiedliche Schmerzmittel. Durch die Medikamente wurde der Darm stark belastet. Sie klagte fortwährend über Durchfall. Der Darm war entzündet, immer öfter traten Darmkrämpfe auf und es stellte sich eine Nahrungsmittel-Unverträglichkeit ein. Irgendwann war ihre Immunabwehr derart geschwächt, dass auch eingeschlichene Infektionen chronisch wurden. Die Leber arbeitete schlecht, sie litt inzwischen unter Atemproblemen und allgemeiner körperlicher Schwäche. Diese Flut von Beschwerden machte ihr sogar das Arbeiten unmöglich. – Auch sie ließ sich von der möglichen Wirksamkeit des Silberwassers überzeugen und es half ihr. Schon nach drei Wochen fühlte sie sich viel besser. Nachdem sie die Kur abgeschlossen hatte, wurde schulmedizinisch abgeklärt, dass die zuvor diagnostizierte Infektion mit einem Flagellatenbakterium nicht mehr nachgewiesen werden konnte. Heute ist ihr gesunder Elan zurückgekehrt und sie kann ihren beruflichen Alltag wieder bewältigen.

Parasiten-Kur mit Kupfer, Silber und Zink oder Aulterra

Durch das Absterben der Parasiten kann es während der Kur zu Durchfall, Juckreiz, Hautreizungen, Schwindel und Übelkeit etc. kommen. Brechen Sie dann die Kur auf keinen Fall ab, sondern halten Sie durch. Sie werden sich danach wie neugeboren fühlen. Sollten die Reaktionen zu heftig sein, dann reduzieren Sie einfach die Dosierung.

Sie können den Verdauungstrakt folgendermaßen reinigen:

Während der ersten 4 Tage: Kochen Sie Haferflocken od. Hafermehl mit 1/4 l Kupferwasser und 3/4 l Wasser. Nehmen Sie während dieser ersten 4 Tage kein weiteres Kupfer, Silber oder Zink zu sich.

Nach 4 Tagen:

Stoppen Sie die Hafermahlzeit und essen Sie wieder wie gewohnt. Zuviel Zucker, Weißmehl, Vergorenes, Gesalzenes, Konserviertes sollten Sie während der Kur jedoch unbedingt meiden. Essen Sie ansonsten alles was Ihnen schmeckt, aber verzichten Sie auf Rohkost und frische Salate. Sie erinnern sich? Frische Früchte sollten ohnehin ab mittags nicht mehr verzehrt werden. Später versuchen sie, stets nur eine Sorte Obst (oder Rohkost) zu essen. Rohes Obst ist grundsätzlich nicht am Nachmittag oder am Abend zu empfehlen.

Nach der 4-Tage-Kur beginnen Sie bitte mit **einem Teelöffel Kupfer, Silber und Zink** und steigern Sie die Menge langsam auf drei Esslöffel täglich. Halten Sie die Kur mindestens zehn Tage durch und überprüfen Sie anschließend, ob noch irgendwelche Symptome vorhanden sind. Falls ja, empfehlen wir, die komplette Prozedur bis zu dreimal zu wiederholen oder die Dosierung zu steigern.

Zusätzliche Produktempfehlung

Kupfer-Oberflächen (antibakterielle Aktivität) können gegen die Verbreitung von Salmonella enterica und Campylobacter jejuni empfohlen werden. Mehr darüber unter: http://www.biomedcentral.com/1471-2180/4/19

Türklinken aus Kupfer könnten z.B. einer Verbreitung der oben genannten Bakterien vorbeugen.

Pilze, Bakterien und Viren in geschlossenen Räumen

Nicht nur Wohngifte machen seit Jahrzehnten immer wieder Schlagzeilen, auch Pilze, Bakterien und Viren in geschlossenen Räumen sind für die Wissenschaft eine Herausforderung. Der Wettkampf gegen **Verkeimung in den vier Wänden** hat längst begonnen. Unklare Beschwerdebilder verlangen in der Medizin immer öfter nach neuen Lösungen. Körper-Hygiene und Reinlichkeit gehören zusammen. Wenn beides unter einen Hut gebracht wird, können empfindliche Menschen in Räumen aufatmen.

Mittlerweile scheint es eine umweltfreundliche Komplettlösung gegen Allergene, Umweltgifte, Pilze, Viren und Bakterien im Haushalt und für Fahrzeuge zu geben. Noch vor Jahren mussten sich überempfindliche Personen von Teppichen, Möbeln und bestimmten Stoffen im Haushalt trennen oder ein bestimmtes Auto wählen. Für die Forschung war es ein

Wettlauf mit der Zeit, da es immer mehr sensible Menschen gibt, die allergisch z. B. auf Schimmelpilze reagieren.

Überempfindliche Hausfrauen werden dauernd mit bedrohlichen Stoffen konfrontiert, so wie auch Frau P. aus Köln, die ich während meiner Dreharbeiten zu „Allergien - dem geheimnisvollen Leiden auf der Spur“ kennen lernte. Kein Staubkorn, keine Gerüche durften in der Luft liegen. In einer Zimmerecke stand ein Sauerstoffgerät gegen ihre Atembeschwerden. Sie musste sich sogar vom Drehteam distanzieren, weil einer der Herren nach Rasierwasser roch und ein anderer nach Gummisohlen (neue Schuhe). Zu den Stoffen, mit denen Frau P. damals stets in Berührung kam, gehörten u. a. auch Schimmelpilze und Hausstaubmilben. Seinerzeit hätte sie von den Forschungsergebnissen der letzten dreißig Jahre nicht zu träumen gewagt.

Wie wichtig der Hygieneaspekt ist, zeigt die Medizingeschichte auf. Noch vor etwa 120 Jahren starben viele Frauen im Wochenbett, weil Kernseife als unwirksam betrachtet wurde. Es war ein großer Segen, dass endlich nach zahlreichen Sterbefällen durch Kindbettfieber diese Seife doch noch anerkannt wurde. Heute ist sie weder in Krankenhäusern noch im privaten Bereich wegzudenken, sie hat ihren Platz gefunden. Jedes Bad ist mit ihr bestückt und jede Kammer enthält die verschiedensten Putzmittel für unterschiedliche Oberflächen.

Was die moderne Hygiene-Forschung jedoch heute als Ergänzung für größere Reinlichkeit zu bieten hat, ist mehr als erstaunlich.

Parkinson

Etliche Fälle von **Parkinson** lassen darauf schließen, dass sexuelle Überaktivität eine mögliche Ursache sein könnte. Dadurch scheint eine Überreizung der Nerven zu entstehen. Ein weiterer Grund könnte ein unentdeckter Pilzbefall sein, der bereits im Gehirn zumeist irreparable Schäden hinterlassen hat.

Mittlerweile wissen wir, dass die falsche Ernährung eine der Hauptursachen von Parkinson ist. Stellen die Betroffenen ihre Ernährung auf die neuen Erkenntnisse um und nehmen dazu noch regelmässig die Energiemischung, verschwinden die Symptome beinahe sofort. Der Betroffene kann sich auch darauf achten, dass das Zittern nach dem Verzehr gewisser Nahrungsmittel deutlich stärker ausfällt.

Lösungsvorschlag:

1. Sexuelle Abstinenz für eine gewisse Zeit zur Reaktivierung der Lebenskräfte und zur Beruhigung der Nerven.
2. Regelmäßige Meditation
3. Bewegung in der freien Natur
4. Umkehr der Lebensgewohnheiten.

Da wir hier von einer sehr starken Sucht ausgehen können, wird oft professionelle Hilfe benötigt.

Produktvorschlag:

1. Goldwasser,
2. Etherium Gold,
3. Pinienpollen
4. Kastanienmehl - stärkt den gesamten Organismus und die Nerven
5. TATwellness Energiemischung

Restless Legs -Syndrom

Während bei Restless Legs -Syndrom (RLS) die Angewandte Bioenergetik nach Fraas über eine bestimmte Massagetechnik mit unterschiedlichen Griffabfolgen den Klienten große Linderung verschaffen kann, haben auch andere Techniken ihre Erfolge. Oftmals rettet auch ein eiserner Wille oder der Zufall den Kranken vor einer drohenden Lethargie.

„Eine Freundin und Journalistin aus Barbados berichtet z. B. von einer großen Gruppe, die in ihrer Wahlheimat einen speziellen Wirkungskreis aufgebaut hat. Die Teilnehmer arbeiten schon seit vielen Jahren zusammen und verwöhnen sich gegenseitig mit Energie. Ist jemand erkrankt, befassen sich mehrere Mitglieder über viele Stunden oder Wochen, manchmal sogar über Monate, einmal wöchentlich mit dieser Person und der Erfolg bleibt offenbar nicht aus." (aus: „Faltenfrei schön – was sonst?" VAK-Verlag) Was aber ist da so hilfreich? Wenn Wut, Streit oder Verwünschungen etwas in uns zerstören können, dann gibt es auch etwas in uns, das wieder heilt.

Restless legs – unruhige Beine werden vor allem in der Ruhephase vor dem Einschlafen beobachtet. Ein Hauptgrund für die unruhigen Beine sind die immer wiederkehrenden belastenden Gedanken, die den Menschen nicht zur Ruhe kommen lassen. Ein Ausweg aus dieser Unruhe bietet wohl die Tiefe Medidation und das hingeben in das Leben, denn wenn es auch oft so aussieht, als gäbe es keinen Ausweg, so ist Ihnen der Ausweg nur nicht bekannt.

Restless legs werden gemildert durch Infrarotdecken und die Einnahme von Goldwasser und Etherium Gold.

Rheuma

(Siehe: Arthrose und rheumatische Beschwerden)

Die Wirksamkeit des Goldes

Während Gold eines der meistgesuchten Elemente der Erde ist, liegen die darin enthaltenen Gesundheitsaspekte für die meisten Menschen noch tief im Verborgen. Der wahre Wert des Goldes liegt in seiner Bedeutung für die Gesundheit und nicht im vermeintlichen Wohlstand. Leider ist die positive Wirkung des Goldes für die Gesunderhaltung noch völlig unbekannt.

Vergangene Kulturen haben Gold als Elixier eingenommen, welchem durch einen chemischen Prozess andere Elemente hinzugefügt wurden. Der Mediziner, Alchemist und Naturforscher Paracelsus (1493-1541) beschreibt das Element wie folgt: **„Unter allen Elixieren ist Gold das höchste und wichtigste für uns. Es kann den Körper unzerbrechlich erhalten. Trinkbares Gold heilt alle Krankheiten, es erneuert und stellt wieder her."**

Alchemisten des Mittelalters, wie Paracelsus und Isaacus Hollandus, berichten in alten Schriften von geheimnisvollen Lebenselixieren und ihren unglaublichen Heilerfolgen. „Besonders legendär war das „Aurum Potabile", das „Trinkgold der Alchemisten", hergestellt aus purem Gold, das auf geheime Weise verflüssigt und aufwendig im Labor mehrere Monate lang bearbeitet wurde."

Damals ging es den Gelehrten nicht um die Herstellung von Gold aus Blei; ihr kühnes Ziel war vielmehr, das höchste Allheilmittel zu finden, ein Mittel, das Körper, Geist und Seele gleichermaßen verwandeln sollte. „Alles Schwere, Dunkle und Kranke im Menschen soll durch das

„dunkle“ Blei symbolisiert werden.“ Die Transformation vom dunklen Blei ins „lichte Gold“ soll Erleuchtung und Gesundheit symbolisieren.

Johann Agricola, ein ebenso bekannter Arzt und Alchemist des 17. Jahrhunderts: „... das Gold hermetis (...) ist eine solche Medizin, welche Krankheiten, sie kommen her wo sie wollen, kurieret und wie ein Feuer den ganzen Leib durchdringet, und reiniget denselben von allen Überflüssigkeiten und bringt ihn auf den höchsten Grad der Gesundheit. Wer es nun dahin bringet, der ist glückselig.“

(Erschienen in der Zeitschrift “Paracelsus” Heft April & Mai 2004 - Seite 10-12 & 10-13)

LIFE-TEST-Institut für bioenergetische Testmethoden, (Beirat in der „Europäischen Kommission interdisziplinärer Wissenschaften“), hat mit Hilfe alternativ-medizinischer Diagnosegeräte die Wirkung der jetzt wieder entdeckten Essenzen untersucht. Biophotonenmessungen, Meridianenergie-Messungen über Hautwiderstand und Kirlian-Fotografie dienten der Untersuchung. „Zur Überraschung der Tester reagierte das menschliche Energiesystem sehr intensiv und in ungewöhnlicher Weise auf die Essenzen.“

Hier sehen Sie die Ergebnisse:

1. Das menschliche Energieniveau wird insgesamt erhöht;
2. Die Produktion und Speicherung der Lebensenergie Chi (TCM) wird direkt angeregt;
3. Übergeordnete Steuerungsebenen im menschlichen Energiesystem werden aktiviert und dadurch eine Harmonisierung energetischer Ungleichgewichte und Blockaden in Gang gesetzt;
4. dabei kann Unbewusstes und Verdrängtes, das energetische Blockaden hervorruft, ins Bewusstsein gelangen und so verarbeitet werden.

(Erschienen in der Zeitschrift “Paracelsus” Heft April & Mai 2004 - Seite 10-12 & 10-13)

Aber was genau passiert da? Eine mögliche Erklärung wäre: Die Information in unserem Organismus erfolgt über den Fluss von Elektronen. Wenn wir dieses Wissen berücksichtigen, dann können wir uns vorstellen, was die Qualität dieses Edelmetalls in uns bewirken kann. Gold kann offenbar die elektrischen und somit auch die magnetischen Eigenschaften des Körpers beeinflussen ein gestörtes elektrisches Potential wieder normalisieren. „Wenn man dem Organismus und dem Gehirn Gold in wasserlöslicher Form zuführen würde, könnte dies die Lebenszeit erheblich verlängern und das Gewebe verjüngen. Gold kann auch eine entscheidende Rolle für die mentale Entwicklung des Menschen spielen“.

Gold ist eine Substanz, die mit den vitalen Kräften des Lebens unmittelbar Verbindung aufnehmen kann.

Es aktiviert und harmonisiert das gesamte Drüsensystem und kann vor allem die Zirbeldrüse und die Hirnanhangdrüse stimulieren.

„Forschungen haben gezeigt, dass die Leitfähigkeit und somit der Informationsfluss der DNS durch Gold bis um das 10’000 fache verbessert werden kann. Das bedeutet, dass die DNS in jeder einzelnen Zelle höhere Energiemengen verkraften kann (mehr als 1 Million Elektronen pro Sekunde). Gold steigert die Aufnahme von Nährstoffen und optimiert die Stoffwechselprozesse im Körper.“

Auch in der Homöopathie ist die Wirksamkeit des Goldes bekannt. Hier heißt es Aurum (lat.). In der Homöopathie achtet man – bevor man ein Mittel verordnet - nicht nur auf die vom Patienten geschilderten Symptome, sondern auch auf seine Eigenschaften, sein Verhalten, Schockerlebnisse aus der Vergangenheit und vieles mehr. Oftmals passt Gold in der Homöopathie zu ehrlichen Menschen, die hart arbeiten.

Allerdings überfordern sie dabei nicht selten auch ihre Umwelt. Sie sind zielstrebig und besonders ehrgeizig. Sie mögen es absolut nicht, wenn man ihnen widerspricht. Die Menschen, auf die Aurum als homöopathisches Mittel zutrifft, erkranken auch leichter bei finanziellen Sorgen. Auf körperlicher Ebene ist Aurum (Gold) hilfreich bei: Herzbeschwerden, Bluthochdruck, Angina pectoris, Arteriosklerose und bei schmerzenden Knochen. Aber nicht nur die Komplementärmedizin erwähnt die Wirksamkeit des Goldes positiv, der in USA schulmedizinisch anerkannte Bradford-Test ergab: „Bei Einnahme von 30-40 Tropfen täglich zeigten sich bereits nach drei Tagen erhebliche Verbesserungen (...) das Blut wurde wieder deutlich vitaler und die Belastung mit Giften und schädlichen Stoffwechselresten in Blut und Urin nahm stark ab. Der Erfolg zeigte sich im gesamten Zustand der roten Blutkörperchen, in der Belastung mit Umweltgiften, den Fließprozessen im Bindegewebe, also der Nährstoffzufuhr und Entschlackung, im Enzymstatus und damit im Stoffwechsel, der Zellatmung und dem Energiestoffwechsel sowie der Abpufferung von freien Radikalen.

Medizinisches Gold kann u. a. bei folgenden Krankheiten eingesetzt werden: **Arthritis, rheumatischen Störungen,** Depressionen, Fällen von multipler Sklerose, Drüsenproblemen, nervösen Störungen, POS und **ADL- Kindern, Lern- und Konzentrationsschwäche.** Eine Steigerung der Intelligenzfähigkeit von 25% ist möglich.

Schwefel – das vergessene Mineral –

Die Natur bringt die besten Heilkräfte für den Menschen hervor, er muss sie nur für sich entdecken. Schon Schopenhauer war von der Magie der Natur überzeugt: „Es gibt nur eine Heilkraft und das ist die Natur." Schon im Altertum war der pharmazeutische Nutzen des Minerals bekannt. Nicht nur die alten Römer und Griechen badeten in Schwefelquellen, um rheumatische Erkrankungen zu lindern, auch Paracelsus schrieb schon positiv über den Naturstoff: „Im Schwefel sind große Geheimnisse und Kräfte für beide Wissenschaften und niemand kann den vollkommenen Grund erforschen. Es sind große Tugenden da, dass sich ein jeder darüber wundern muss, dass im Schwefel solche Kräfte sind, dass es nicht viele Dinge gibt, die ihn übertreffen oder in der Medizin oder Alchemie ihres gleichen sind."

Damals wie heute ist Schwefel als Abführmittel und gegen Hautprobleme bekannt. Schwefelrezepturen werden bei Akne, Krätze, Ekzemen und Mykosen eingesetzt. In der klassischen Homöopathie gehört Schwefel (Sulfur) zu den so genannten „großen Mitteln" und wird gegen **Allergien, Arthrose-Rheuma und Schmerzen eingesetzt**. „Neben Wasser, Salz und Kalzium ist Schwefel der am häufigsten vorkommende feste Bestandteil im Körper. Schwefel ist einer der wichtigsten Funktionsträger im Organismus."

„ (…) Schwefel als Schlüsselelement des Bindegewebes und der Gelenke wird ebenso für die Enzymaktivität, den Hormonhaushalt und die Funktion des Immunhaushaltes benötigt. Ein Mangel an Schwefel kann u. a. zu Arterien- und Venenverhärtung sowie Entzündung der Gelenke führen." (aus: „Schwefel zur Nahrungsergänzung – Seit Jahrhunderten bewährt, heute wieder entdeckt" – Literaturhinweis: Dr. Frank Liebke). Schwefel ist wichtig für die Haut, für Finger- und Fußnägel sowie die Haare. Er hält das Gewebe weich und scheint hilfreich gegen Allergien, Asthma, Arthritis, Arthrose, Kandida (Pilze), Entzündungen und Krampfandern zu sein. Er soll sogar die Blutzirkulation erhöhen und den Körper von Schwermetallen entgiften.

Im letzten Jahrzehnt schien die Wichtigkeit dieses Schlüsselelements in Vergessenheit zu geraten. Schwefel und seinen organischen Verbindungen wurde in der modernen Medizin zu wenig Aufmerksamkeit geschenkt. Das scheint sich nun wieder zu ändern. Im Internet ist nachzulesen, dass sich in den USA seit einigen Jahren „eine organische Schwefelverbindung aus der Natur, **das Methyl-Sulfonyl-Methan (Dimethylsulfon), kurz MSM** genannt, bei zahlreichen akuten und chronischen Erkrankungen bewährt hat. Inzwischen ist es zu einem festen Bestandteil bei der sanften Bekämpfung von Schmerzen, Entzündungen und vielen anderen Erkrankungen geworden." (aus: „Gesundheit & Medizin – Das vergessene Mineral, das in unserer täglichen Nahrung häufig fehlt" - Pressemitteilung von Dr. Heike Jürgens).

Sulfur (Schwefel) wird für Haut, Fingernägel und Haare benötigt. Stimmt der Schwefelhaushalt im Körper, so wird das Gewebe weich und es soll einen verbesserten Schutz gegen Entzündungen und Candida geben. Ebenso lassen sich Muskelkrämpfe über Sulfur reduzieren. Auch scheint der Hormonhaushalt über das Mineral günstig beeinflusst zu werden. Sulfur hat in jedem Fall Einfluss auf sehr viele Vorgänge im Körper. Er unterstützt u. a. die Enzymaktivität und wird vom Körper für Zellerneuerung benötigt.

„Erst der im Körper gebundene Schwefel macht die Struktur und Festigkeit des Bindegewebes aus, da er für eine gelungene Kollagensynthese zuständig ist. Ohne Kollagen, das als Gerüstsubstanz im Körper für die Festigkeit und Struktur des Bindegewebes, der Sehnen, der Knorpel und der Knochen zuständig ist, wäre der Mensch ein formloser Zellhaufen." (aus: „Gesundheit & Medizin", Pressemitteilung von Dr. Heike Jürgens, Naturwissenschaftlerin/Biotechnologie)

Bekommt der Körper nicht genug Schwefel, können sich Schwächezustände einstellen und die Zellfunktionstüchtigkeit nimmt ab. Ist genügend Schwefel im Körper vorhanden, wird er ausreichend entgiftet und die Nährstoffe werden gut aufgenommen. Schwefel ist in jedem Fall ein unverzichtbares mineralisches Element. Es spielt neben den Mineralien Kalzium, Magnesium, Kalium, Flor, Jod, Zink und Selen eine außerordentlich wichtige Rolle im Stoffwechselprozess.

In der Homöopathie ist Schwefel als Sulfur bekannt. Der Wirkungskreis von Sulfur ist vielschichtig. Allein das homöopathische Mittel soll in einer Potenz von D6 – D12 und höher „einen eigenartigen katalytischen Einfluss auf die Tätigkeit fast jeder Zelle im Sinne der Reaktionssteigerung haben, daher erklärt sich sein ungewöhnlich großes Indikationsgebiet." (Aus: Homöopathisches Repetitorium – DHU) Allerdings müssen die Konstitutionsmerkmale gegeben sein. Der Therapeut achtet darauf, ob der Patient ein mürrisches Wesen hat, depressiv und pedantisch ist, unter einem schlechten Gedächtnis leidet, regelmäßig zwischen 3 und 4 Uhr morgens aufwacht und ein schwaches Bindegewebe hat.

Unsere Gedanken, Erlebnisse und Verhaltensweisen begünstigen oftmals den Ausbruch einer Krankheit. Dazu gehören natürlich auch Schockerlebnisse und anhaltender Stress. Hier könnte auch ein Therapeut hilfreich sein, der sich auf Traumata spezialisiert hat. Mit ihm kann man auf Entdeckungsreise durch die eigene Vergangenheit gehen und herausfinden, welcher Augenblick im Leben zu dem Krankheitsausbruch mit beigetragen haben könnte. Immer wieder finden wir bei schweren Erkrankungen auch seelische Auslöser. Zum Beispiel sollen „Polyarthritis und andere entzündliche Prozesse" durch ständige unterschwellige Leidenskonflikte oder einen emotionalen Schock ausgelöst werden können. Einige Patienten sprechen sogar über ihren Leidensdruck, den sie kurz vor Ausbruch ihrer Erkrankung oder vor neuen „Schüben" hatten. Ein Mann, der an Morbus Bechterew leidet, meint hierzu: „Ich fühlte mich wie kastriert, als ich erfahren habe, dass meine Freundin mich betrogen hat." Bei Restless Legs – Syndrom (RLS) sprechen Patienten oftmals von „immer wiederkehrenden Gedanken", die Stressempfindungen in ihnen auslösen.

Hildegard von Bingen erwähnt die Bitterkeit des Menschen und meint, dass derjenige nicht zur Weisheit kommen werde, der verbittert und wenig nachsichtig ist. Unsere Gedanken lösen chemische Reaktionen im Körper aus, die laut Hildegard, zu Beschwerden führen können. Die Äbtissin bezeichnet Verbitterung als sündhaft. Gedanken und Gefühle sind mit einander verstrickt. Ein Verdrängungsmechanismus dient einerseits zu unserem Schutz und andererseits trägt er dazu bei, dass ein traumatisches Erlebnis von manchen Menschen regelrecht aus dem Gedächtnis ausgeblendet wird und deshalb in einem Gespräch mit einem Therapeuten zunächst nicht mit dem Ausbruch einer Krankheit in Verbindung gebracht werden kann.

Das Ausblenden von schrecklichen Geschehnissen oder Quälereien aus der Vergangenheit ist ein Schutzmechanismus unserer Psyche. Der Körper erinnert uns über Symptome aber später daran, dass es da noch etwas gibt, das nicht verarbeitet wurde. Vor diesem Hintergrund ist die übliche Definition von Krankheit zu überdenken, vor allem dann, wenn wir nur mit Medikamenten gegen das Symptom vorgehen, das letztlich der Erinnerung dient. Arzneimittel können aber auch ein Segen sein, wenn es um die akute Erleichterung bei verschiedenen Beschwerden, z. B. Schmerzen, geht. Bei wiederkehrenden Beschwerden sollte man jedoch nach der Ursache forschen, wenn man wieder gesund werden will und diese Puzzle-Arbeit können Sie nicht allein Ihrem Hausarzt überlassen. Er kann nicht Ihr gesamtes Leben durchforschen; Sie müssen dabei schon aktiv mitarbeiten und sich selbst erinnern. Niemand außer Ihnen selbst trägt die Verantwortung für Ihre Gesundheit.

Natürlich reagiert ein Mensch mit angeschlagener Gesundheit auch viel eher auf Stress, als ein gesunder. Der Körper meldet sich bei Fehlverhalten mit seinen Schwachstellen, die Programmierung dieser Haltungsweise liegt dabei häufig in der Vergangenheit begründet. Viele Kranke berichten ihren Ärzten z. B. von „Rheumaschüben" nach einer anhaltenden Stressphase. Neben den typischen Verhaltensweisen eines „Sulfur- Patienten" gibt es noch andere Hinweise dafür, ob das homöopathische

Mittel Sulfur (Schwefel) als Therapeutikum geeignet ist. Sulfur trifft auf etliche Beschwerdebilder zu. Wir haben hier mit dem obigen Beispiel der „Rheumaschübe" nur *ein* Krankheitsbild erwähnt.

Wie bereits verschiedentlich erwähnt, tragen Sie die Verantwortung für Ihre Gesundheit selbst und wir hoffen, dass Ihnen dies immer bewusster wird. Sie können zwar Rat und Empfehlungen einholen, die Entscheidung liegt jedoch bei Ihnen. Bevor man sich aber für das Richtige entscheiden kann, ist Information unerlässlich und das Gefühl, auf dem richtigen Weg zu sein, gehört dazu. Wenn Sie eine sichere Entscheidung für Ihre Gesundheit treffen wollen, dann ist Ihr eigenes Gefühl immer der beste Ratgeber. Wir tragen nur Wissen für Sie zusammen, was sie damit machen, liegt letztendlich bei Ihnen.

Zurück zum Schwefel und Rheumatismus. Natürlich kann schon falsche Ernährung den Verlauf einer rheumatischen Erkrankung begünstigen. Bereits unsere Vorfahren wussten, dass regelmäßiger Verzehr von Schweinefleisch das Blut sauer macht. Allerdings reicht ein gesundes Ernährungsbewusstsein allein nicht immer aus. Wichtige Bestandteile können leider häufig nicht mehr ausreichend vom Körper aufgenommen werden, weil den Lebensmitteln selbst schon viele Grundstoffe fehlen und dazu gehört zum Beispiel Schwefel.

Schwefel kann Muskelkrämpfe und Rückenschmerzen reduzieren und die Konzentration steigern. Sollte sich nach einer gründlichen Untersuchung herausstellen, dass sie unter Arthrose leiden, bietet die „neue" Medizin einiges an. Wir empfehlen zunächst einen sanften Behandlungsweg aus der Naturmedizin. Als Arthrose bezeichnet der Arzt eine nichtentzündliche rheumatische Erkrankung. Man vermutet auch, dass Mangelerscheinungen zur Degeneration der Gelenke beitragen können. Bei einer Arthrose soll ein Missverhältnis zwischen Belastung und Belastbarkeit des Knorpels vorliegen. Oft treten degenerative Erscheinungen an Fingern, Fußgelenken, Knien und Hüftgelenken auf, die sehr schmerzhaft sein können. Zunächst scheinen sich die Beschwerden einzuschleichen, danach können sie sich aber bis zur Unerträglichkeit steigern.

Ist die Arthrose schon weit fortgeschritten, stellt sich oft ein dauerhafter Belastungsschmerz ein. Die Arthrose beginnt mit einem zunehmendem Knorpelverschleiß und einer Knochenschädigung. Ihr Verlauf ist zwar individuell verschieden, jedoch gehören offensichtlich eine Überbelastung der Gelenke und deren Unterversorgung mit notwendigen Nährstoffen zur allgemeinen Krankheitsursache. Neben zahlreichen anderen Stoffen scheint Schwefel hier eine wichtige Bedeutung zu haben. Er kann diese Beschwerden lindern und ist eine wichtige Präventiv-Maßnahme gegen das Fortschreiten der Krankheit. Dazu müssen wir folgendes wissen, um die Wirksamkeit des Schwefels verstehen zu können:

„Unser Körper benötigt circa 2 - 8 Gramm Schwefel, um ununterbrochen neue Zellen schaffen zu können. (…) Ohne eine ausreichende Menge an Schwefel kann der Körper nur schwache und unzulänglich funktionierende Zellen produzieren. Schwefel hilft dem Körper, seine Geschmeidigkeit zu erlangen und zu erhalten. Er unterstützt die Zellwände, ihre Flexibilität zu bewahren, damit anfallende Gifte entweichen und Nahrung besser aufgenommen werden kann. Auch Insulin enthält Schwefel und ist deshalb unerlässlich für die Energieproduktion."

(aus: „Schwefel zur Nahrungsergänzung – Seit Jahrhunderten bewährt, heute wieder entdeckt" – Literaturhinweis: Dr. Frank Liebke)

Allerdings können Parasiten die Aufnahme von Schwefel und anderen Stoffen verhindern. Wenn das geschieht, wovon sollen sich dann die Zellen ernähren? Eine langjährige Recherche ergab die folgende Antwort: Wenn den Zellen die Nährstoffe fehlen, dann verlangen sie nach einem Ersatzstoff und das ist eine – dem Leser bereits bekannte – Emotion. Die Zellen leben dann quasi von der Energie, die durch die besagte Emotion im Körper entsteht. So wie sich der Magen mit Hungergefühl meldet, verlangt das Gehirn nach dieser Emotion (Angst, Wut, Eifersucht…).

Der Körper wird regelrecht süchtig nach dieser Energie und das Gehirn bringt uns über bestimmte – oft unbewusste – Handlungen in eine Situation, die diese Emotion hervorruft. Das ist ein fataler Kreislauf und dieses Wissen sollte uns mitfühlend werden lassen, wenn es zu krankhafter Eifersucht, chronischer Ängstlichkeit oder unkontrollierten Wutausbrüchen kommt. Wird der Parasit beseitigt, verschwindet auch die Manipulation durch unser Gehirn.

Zurück zu der Wirksamkeit von Schwefel, der in der richtigen Form ohne Bedenken einnehmbar sein soll. Empfohlen werden 2 - 8 Teelöffel Schwefelwasser pro Tag. Angenehme Nebeneffekte sind schneller wachsende Haare, Finger- und Fußnägel. Sogar bei Heuschnupfen kann sich in wenigen Minuten eine deutliche Besserung zeigen. Überschüssiger Schwefel soll vom Körper ausgeschieden werden. An der Wirksamkeit sanfter Mittel ist immer wieder zu erkennen, dass sie niemals nur für ein Gesundheitsproblem gut sind, sondern dass sie immer mehrere Ebenen im Organismus abdecken.

An dieser Stelle möchte „Gesund durch Wissen" noch einmal an die Wirksamkeit von Honig mit Zimt erinnern. Sogar bei Arthritis kann dieses alte Hausrezept hilfreich sein. Den Patienten wird eine Tasse mit heißem Wasser empfohlen, in dem zwei Löffel Honig mit einem Teelöffel Zimt aufgelöst werden. Im Internet wird sogar behauptet, dass die Beschwerden zu kurieren seien, wenn man täglich morgens und abends eine Tasse heißes Wasser mit Honig und Zimt zu sich nimmt. Selbst wenn das nicht gelingen sollte, werden weder Honig noch Zimt irgendwelchen Schaden anrichten können, es sei denn, Sie reagieren allergisch.

An der Universität in Kopenhagen wurde die Wirksamkeit von Honig mit Zimt bestätigt. In einer Studie erhielten 200 Probanden eine Mixtur aus einem Esslöffel Honig und einem halben Teelöffel Zimtpulver vor dem Frühstück und innerhalb einer Woche sollen praktisch 73 Patienten bereits völlig schmerzfrei gewesen sein.

MSM (Methylsulfonyl-Methan) –eine besondere Substanz aus der Natur

MSM steht bei der Gesundheitsfürsorge immer mehr im Mittelpunkt. Die Resultate sollen bemerkenswert sein. Der menschliche Körper besteht vor allem aus Wasser und Natrium, aber zum Teil auch aus MSM. Es ist in frischer Nahrung enthalten, beispielsweise in verschiedenen Obst- und Gemüsesorten, in Milch, Algen, Meeresfrüchten und in geringen Mengen auch in Getreide. MSM geht jedoch verloren, wenn die Nahrung erhitzt wird. Zum einen wird gekochtes Gemüse empfohlen, um Parasiten vorzubeugen, zum anderen können dabei Mineralstoffe und Spurenelemente auch verloren gehen.

„Schwefelhaltige Mittel bilden flexible Verbindungen zwischen den Proteinen in unserem Muskelgewebe und es hält die Zellwände in unserem Körper porös, so dass Nährstoffe und Wasser transportiert und Giftstoffe abgeführt werden können. “ (MSM- Infos aus dem Internet: www.Provitan.org)

MSM stellt zerstörte Zellen und Gewebestrukturen wieder her und scheint dadurch schmerzlindernd bei entzündlichen Prozessen im Körper zu wirken. Es wird deshalb **bei Gelenk-, Sehnen-, Schleimbeutel-, Bandscheibenproblemen** und zahlreichen anderen entzündlichen Prozessen im gesamten Muskel- und Bewegungsapparat empfohlen.

Bei vielen Sportlern ist MSM gegen Steifheit und Schmerzen bei überbeanspruchten Bändern, Muskeln und Gelenken bekannt. Als Antiallergikum besetzt es die Rezeptoren in den Schleimhäuten so, dass Allergene (Stoffe, die die Allergie auslösen können) nicht mehr in der Form angreifen können. Auch baut Schwefel eine Übersäuerung im Körper ab. MSM balanciert offenbar den pH-Wert ohne Nebenwirkungen aus und scheint auch gegen einige **Parasiten** wirksam zu sein.

„Der menschliche Körper produziert jeden Tag neue Zellen. Stirbt eine Zelle ab, so wird sie durch eine neue ersetzt. Ohne die erforderliche Menge MSM wird die Zelle in das Bindegewebe aufgenommen, wobei sie jedoch hart wird. Die Flexibilität des Gewebes nimmt sofort ab und es können Probleme mit den Lungen und anderen Organen auftreten." (aus dem Internet: MSM unter www.Provitan.org)

In der Gesundheitsvorsorge ist schon seit Jahrhunderten bekannt, dass schwefelhaltige Heilquellen bei vielen Beschwerden Erleichterung bringen. Auch können Schwefelverbindungen als Antibiotika (Sulfonamide) zur Bekämpfung von bakteriellen Infektionen dienlich sein. Literaturhinweis: „MSM – eine Supersubstanz der Natur" von Frank Liebke, VAK - Verlag.

Auch in vielen Nahrungsmitteln befindet sich Schwefel oder MSM, aber nur in so geringen Mengen, so dass über die Nahrung kaum der nötige Anteil eingenommen werden kann. Darum wird MSM industriell hergestellt. Entweder durch ein Destillationsverfahren oder durch ein Kristallisationsverfahren. Als Ausgangsmaterial wird DMSO verwendet, welches aus dem Abfall der Holzindustrie gewonnen wird. MSM kann nie durch das Verarbeiten von Bäumen oder anderen Pflanzenmaterialien hergestellt werden, wenn sie das auch immer wieder auf Internetseiten lesen mögen. Das wäre in etwa so aufwendig, wie wenn man versuchen würde Gold aus Meerwasser zu extrahieren, was theoretisch möglich ist, aber praktisch unmölgich weil viel zu aufwendig. Durch einen kontrollieren Oxidationsprozess welcher Wasserstoffperoxid und Wasser beinhaltet, es werden keine anderen Chemikalien dazu verwendet, wird aus DMS – DMSO und daraus MSM hergestellt. Hierzu gibt es ein günstigeres Kristallisationsverfahren und eine teureres Destillationsverfahren. Die Wirksamkeit beider Produkte ist gleich, aber die Reinheit des Endproduktes ist beim destillierten Produkt besser.

Vitalitätsabfall und Kraftlosigkeit?

Leiden Sie unter Vitalitätsabfall ohne dass es hiefür eine Erklärung gibt? Dieses Problem stellt sich leider nicht nur bei einem aufkommenden Infekt oder in zunehmendem Alter ein, nicht selten sind schon junge Leute ausgebrannt und energielos. Energielosigkeit trägt seit Jahren einen Namen: Burnout- Syndrom – ein Zustand ausgesprochener Erschöpfung, sowohl körperlich als auch emotional. Oftmals sind junge Leute recht ehrgeizig. Zum einen wünschen sie sich beruflichen Erfolg und zum anderen wollen sie ihren Arbeitsplatz sichern, denn auch Arbeitslosigkeit löst Stressempfinden aus und schwächt den Menschen.

Die Gründe für ein Burnout- Syndrom sind individuell verschieden. Psychosomatische Erkrankungen sind oftmals die Antworten auf eigenes Fehlverhalten oder Mobbing. Wenn destruktive Gefühle ein Dauerzustand werden, führen sie nicht selten zu Depressionen. Energielosigkeit kann einerseits Krankheit und andererseits Schwermut auslösen. Nicht selten wird ein energieloser Mensch auch aggressiv und streitsüchtig. Das Burnout- Syndrom hat eben viele Gesichter. Alle psychosomatischen Erkrankungen haben ihre eigene Vorgeschichte und Energielosigkeit macht vor keiner sozialen Schicht halt.

Schüler, Manager, Krankenschwestern, Lehrer, Hausfrauen, Arbeitslose und Rentner – sie alle kennen diese Mattigkeit nach Dauerstress. Das Burnout -Syndrom ist heute in aller Munde, dabei fehlt den meisten nur Lob und Zuspruch für ihren Fleiß oder eine originelle Idee. In der heutigen Zeit gehört Kritik zum Alltag, nicht aber Lob und Anerkennung. Loben Sie öfter mal Ihren Partner, ihre Kinder und Ihre Arbeitskollegen. Sie werden sehen, dass sie dankbar sind und ihre Augen werden strahlen. Diejenigen, die ein Lob nicht annehmen können, sind dann ebenso gefährdet wie derjenige, der ohne Anerkennung schuftet, was mit der Zeit in Energielosigkeit endet.

Der Zustand anhaltender Energie-Leere führt häufig auch zu Problemen im Umfeld der Betroffenen. Das Berufs- und Familienleben leidet unter den auftretenden Gefühlsschwankungen, Verstimmungen, der Dauermüdigkeit und sich einstellenden Lustlosigkeit des Betroffenen. In der Vergangenheit glaubte man, dass dieser Zustand vor allem etwas mit (Über-) Beanspruchung zu tun habe, der dann auch zu Leistungsabfall führen kann. Man könnte aber auch davon ausgehen, dass ein Burnout eine Art „Stress-Syndrom" ist, das vor allem bei helfenden Berufen vorkommt. Heute spricht man von einem komplexem Beschwerde- bzw. Leidensbild, das sich durch sämtliche Schichten jeden Alters zieht. Eine Hausfrau kann ebenso unter Erschöpfungszuständen leiden wie ein selbstständiger Unternehmer.

Natürlich sollte man weitere Erkrankung ausschließen, wenn man selbst etwas gegen den Vitalitätsabfall unternehmen möchte. Häufig ist die Ursache im krankmachenden Fehlverhalten des Erschöpften zu suchen. Ausgepowerte Menschen suchen den Grund für ihre Erschöpfung selten bei sich selbst. Um wieder fit zu werden, sollte man damit beginnen, die Verantwortung für seine Dauermüdigkeit selbst übernehmen und nicht nach einem Sündenbock suchen. Derjenige, der sich ausbeuten lässt braucht immer einen Gegenspieler und umgekehrt. Auch hier ziehen sich Gegensätze an, damit sie voneinander lernen können. Die Erkenntnis allein kann schon eine deutliche Besserung bringen, aber nur, wenn man sein Verhalten entsprechend ändert.

Jeder sollte sich seiner Gesundheit zuliebe die eigenen Grenzen verdeutlichen und im Alltag ein wenig Raum lassen für das, was ihm Spaß bereitet. Es macht wenig Sinn, einem Vitalitätsabfall nur mit Tabletten zu begegnen, wenn man verlernt hat, sich etwas Gutes zu gönnen und es auch zu genießen. Ebenso braucht jede große Anspannung anschließend auch eine Ruhephase, so, wie bei einem Training im Sportstudio nach jeder Muskelanspannung immer eine Muskelentspannung folgen sollte. Körperliche, geistige und seelische Leistungen verlangen nach einem Ausgleich.

Auch persönliche Niederlagen im Beruf oder eine schmerzliche Trennung vom Partner können das Selbstwertgefühl eines Menschen stark beeinträchtigen und in seelische Erschöpfungszustände führen. Ebenso können unrealistische Wünsche irgendwann in eine schmerzliche Ernüchterung münden, aus der man im Extremfall in ein Burnout- Syndrom abgleitet. Das extreme Streben nach Selbstdarstellung in manchen Berufen, die Sucht nach Erfolg oder Belohnung und die vermeintlich fehlende Dankbarkeit werden im Internet als Sonderform süchtigen Fehlverhaltens bezeichnet.

Selbst erzeugter Leistungsdruck kann ebenfalls ein unheilvoller Weg ins Burnout-Syndrom sein. Negative Empfindungen als Dauerzustand belasten den ganzen Organismus einschließlich des Nervenkostüms. Bei lange anhaltenden Erschöpfungszuständen können sich vegetative Funktionsstörungen, wie zum Beispiel Herz-Kreislauf- und Magen-Darmprobleme oder Wirbelsäulenbeschwerden einstellen. Dem modernen Menschen in den Industrieländern macht immer häufiger eine zunehmende Sinnleere zu schaffen, unter der dann das Gemüt leidet. Nicht selten führen seelische Krisen mit der Zeit auch zu körperlichen Problemen.

Lässt man sich auf unvermeidliche Stressphasen im Leben ein, dann sollte man unverzüglich über die möglichen Folgen nachdenken. Erst dann die Notbremse zu ziehen, wenn man ein gutes Lebensgefühl längst verloren hat, zieht oft gesundheitliche Folgen nach sich. Zum Beispiel kann man einem unkontrollierten Suchtverhalten verfallen, denn Nikotin und Alkohol werden nicht selten als Seelentröster gebraucht. Vorübergehend können Genussmittel auch gesteigerte Energie vortäuschen und zu anderen gesundheitlichen Problemen beitragen. Grundsätzlich können wir jedoch sagen, dass man sich mit sinnvollen präventiven Maßnahmen schützen kann.

Eine gründliche Situationsanalyse wäre ratsam. Folgende Fragen sollen Sie dabei unterstützen:

1. Welche Umweltbedingungen können zu einer Energielosigkeit beigetragen haben?
2. Wo und wann habe ich mich selbst vernachlässigt?
3. Wo und wann habe ich meinen Nächsten vernachlässigt?
4. Lasse ich meine Talente ausreichend zu?
5. Welche Denkmuster stecken hinter meiner Abgeschlagenheit?
6. Welches Wissen fehlt mir, um aus dem Dilemma wieder heraus zu finden?
7. Wie gewinne ich ein Stück Freiheit zurück?
8. Wo liegen meine Grenzen?
9. Wie schaffe ich mir wieder ein neues Kräfte-Reservoir?
10. Was ist für die Zukunft realistisch und was bleibt Illusion?
11. Bewege ich mich ausreichend an der frischen Luft und halte ich die Mahlzeiten regelmäßig ein?
12. Was steht es mit einem gesunden Egoismus; kommt er vielleicht zu kurz?
13. Weiß ich Mutter Natur, ihre Schätze, Pflanzen und Tiere zu achten?
14. Fehlt mir der Glaube an eine positive Veränderung?
15. Meditiere ich oder komme ich meinem Fehlverhalten über Gebete auf die Schliche?

Den größten Schutz bietet die richtige Selbsteinschätzung der geistigen Leistungsfähigkeit, körperlichen Belastbarkeit und seelischen Stabilität. Alles lässt sich korrigieren, man muss sich nur der eigenen Fehler erst einmal bewusst werden. Die Lösung steckt in der Bewusstseinsveränderung! Habe ich mein Fehlverhalten erst einmal erkannt, kann sich manches körperliche Symptom quasi in Luft auflösen. Eine gesunde Lebensführung ist dann auch kein unlösbares Problem mehr. Zu jeder Zielvorstellung im Berufs- und Privatleben gehört eine klare Entscheidung für mehr Gesundheit und Achtsamkeit.

Sagen Sie bewusst „Ja“ zu jedem Schritt, der Sie zu mehr Vitalität führen kann und beantworten Sie sich in einer stillen Stunde die oben aufgelisteten Fragen. Interessant wird es, wenn man überrascht feststellt, wie unbewusst man doch im Allgemeinen lebt und auf welche Weise sich

Verhaltensfehler einschleichen konnten. Wichtig ist zum Beispiel ausreichender Schlaf und die Frage: Nach wie viel Stunden Schlaf bin ich ausgeruht? Zum Auftanken von Vitalität und Kraft braucht der Körper Ruhephasen, deshalb ist ein gesunder Schlaf sehr wichtig. Aber gerade wenn man ausgepowert ist, stellen sich die ersten Schlafstörungen ein. Obwohl man total erschöpft ist, kann man weder ein- noch richtig durchschlafen.

Ausreichender Schlaf wird oft auch durch ungesunde Fernsehgewohnheiten verkürzt. Lesen Sie lieber und/oder hören sie Musik vor dem Zubettgehen; auch ein regelmäßiges, warmes Fußbad kann eine angenehme Einschlafhilfe sein. Warten Sie mit dem Ausruhen nicht auf den nächsten Urlaub. Nach dem Aufstehen am Morgen können Sie sich über trockene Bürstenmassagen (in kreisförmiger Bewegung zum Herzen aufsteigend) und Wechselduschen (warm/kalt) schnell fit machen. Solche banalen Ratschläge könnten „*zum Standard-Repertoire einer gesunden Lebensführung gehören".

Es sollte uns nicht weiter überraschen, dass auch hier die Ernährung einen sehr wesentlichen Faktor spielt. Ernähre ich mich stets nur von sehr niedrig schwingendem, was bei den meisten Menschen leider der Fall ist, dann sollten wir auch nicht erstaunt sein, wenn auch der menschliche Organismus und die Seele einem Leistungsabfall hinnehmen muss. Weil aber der Mensch kaum über solche Zusammenhänge nachdenkt, fällt es ihm schwer auf die einfachsten Zusammenhänge zu kommen und so beginnt sein Leidensweg, der aber sehr schnell eine Ende findet. Sobald er sich von hochschwingenden, lebensspendenden Nahrungsmitteln ernährt, welche Seele und Leibe beleben und erfreuen!

Gewisse Nahrungsergänzungsmittel und empfohlene Vitamine oder Mineralien stellen in der heutigen Zeit ein gutes Beiwerk für eine gesunde und bewusste Lebensführung dar. Gesundheit erlangen Sie jedoch durch eine veränderte Lebenseinstellung. Bestimmte Mittel können Ihnen aus

Ihrem persönlichen Dilemma heraus helfen: z.B. Goldwasser, Negative-Ionenprodukte, Koenzym Q10 und Pinienpollen.

Zunächst einmal ist aber Ihre Einstellung zum Leben für Ihre Gesundheit das Allerwichtigste.

Produktempfehlungen:

1. Negative - Ionenprodukte
2. Goldwasser
3. Koenzym Q10
4. Kastanienmehl – stärkt den gesamten Organismus und die Nerven
5. Pinienpollen (aus der chinesische Medizin)

Pinienpollen: Ein Hilfsmitteln gegen Energielosigkeit. Pinienpollen werden seit Jahrtausenden in der chinesischen Medizin geschätzt. Sie sollen die Gesundheit fördern und obendrein regulierende Eigenschaften haben. Man sagt, sie enthalten mehr als 200 verschiedene Nährstoffe, zu denen u. a. Proteine, Aminosäuren, Vitamine, Mineralstoffe, Enzyme und Nukleinsäure gehören.

„Natürlich vorkommende Wirkstoffkombinationen unterstützen den gesunden Körper und greifen im kranken Organismus oft besser an als der isolierte Reinstoff." (GuoZhen-Pinienpollen, Jakob Pröpster-Deutschland; www. Pinienpollen.de). Die traditionelle chinesische Medizin legt großen Wert auf eine gesunde Lebensführung und Ernährung. Dadurch wird eine Balance zwischen Yin und Yan geschaffen. Die chinesische Medizin konzentriert sich in erster Linie auf die Vorsorge und erst in zweiter Linie auf Heilung.

Bei regelmäßigem, maßvollem Verzehr von Pinienpollen können deren Inhaltsstoffe – ohne schädliche Nebenwirkungen – nicht nur unserer

Gesunderhaltung dienen, sondern auch bei einer Vielzahl von Beschwerden helfen.

Koenzym Q10: Vor allem ältere Menschen sehnen sich wieder nach mehr Elan und Energie. Koenzym wirkt vorbeugend gegen Spannungs- und Vitalitätsabfall. Natürlich sind Bewegung an der frischen Luft und gesunde Ernährung wichtig für einen gut funktionierenden Körper, aber das Bindeglied zu Ihrer Eigeninitiative für mehr Vitalität soll Koenzym Q10 sein.

Bisweilen brauchen ein überstrapazierter Körper und Geist einfach Unterstützung. Mit K**oenzym** können auch jüngere Menschen einem Spannungs- und Vitalitätsabfall vorbeugen. „*Ziemlich direkt wird die Funktionstüchtigkeit der Organe aufrechterhalten."

Wem könnte Koenzym außerdem noch helfen? Allen Menschen die körperlich oder geistig hart arbeiten müssen, häufig unter Zeitdruck stehen und deshalb starke Nerven brauchen. Zuträglicher wäre es allerdings, wenn stattdessen mehr Pausen eingehalten würden. Wer aber kann sich das heutzutage schon leisten? Viele leiden im Alltag unter Zeitnot und der Leistungsdruck will kein Ende nehmen. Erst bei völliger Erschöpfung zwingt der Körper uns zum Nachdenken und verlangt nach einem bewussteren Leben und anderen Entscheidungen. Bei körperlicher und geistiger Erschöpfung spielt das Alter immer seltener eine Rolle.

Bewohner in Ballungszentren sind einer hohen Schadstoffbelastung ausgesetzt, auf die der Körper mit Mattigkeit antwortet. Der menschliche Organismus reagiert nicht nur auf Umweltgifte und Sauerstoffmangel mit Vitalitätsstörungen, ebenso auf Dauerstress ohne Ruhepausen. Grundsätzlich wird er durch eine regelmäßige Mineralstoffzufuhr stabilisiert und er lässt sich auch leichter entgiften. Auch hier muss betont werden, dass eine langfristige Mineralstoffzufuhr nur dann Erfolg versprechen kann, wenn Sie auch über Ihre allgemeine Lebensführung nachdenken und Veränderungen zu Gunsten Ihrer Gesundheit herbeiführen.

Solange sich das gesellschaftliche Bewusstsein nicht ändert, versucht die Forschung eine Lösung für die Erhaltung der Vitalität zu finden. „Ins Blickfeld der Forschung geraten gegenwärtig alle jene Menschen, die vermehrt ´oxydativem` Stress ausgesetzt sind.“ Jeder, der unter Entscheidungsdruck leidet, wenig Zeit für Muße hat, zündet ansonsten – wie man sagt – seine Lebenskerze an beiden Enden gleichzeitig an. (*aus: „Zellenergie durch Koenzym Q10“; von Norbert Messin.)

Etherium Gold

ist eine Nahrungsergänzung für Körper und Geist.

Etherium Gold erzeugt höhere Alpha-Gehirnwellen und ist als natürliches einatomiges Gold der Fachwelt bekannt. Es soll die Intuition fördern und zu geistiger Klarheit und emotionaler Stabilität verhelfen. (Info aus dem Internet von ***„Harmonic Innerprizes“).*** Das besondere daran ist, dass die Zusammensetzung der Mineralien ein elektromagnetisches Feld erzeugt. Diese Kräfte ähneln dem Vorgang, bei dem Energie in Materie umgewandelt wird, wobei sich eine Doppelhelix bildet.

Das AlphaLearning Institut in Lugano (Schweiz) testete Etherium Gold seit Oktober 2002 über zahlreiche EEG`s. Die Beobachtungen brachten Erstaunliches zutage. Es besteht nun kein Zweifel mehr, dass über eine Balance der beiden Gehirnhälften die Lernfähigkeit eines Menschen gesteigert wird. „Die Produktion von Alphawellen erleichtert das Lernen. Ein balanciertes Gehirn bildet Alpha-Wellen mit größter Amplitude“.

Wissenschaftlich anerkannt ist, dass diese Alphawellen höhere Intelligenz, gesteigerte Kreativität, verbesserte Körper-Geist-Koordination, Agilität und weniger Stress unterstützen" (von Sean Adams, Forschungsdirektor). Tests zeigten, dass Etherium Gold, dass sogenannte natürliche weiße Gold, eine „effektive und kumulative Wirkung auf die Gehirnaktivität hat."

„Es zeigt sich, dass Etherium Gold eine äußerst wirksame Substanz ist. Unsere Untersuchungen zeigen klar, dass eine Unausgeglichenheit der rechten und linken Gehirnhälfte vorherrschend bei vielen mentalen Verhaltensstörungen ist, wie Hyperaktivität." Etherium Gold stellt zu herkömmlichen Therapien eine Alternative dar."

Biofeed-Analysen haben gezeigt, das Etherium Gold eine bessere Harmonisierung der rechten und linken Gehirnhälfte bewirkt.

Die Lernfähigkeit des Menschen steigert

Ein balanciertes Gehirn produziert Alpha-Wellen mit höherer Frequenz (gesteigerte Lernfähigkeit)
mit größerer Amplitude (mehr Intelligenz und Kreativität sind möglich)
Verbesserte körperliche und geistige Kondition.

Konzentration und Koordination steigern sich
(Inhalte: Sean Adams, Forschungsdirektor, AlphaLearning Institute, Lugano)

Zusammenfassend kann man sagen, dass Gold den Menschen im doppelten Sinne reich und glücklich machen kann, denn „Gesundheit ist wie das Salz, man bemerkt es nur, wenn es fehlt." (Italienischer Volksmund)

Inhaltsstoffe von Etherium Gold: Gold 94 (ppm), Silber 178 (ppm), Iridium 24 (ppm) Rhodium 15 (ppm) Chrom 225 (ppm), Platin 78 (ppm).

Zähne

Dass es einen Zusammenhang zwischen Zähnen und körperlichen Beschwerden gibt, wird nicht mehr bestritten. Das heißt, Schmerzen im Knie können auf einen entzündeten Zahn hinweisen. Auch immer mehr Herzspezialisten lassen die Zähne ihrer Patienten auf Entzündungsherde prüfen, bevor sie einen operativen Eingriff vornehmen.

In einer Ärztezeitung wurde veröffentlicht, dass das Risiko einer rheumatischen Arthritis bei Patienten mit Zahnbettentzündungen (Parodontitis) doppelt bis dreimal so hoch sein soll im Vergleich zu einem Menschen mit gesunden Zähnen. „Ohne Tabakkonsum und mit gesunden Zähnen lässt sich das Rheuma-Risiko gar auf ein Neuntel senken. Immer mehr Fakten sprechen dafür, dass Entzündungen, ausgehend von den Zähnen, sich im ganzen Körper ausbreiten können. (...)

Umgekehrt leiden Rheumatiker bis zu siebenmal häufiger als andere an Parodontitis, einer Entzündung des Zahnhalteapparates. Über Ursachen und Wirkungen sind sich die Experten zwar noch nicht einig, doch zwei Vermutungen sind recht plausibel. Zum einen scheiden Bakterien Enzyme aus, die die Gelenke angreifen können, zum anderen lösen sie eine übermäßige Reaktion des Immunsystems aus, die sich auch gegen das körpereigene Gewebe in den Gelenken richtet. Es lohnt sich also doppelt, die Zähne gut zu putzen." (Aus: http://www.gesundheit.ch/news/arthritis/)
Quelle: Ärztezeitung

Sinn und Zweck des Leidens

Eine Frage: Kennen Sie jemanden, der sein Leben aus Freude und reiner Erkenntnis geändert hätte oder ist es nicht vielmehr so, dass die meisten Menschen nur im Leid ihr Leben betrachten und nach Höherem streben? Stellen Sie sich einmal vor, es gäbe kein Leiden, der Mensch müsste nicht für „sein tägliches Brot" arbeiten und alles würde ihm einfach zufallen? Wir brauchen nicht lange darüber nachzudenken, was mit den meisten Menschen geschähe: Sie würden sich Vollessen, Vollsaufen und sonstigen unheilsamen Lastern nachgehen, ohne jeden Ansporn, ihr Leben zu überdenken und eventuell in Frage zu stellen, denn dass unser Leben auf dieser Erde nicht ewig dauert, das haben die meisten von uns schon festgestellt, aber leider noch nicht alle akzeptiert.

Betrachten wir einen Menschen, dessen Kind, Frau, Ehemann eben gestorben ist und der nun durch dieses Ereignis zum Nachdenken über tiefere Zusammenhänge gedrängt wird. Er beschäftigt sich mit dem Leben nach dem Tod, kommt zu ganz neuen Erkenntnissen und bereichert hierdurch sein Leben in einem nie gekannten Maß. Dann nehmen wir einen Menschen, der seit Jahren an starken Schmerzen leidet, sich nun endlich auf die Suche nach einer Lösung macht und beginnt, die Zusammenhänge des Lebens zu ergründen. Trotz all dem Leiden, dem wir beinahe täglich begegnen, ist und bleibt der Mensch unflexibel und zumeist von sich und seinem Weg völlig überzeugt. Ja, gerade heutzutage ist es so, dass die Menschen das Leiden geradezu fliehen. Unzählige Schmerzmittel wurden erfunden, um den Menschen vor Schmerzen zu bewahren. Es gibt kaum einen Menschen, der in der Lage ist, Schmerzen und Leiden zu ertragen und diesem Zustand etwas Gutes abzugewinnen, nämlich Erkenntnis über sich selbst und die Zusammenhänge des Lebens.

Was könnte der Sinn und Zweck menschlichen Leidens sein? So wie das Gold im Ofen geläutert werden muss, so muss auch der Mensch hier auf dieser Erde geläutert werden. Was aber haben wir nun unter dem Läuterungsfeuer zu verstehen, dem sich der Mensch bewusst oder unbewusst unterziehen muss? Es ist das Leiden, nicht nur das körperliche, sondern auch das seelische Leid, das mit Geduld und Beharrlichkeit getragen werden sollte, immer in dem Bewusstsein, dass es der geistigen Fortentwicklung dient. Verstehen Sie uns nicht falsch! Wir propagieren hier keinesfalls passives Leiden, für das nicht nach einer Lösung gesucht wird. Wir brechen hier eine Lanze für die Annahme des Leidens als ein Mittel zu einem höheren Zweck. Selbstverständlich sollten wir alles in unserer Macht und Erkenntnis stehende tun, um aus diesem Läuterungsfeuer herauszugelangen, denn es soll ja nicht unser gesamtes Leben bestimmen, sondern nur einen Zweck erfüllen. Wir durften Menschen kennenlernen, die sich trotz oder gerade wegen eines sehr schwierigen Lebensweges zu verständigen, mitfühlenden Menschen entwickelt hatten mit einem höheren Lebensbewusstsein und denen die Schwere des Leidens nichts mehr anhaben konnte. Solange aber die Maxime einer Gesellschaft der möglichst umgehende Genuss ist, sind wir von diesem Ziele weit entfernt. Hierzu ein praktisches Beispiel: Der Autor selbst durchlief vor wenigen Jahren einen extremen Leidensprozess, ausgelöst durch eine Glutamatallergie, die sich beinahe über Nacht entwickelte und ihm das Leben zur Hölle machte. Der folgende Heilungsprozess dauert über ein Jahr und er nahm – obwohl die Schmerzen ihn beinahe in den "Wahnsinn" getrieben hätten – in der ganzen Zeit keinerlei Mittel dagegen ein.

Man beachte die Symbolik hinter der Glutamatallergie. Glutamat ist ein Geschmacksverstärker, der Lebensmittel wohlschmeckender machen soll und eine gewisse Sucht auslösen kann. Nach intensiver Selbsterforschung und der Geburt des Sohnes hat sich die Allergie gänzlich verflüchtigt und ist bis heute nicht mehr wiedergekommen. Die dazu nötige „Seelenarbeit", die sehr tief ging, brauchte selbstverständlich ihre Zeit, aber es hat sich gelohnt, denn nicht nur das Leiden fand ein Ende, sondern auch die Seele wurde wieder gesund. Wir sind uns bewusst, dass nicht jeder bereit und in der Lage ist, sich solchen Leidensprozessen zu stellen, aber vielleicht nehmen Sie zukünftig nicht vorschnell ein Schmerzmittel ein und denken darüber nach, was der Schmerz Ihnen sagen will.

Sucht blockiert unsere seelisch – geistige Entwicklung und schadet der allgemeinen Gesundheit

Wenn sich dieses „höhere" Gefühl in Ihnen ausbreitet, können viele Blockaden (Beschwerden) verschwinden. Lernen Sie, hier und da auf Dinge zu verzichten, von denen Sie glauben, dass sie diese unbedingt brauchen. Um das Leben genießen zu können, pflegen viele Ihre Süchte. Der eine kann nicht auf Alkoholkonsum verzichten, der andere nicht auf seine heißgeliebte Zigarette. Auch zuviel Arbeit lässt uns wenig Zeit für persönliche Entwicklung und wir fordern unseren Körper geradezu heraus, dagegen zu rebellieren. Um ein gesundes Körperbewusstsein zu entwickeln, brauchen Sie täglich nur ein wenig mehr Zeit für Besinnung oder Meditation. Für dauerhaften Erfolg hier nun ein weiterer Ratschlag: Verzichten Sie probehalber mal für eine Weile auf den Genuss von Kaffee und achten Sie bewusst darauf, was ihr Körper bereits nach einer Woche dazu sagt. Kaffee scheint ein starker Säurebilder und Giftfänger im Körper zu sein und entsprechend beträgt er sich dann auch.

Zur Belohnung werden Sie sich anschließend viel wohler fühlen. Der Körper braucht eine Weile, um sich an ein verändertes Suchtverhalten anzupassen und deshalb müssen Sie leider vorrübergehend Entzugserscheinungen in Kauf nehmen. Ein homöopathisches Mittel kann Ihnen bei der Entwöhnung behilflich sein. Oftmals gehört zu einer Tasse Kaffee auch eine Zigarette. Wenn Sie nun vom Kaffeetrinken ablassen wollen, dann bedenken Sie bitte, dass die verbliebene Sucht nach einer Zigarette auch die nach dem Kaffee wieder verstärken kann. Wenn Sie es schaffen, dann verzichten Sie auf beides; auch hier bietet die Homöopathie Erleichterung.

Nux Vomica kann Ihnen helfen, wenn Sie auf Kaffee verzichten wollen. Wenn Sie das Rauchen aufgeben wollen, dann hilft zum Beispiel Akupunktur in Verbindung mit Caladium seguinum und Plantago major aus der Homöopathie. Die Entzugssymptome können Sie auch mit dem Präparat Gold lindern, das ebenfalls bereits das Bedürfnis nach einem Genussmittel reduzieren kann. (Wir sind bereits im vorhergehenden Bericht näher auf das Präparat „Gold" (Aurum) und seine Einsetzbarkeit eingegangen). Wenn Sie sich gegen eine Sucht entscheiden wollen, dann ist eine veränderte Lebenseinstellung Voraussetzung für den Erfolg. Die Angst davor, rückfällig zu werden, können Sie bekämpfen, indem Sie sich täglich erneut gegen die Tasse Kaffee oder die Zigarette zu entscheiden.

Wenn man die Entscheidung immer nur für den jeweiligen Augenblick fällt, dann ist die Hürde nicht so groß, die man täglich nehmen muss. Diese Taktik funktioniert, weil Sie keine lebenslange Entscheidung treffen, sondern nur eine momentane. Nach Ablauf der ersten zwei Wochen wird Ihnen der Verzicht schon leichter fallen. Lassen Sie sich den Freiraum, sich immer wieder neu zu entscheiden, sonst halten sich Wunsch und Widerstand die Waage und es entsteht eine innere Zerrissenheit = ich möchte ja, aber ich kann nicht.

Wenn Sie sich kasteien, erreichen Sie genau das, was Sie eigentlich verhindern wollen – nämlich einen weiteren Säurebilder in Ihrem Körper. Wenn Sie wieder mal schwach geworden sind und große Mengen Kaffee getrunken haben, dann machen Sie doch mal den Mundgeruchstest. Ich bin sicher, wenn Sie Ihren eigenen Atem erst einmal bewusst wahrnehmen, werden Sie das Rauchen und Kaffeetrinken bald ganz aufgeben. Es wird Ihnen auch Spaß machen, zu beobachten, dass Sie sich bei solchen Tests in Ihrer Entscheidung immer sicherer fühlen.

Für Ihre Standfestigkeit können Sie sich am Ende im Spiegel mit einem Lächeln belohnen und sich dabei über Ihre eben geputzten, weißen Zähne freuen! Auch die braun gefärbten Zeige- und Mittelfinger werden mit der Zeit wieder rosa und auch die Gesichtshaut bekommt eine frischere Farbe, auch ohne Make-up, selbst kleine Gesichtsfältchen lösen sich regelrecht in Luft auf. Betrachten Sie doch mal die häufig fahle und faltige Haut von Kettenrauchern und Kaffeetrinkern.

Wie Sie sehen, können Sie mit der Entscheidung für ein gesünderes Leben auch Ihrem Äußeren etwas Gutes tun. Wenn Sie durchhalten, steigert dies auch Ihre Ausstrahlung. Wir gratulieren Ihnen schon jetzt zu Ihrer Entscheidung. Bald werden auch Ihre Freunde und Familienangehörigen Ihre Veränderung bemerken und Sie noch anziehender finden, als zuvor. Ihr Sodbrennen wird sich ebenfalls bald von Ihnen verabschieden, wenn Sie zusätzlich auf kohlensäurehaltige Getränke verzichten können.

Und wenn Sie nicht bereit sind. Ihren Weg zu verändern, weil Rauchen Ihnen Spaß macht, dann bedenken Sie bitte, dass sich ihr Suchtverhalten auch auf Ihre Kinder übertragen kann. Im Sternmagazin (RTL) wurde z. B. gezeigt, dass bestimmte Computerspiele ebenso süchtig machen können, wie Alkohol. Diese Spielsucht soll teilweise sogar die gleichen Symptome auslösen, wie die Alkoholsucht. Meist hilft dann nur noch eine Therapie bei einem Psychologen oder Familientherapeuten. Leichte Präparate, wie z. B. Gold, können eine verordnete Psychotherapie unterstützen.

Das Leben schult den Geist

Wenn wir lernen würden zu verstehen, dass wir mit allem, was existiert und noch nicht existiert, über eine Art göttlicher Matrix verbunden sind, dann könnten wir sicherlich auch leichter Vergebung und Nachsicht üben. Nur ein Masochist möchte sich selbst bewusst verletzen, aber der Seelenschmerz, den wir anderen über Beleidigungen, Missgunst oder Wutausbrüche zufügen, löst auch unangenehme Empfindungen bei uns selbst aus – oder?

Solange beide Streithähne emotional miteinander verstrickt sind, reagieren sie auch mit unterschiedlichen körperlichen Reaktionen darauf. Das Fatale ist nur, dass die Streitenden glauben, voneinander getrennt zu sein. So ist es aber offenbar nicht. Den wütenden Blick einer anderen Person spürt man, auch wenn man ihr längst den Rücken zugekehrt hat. Der Zorn bleibt so lange haften, bis man sich und dem anderen vergeben hat. Denken wir nur an die Menge Wasser in unserem Körper, die Informationen nicht nur sammelt, sondern auch mit Veränderungen darauf reagiert. Manchmal sind sie gleich spürbar, oft aber kommt die Reaktion erst mit Verzögerung, etwa so, wie ein Tsunami nach einem Seebeben.

Auch „Bauchschmerzen" werden nicht unbedingt durch den Wutausbruch selbst verursacht, sondern durch den Wunsch nach Vergeltung und die geringe Bereitschaft zur Vergebung, vielleicht auch durch die innere Zerrissenheit zwischen Wunsch und Widerstand und zwischen Einbildung und Realität. Zum einen möchten wir mit einem uns lieben Menschen überhaupt nicht streiten und zum anderen fühlen wir uns machtlos unseren Emotionen ausgeliefert, die uns regelrecht in ein Gefühls-Desaster steuern. Meist sind es sogar banale Dinge die uns in die Luft gehen lassen. Die Theorie des Miteinanderverbundenseins macht es uns auch nicht leichter, unser Verhalten zu verstehen. Aber wie macht sich diese Verbundenheit für uns glaubhaft bemerkbar? Dafür gibt es viele Signale. Wenn Sie sich zum Beispiel am Telefon mit einer

Person unterhalten, dann spielt es keine Rolle, ob sie 10 m oder 10 km voneinander entfernt sind.

Gähnt der eine am Telefon, dann gähnt der andere mit. Dies ist ein Phänomen über das wir gar nicht mehr nachdenken, aber wenn es kein Feld geben würde, das uns verbindet, dann gäbe es auch kein gemeinsames Gähnen. Oder nehmen Sie die Liebe auf den ersten Blick. Wenn man den anderen direkt darauf anspricht, ob er auch diese Wärme oder Schmetterlinge im Bauch fühlt, wird man sicherlich eine Bestätigung bekommen, denn die Empfindungen scheinen sich zwischen den Menschen zu spiegeln und Gefühle entstehen oftmals über das Wort bzw. umgekehrt. Egal was wir fühlen, es wird über die Gedanken gesteuert und umgekehrt werden unsere Gedanken auch über unsere Empfindungen gesteuert.

Grundsätzlich kann man sagen, dass ein erfülltes und gesundes Leben vom bewussten Miteinander abhängig ist. „Liebe Deinen Nächsten wie Dich selbst“ bekommt über die Akzeptanz der „göttlichen Matrix“ eine weiter, wichtige Bedeutung für unsere Gesunderhaltung. Das Gebot ist wohl auch ein wichtiger Hinweis für Ursache und Wirkung bei sämtlichen Genesungsprozessen. Geht es unserem Nächsten gut, so fließt sein Glücksempfinden auch zu uns zurück. Können wir vergeben, spüren wir die Dankbarkeit des anderen und er kann sich auch leichter bei uns entschuldigen.

Statt Wut breitet sich nun Zufriedenheit in uns aus und spiegelt sich in unserer Umwelt. Solange wir nicht gemeinsam für mehr Gesundheit und Glück an einem Strang ziehen, besteht immer wieder ein spürbares Ungleichgewicht in uns. Jede Diskrepanz strebt nach Balance, so wie in der Natur, die oftmals auf ihre Ausbeutung mit Erschütterung reagiert. Auch wenn sich Gesundheit wieder einpendelt, können vorübergehend weitere Symptome entstehen. Leider werden diese dann oft der Krankheit zugeordnet und wenn man dann gegen sie vorgeht, scheint der Körper sich massiv dagegen zu wehren. Ohne Spiritualität kommen wir auch hier nicht weiter.

Häufig wollen körperliche Symptome nur auf ein Fehlverhalten aufmerksam machen. Etwa so, wie verdorbene Nahrung Bauchschmerzen auslösen kann, reagiert der Körper als eine Art Weckruf mit Beschwerden auf eingefahrenes Fehlverhalten, denn auch die Seele dürstet nach Aufmerksamkeit. Umso wichtiger ist es, körperliche Symptome nicht gleich zu bekämpfen, vielleicht sollte man sie nur lindern und erst einmal abwarten, ob der Körper sich nicht selbst reguliert. Wir sollen möglicherweise lernen, den Ursprung eines Symptoms zu erkennen und eine Krankheit als Wegweiser zu sehen. Alles, was wir irgendwann über Emotionen und sich wiederholende Gedanken säen, werden wir später einmal ernten. Liebe ist das stärkste Gefühl. Es reguliert vieles im Körper, beflügelt den Geist und die Seele und überträgt sich auf jeden, dem wir in einer glücklichen Phase begegnen.

Unsere Ausstrahlung steigert unsere Anziehungskraft auch auf völlig fremde Menschen. Wenn es so ist, dass Gefühle zwischen uns hin und her springen wie ein Pingpong-Ball, dann sollten wir doch besser für die Liebe (Nächstenliebe) entscheiden, als irgendwelchen unglückseligen Gedanken nachzuhängen - oder? Den Schlüssel für Gesundheit und ein befreites Leben finden wir in steigender Lebensfreude. Schon Paracelsus wusste: „Die beste Medizin für Gesundheit ist die Liebe."

Das Seelen-Leiden

Spiritualität und Gesundheit

Unsere Gedanken können körperliche Symptome manifestieren. Wer kennt das nicht: Man ärgert sich und einem „kommt die Galle hoch". Die Galle reagiert in der Regel sofort auf Ärger, wenn sie zu den Schwachstellen des Menschen gehört, der sich mit ihr beschäftigt. Aber was ist mit einem verdrängten Erlebnis, einem Schock oder dem Verlust eines geliebten Menschen? Unser Körper erinnert uns oft erst Jahre später an dass, was uns irgendwann einmal seelisch und körperlich aus der Balance gebracht hat, z. B. Mobbing, Scheidung, der Tod eines engen Angehörigen, ein ungewollter Ortswechsel, etc.

Der Schlüssel für dauerhaftes Wohlbefinden ist die verloren gegangene Spiritualität. Wenn wir im Vorhinein wüssten, was uns krank macht, dann würden wir uns für ein anderes Leben und Verhalten entscheiden. Allein so manche Auseinandersetzung fände nicht mehr statt, wenn wir dabei an unsere Gesundheit denken würden. Das Gebot der Nächstenliebe bekommt unter diesem Aspekt auch einen egoistischen Sinn. Wer wieder gesund werden möchte, muss seine Beschwerden einem schmerzlichen Ereignis zuordnen können, das zu einem früheren Zeitpunkt stattgefunden hat. Wer aber kann das schon?

Es ist schon für uns selbst nicht leicht, eine lange vergangene Ursache für bestimmte Beschwerden herauszufinden, wieso verlangen wir dann eine solche Hellsichtigkeit von unseren überforderten Ärzten? Weil wir die Ursache unserer Beschwerden nicht kennen, können Medikamente lediglich lindern, heilen müssen wir uns selbst. Gesund sein können wir nur in einem intakten Umfeld und mit einem veränderten Bewusstsein, denn die begangenen werden solange gespeichert, bis wir einsichtig sind und daraus lernen. Aber bevor wir eine Veränderung vornehmen können, müssen wir sie wollen und sie akzeptieren. Die Eigenschaft, sich selbst zu vergeben, Respekt zu üben, über sich und die eigenen Fehler lachen zu können, Verantwortung zu übernehmen, dem anderen zu dienen, das Göttliche in sich und dem anderen zu erkennen, gehört zum Genesungsprozess dazu. Aber Gesundheit kann nur von Dauer sein, wenn sich auch das Bewusstsein im Kollektiv ändert.

Vielleicht tragen wir dazu bei, wenn wir erkennen, dass Krankheit zu unserer Entwicklung (Aufwachprozess) gehört und dass die Lösung für Vieles in uns selbst steckt. Wenn wir wachsamer wären, dann würden wir nicht nur erkennen dass Wasser lebt, kommuniziert und denkt, sondern dass auch Mutter Erde es tut. Wenn wir ihr dann auch noch mit mehr Respekt begegneten und sie nicht nur ausplünderten, dann würde auch sie vermutlich aufhören, zu rebellieren. Und wenn wir das Ursache/Wirkungsprinzip von Krankheit begreifen und uns nicht mehr von unserem Umfeld getrennt fühlen würden, verschwänden wahrscheinlich auch unsere körperlichen Symptome. Mit einem anderen Bewusstsein könnten wir sogar die Geschehnisse beeinflussen und zwar bewusst. Wir würden im Alltag nicht nur funktionieren, sondern gestalten und alle Gewässer würden dieses neue Massenbewusstsein für die Zukunft unserer Kinder auch noch speichern.

Tatsächlich leisten wir ständig einen Beitrag zur Gestaltung unseres Umfeldes, jedoch erschaffen wir unbewusst durch ungenaue Zielvorstellungen leider häufig oft genau das, was wir eigentlich nicht wollen. Wir sind noch nicht in der Lage zu erkennen, dass auch Eitelkeit, Habgier und Selbstsucht Krankheiten sind, die sich irgendwann in uns oder bei anderen durch uns, als Symptome bemerkbar machen können. Alles Leben ist stets bestrebt, sich zu regulieren und somit sind auch viele

Beschwerden positiv zu bewerten. Sie dienen der Veränderung oder der Regulierung, was auch mal weh tut.

Dass unsere eigenen Fehler in uns gespeichert werden und körperliche Beschwerden eine Art Rebellion oder Gedächtnisstütze sein können, wird jetzt sicher auch für den Laien vorstellbar, wenn er das System als ein Ganzes betrachtet. Wir speichern Geschehenes nicht nur im Gedächtnis oder Unterbewusstsein, die in Beziehung zueinander stehen, wir speichern auch alles im Blut, sprich im Wasser. Jeder mag sich auch aus Folgendem selbst einen Reim machen, denn wenn Wasser ein Lebewesen ist, wie Mutter Erde selbst, dann hat es nicht nur ein Gedächtnis.

Es lebt und verändert sich als eigenständiges Wesen mit seinem Umfeld. Was wäre, wenn die Natur über das Wasser unsere Untaten an ihr speichert und sie über Pflanzen und Meeresfrüchte wieder an uns abgibt? Hier können wir nur Vermutungen anstellen, die aber einen Sinn ergeben. Allein das Nachsinnen darüber wird sich auf irgendeine Weise übertragen und über die natürliche Matrix verbreiten. Jeder Gedanke bildet einen Satz und jeder Satz besteht aus einzelnen Wörtern. Der Japaner Masaru Emoto beobachtete, dass sich z. B. bei dem Wort »Gott« im Wasser wunderschöne Kristallformen bilden und damit kommen wir wieder bei zur Wirksamkeit des Betens. „Am Anfang stand das Wort", so heißt es schon in der Bibel. Mit Hilfe einzelner Wörter kann unser Gehirn ganze Geschichten erzählen. Unser Verstand produziert vollständige Überzeugungswelten, die sich anschließend über die Körperflüssigkeit transportieren, kommunizieren und verwalten lassen. Besonders prekär wird es, wenn wir uns darüber im Klaren werden, dass viele unser Überzeugungen oft übernommen werden, ohne ihren Wahrheitsgehalt zu prüfen.

Ein Charakter kann vollkommen fremdbestimmt sein, wobei die Fremdbestimmung nicht einmal von außen kommen muss, sondern vom inneren Selbst. Wir haben gar keine Ahnung, wie lange Ängste, Wut und Trauer schon in uns gespeichert sind. Vielleicht sind diese Gefühle und Verhaltensweisen sogar schon vererbt worden? Unsere Laune zum Beispiel kann schon durch eine Mangelerscheinung beeinflusst werden und damit wären wir wieder beim Thema Ernährung. Ändern wir nichts an der falschen Ernährung, drehen wir uns im Kreise und die Folgen sind ein sich einschleichendes Leiden, das wiederum durch unsere Gedanken und eine übernommene Überzeugung verstärkt werden kann.

Hat sich eine Krankheit durch seine kreisenden Gedanken erst einmal manifestiert, ist es für den Erkrankten nicht leicht, sie als Übeltäter wahrzunehmen. Viel leichter ist es, bei einem gesundheitlichen Dilemma die Schuld außerhalb von uns selbst zu suchen, aber damit ist der Genesungsprozess blockiert. Die persönliche Einstellung zu einem krankhaften Symptom spielt eine große Rolle, wenn man wieder gesund werden will. Ein möglicher Zweifel an der Genesung überträgt sich, wie wir spätestens jetzt wissen, in jede unserer Zellen. Leider werden unsere persönlichen Zweifel oftmals durch das persönliche Umfeld noch geschürt. Allein die Einstellung zu einer gesunden Ernährung kann in der Familie so manche Diskussion heraufbeschwören.

Deshalb raten wir, bleiben Sie gedanklich immer bei sich und mit ihren Ansichten in der Gruppe flexibel. Wenn der bisherige Weg Sie nicht gesünder werden ließ, dann sollten Sie einfach einen neuen ausprobieren. Um die Kette unangenehmer Symptome zu durchbrechen, ist der Weg über eine gesunde Ernährung der einfachste. Die Ernährung ist und bleibt einer der wichtigsten Faktoren für unsere Gesunderhaltung. Auch sollten wir auf die „Reinheit“ unserer Nahrung schon bei der Aussaat auf dem Feld achten. Schon im Saatgut steckt die Information der Mutter Erde. Werden bereits beim Düngen Fehler gemacht, wird uns unser Körper solange daran erinnern, bis wir das Wunder der Natur begreifen, bis wir in ihr auch Ursache und Wirkung für Krankheit erkennen können. Warum versuchen wir es nicht mal mit Liebe (Nächstenliebe) und lassen dieses Gefühl über unsere Mitmenschen in gemeinsame Gebete oder eine Meditation fließen? „Denn die Liebe ist wie ein Fluss lebendigen Wassers, der fließen muss.“ Liebe ist obendrein die schönste Möglichkeit der Kommunikation. Eine Liebeserklärung wird hiernach nicht nur von dem jeweiligen Paar wahrgenommen, sie überträgt sich auch auf deren gesamtes Umfeld.

„Wir können uns natürlich auch für einen stehenden, fauligen Tümpel aus Selbsthass, Selbstbeschuldigung und Boshaftigkeit gegen andere entscheiden." (KT- Internet) Damit jedoch manifestieren wir Krankheit und solange wir das Übel nur außerhalb von uns suchen, kann auch die Liebe in uns nicht wachsen. Wir können nur dann physischen Probleme vorbeugen, wenn wir den Ursprung unserer Probleme mit unserem Verstand erkennen. Unser Körper spricht stets die Wahrheit und auf seine Reaktionen sollten wir achten. Er wehrt sich gegen alles, was ihn von der Wahrheit und seinem Ursprung entfernt.

Wenn Sie selbst sich wieder auf dem Weg der Besserung befinden, dann wächst mit der Genesung auch der Glaube an Ihre Gesundheit. Wenn sich Ihr Wohlbefinden also wieder langsam steigert, dann dient genau dieses Gefühl als Messlatte für weitere positive Beobachtungen und Schritte, die Ihnen den Glauben an Ihre Gesundheit wieder zurückgeben können. Obendrein überträgt sich Ihre Entdeckung für mehr Gesundheit auch auf Ihre Mitmenschen und zwar nur, weil sie es empfinden. Manchmal ist es schon hilfreich, wenn man lernt, sich selbst nicht so wichtig zu nehmen und stattdessen anderen zu helfen. Sobald Sie auch für andere da sein können, werden Sie immer öfter Dankbarkeit fühlen und diese Empfindung wandelt sich bald in Glücksgefühle. Gelebte Spiritualität empfängt Liebe, die man dann auch leichter mit anderen teilen kann.

wir lesen in Hildegard; Welt und Mensch, Seite 127, 66: "die Laster aber sind gleichermassen wie die Tugenden trächtig wie ein Weib, weil das Laster andere Laster wie die Tugend Tugenden gebiert."

Man lasse diesen Satz einige Augeblicke durch das Herz ziehen und betrachte die heutige Welt. Eventuell werden dann einige Zusammenhänge ganz klar vor unserem inneren Augen erscheinen und es scheint da doch einiges schief zu laufen. Viel zu sehr werden die Laster und das Ungute gefördert und die Tugenden, sofern sie überhaupt noch als solche anerkannt werden, kommen im Schulunterricht und täglichem Leben viel zu kurz. Wohl werden zur Beruhigung des Gewissens hier und da die Helden des Alltags gekürt, aber dies ändert noch lange nicht an der Tatsache, dass das ganze Bildungs- und Wirtschaftssystem die Tugenden geradezu bekämpft. Sollte diese Aussage stimmen, dann ist unser Erziehungs- und Gesellschaftssystem auf ganz falschen Grundsätzen aufgebaut und wird sich wohl oder übel mit der Zeit selbst zerstören, weil eben Laster und Ungutes nur wiederum Laster und Ungutes gebären wird. Es wäre also eine dringende Ausrichtung auf das Tugendhafte, Wahre und Schöne in allen Aspekten unseres Lebens nötig, um der Gesellschaft einen neuen Lebensimpuls zu geben. Gegenseitige Schuldzuweisungen sind da auch fehl am Platze, da jeder für sich schon mal in seinem eigenen Leben damit beginnen kann, sofern er dies möchte. Er braucht gar nicht darauf zu warten, bis sich etwa Politik und Gesellschaft auf diesen Weg begeben werden, denn da kann er vermutlich lange warten. Hier und jetzt kann man damit beginnen und neue Wege einschlagen. Man wird dann auch Gleichgesinnte treffen, die ihn auf seinem Wege begleiten und so wird man sich gegenseitig zur Stütze.

Als ein Beispiel für die Kraft des Bösen oder Unguten nehme man folgends Beispiel:

> Man nehme ein grosses Fass mit reinem Wasser und dieses Wasser kann schon durch einen Tropfen starken Giftes völlig ungeniessbar gemacht werden. Dann nehme man ein Fass voll Giftes und füge einen Tropfen reines Wasser hinzu. Das Gift wird nicht im geringsten davon beeinträchtigt werden.

Wir können hieraus ersehen, dass die Kräfte und Mächte des Bösen viel stärker sind hier auf der Erde und dies hat auch seinen Grund, denn der Mensch soll eben im steten Ringen-Kämpfen, Überwinden Sieger werden über das Böse, Unreine, Ungute in sich selbst. Hat er dies in sich selbst errungen, dann wird er ganz automatisch auch seine Um- und Mitwelt dementsprechend gestalten. Dies wäre dann die Erklärung zu den Worten Jesu: " Nur dem Überwinder, wird die Krone des Lebens gereicht und ihr sollt vollkommen sein, wie der VATER im Himmel", worunter sich die Menschen zumeist wenig vorstellen können. Also durch das tägliche ringen mit den "niederen Kräften" wird die Seele zu ungeahnten Kräften kommen und schon hier auf Erden zu einem Bewohner der Himmel werden, denn das Himmelreich ist inwendig in euch.

Um diese höchste Aufgabe überhaupt in Angriff nehmen zu können muss der Mensch zuerst von der Existens einer Seele – Seiner Seele – überzeugt sein.

Existenz der Seele

Selbst seriöse Forscher gehen heute von der Existenz der Seele aus. Personen mit Nahtoderlebnissen berichten von einem Tunnel und einem starken Sog, der sie in die Richtung eines unbeschreiblich schönen Lichtes zieht. Die Welt Online veröffentlichte am 25.04.08 „Die Seele existiert auch nach dem Tod". Auch seriöse Forscher behaupten: „Die Seele gibt es wirklich und das unsterbliche Bewusstsein ist genauso wie Raum, Zeit, Materie und Energie ein Grundelement der Welt." Es gibt inzwischen unzählige Berichte und Bücher zu diesem Thema. Viele Menschen wagen noch nicht, in der Öffentlichkeit über ein Nahtoderlebnis zu sprechen, weil sie befürchten, für verrückt gehalten zu werden oder auch unglaubwürdig zu sein. In dem Onlinebericht heißt es weiter: „Inzwischen gibt es eine Reihe von namhaften Physikern, die solche Effekte für real halten. Dabei kommen sie zu dem revolutionären Schluss, dass es eine physikalisch beschreibbare Seele gibt. Das Fundament für diese atemberaubende These liefert das quantenphysikalische Phänomen der Verschränkung." Im Lebenshilfebuch „Faltenfrei schön was sonst" (VAK-Verlag), geht es um innere und äußere Schönheit. Auch das Thema Erleuchtung wird in diesem Buch angenehm humorvoll dargestellt. Es beschreibt einen Weg der wohligen Gefühle, die als Erfahrung in der Seele gespeichert werden. Im Leben geschieht nichts vergeblich; jedes Erlebnis soll von der Seele gespeichert werden und das angesammelte Wissen nach dem Tod in eine übergeordnete Seele übergehen. Von dort soll der Erfahrungsschatz an alle Seelen weitergeleitet werden. Somit verbreitet sich Wissen über eine „Welt-Seele", die uns alle gleichermaßen damit beschenkt und zu einer Entwicklung beiträgt, die uns offenbar am Ende zu dem „Göttlichen" hinführen kann." In dem Buch werden wissenschaftliche Beobachtungen und Theorien zur Seele preisgegeben, z. B aus der Zeitschrift Raum und Zeit, 122/2003, die darüber berichtet „... dass zur Zeit des Urknalls ein Feld existiert hat, das alle potenziellen Möglichkeiten des Universums gespeichert hatte. Das ursprüngliche Feld, das andere Felder belebt, ist heute eine Standard- Idee, die einen Teil des modernen Physik-Verstandes darstellt."

In dem Buch geht es auch darum, dass - wenn wir Seelenhygiene betreiben - wir „im höchsten Entspannungsgrad nicht in der Lage sind, jemandem etwas Böses zu wünschen, habgierig oder dem Leben gegenüber gleichgültig zu sein. Anstatt sich häufiger zu besinnen oder auch mal zu beten, lassen wir uns vom Alltag stressen und entfernen uns damit von Eingebungen und unserer innern Stimme, die sich bei wichtigen Entscheidungen nicht mehr meldet, wenn man sie nicht pflegt. Unsere Gesundheit hängt mit unserem Seelenleben zusammen und unsere Seele braucht ihre Nahrung!

Seelenhygiene

Dass Ernährungsgewohnheiten Einfluss auf unseren Körper und unser Seelenleben haben können, ist uns nicht erst seit heute bewusst. Jedoch wissen wir immer noch zu wenig über die Zusammenhänge, obwohl schon Hildegard von Bingen darüber geschrieben hat. Sie war davon überzeugt, dass die Seele Nahrung braucht und dass diese mindestens ebenso wichtig ist, wie unser tägliches Brot. Die Äbtissin hatte regelmäßig Eingebungen und schrieb „mit Gottes Hilfe" zum Thema Seelennahrung: „Damit sich der Mensch bewusst werde, dass es eben nicht nur auf die Ernährung des Körpers ankommt, sondern vor allem auch auf die Ernährung der Seele, um eine glückliches und erfülltes Leben zu führen, sei hier folgendes angeführt und zuerst die Frage gestellt: wovon ernährt sich überhaupt die Seele? Zur edleren Nahrung beim Fleisch soll das reine Muskelfleisch gehören. Unter unedles und grobes Fleisch sollen die Innereien, Sehnen und Knochen zählen."

Für Hildegard von Bingen ist die edle Nahrung reine Nervennahrung. Die besonders edlen Teile vom Fleisch sollen auch Nahrung für die Seele sein. Isst der Mensch nur unreines und unedles, wird er mit dieser Gewohnheit seinem Körper und seiner Seele schaden. Während viele Menschen unbekümmert von Süßigkeiten bis hin zum Schweinefleisch alles in sich hinein stopfen, verhalten sich die Tiere – mit Ausnahme der Ratten – anders. Aber selbst die Ratte, die ein Allesfresser ist, lebt bewusster als der Mensch.

Ohne, dass wir uns gleich unwohl fühlen müssen, können wir auch Dinge essen, die für den Organismus nicht so zuträglich sind. Der Körper gleicht unsere Ernährungsfehler eine zeitlang aus. Bei manchen Menschen reagiert der Organismus jedoch schneller als bei anderen. Im allgemeinen führen wir unserem Körper nur solche Stoffe zu, die nicht sofort, sondern erst oft nach Jahren, eine schädliche Wirkung auslösen können; d. h. durch die bewusste Auswahl der Nahrung hat der Mensch einen großen Einfluss auf sein körperliches und seelisches Wohl.

Seelenhygiene

Und so ist dieses Kapitel das wichtigste in diesem Buch. Denn ohne diese Zusammenhänge zu erkennen und diese auch zu praktizieren nützt alles nichts. Dann wäre alles nur Theorie und würde keine Früchte in unserem Leben tragen. Wir würden dann auch weiterhin mit unerwarteten „Schicksalsschlägen" konfrontiert werden, weil wir noch nicht eins sind mit den unsichtbar wirkenden Schöpfungsgesetzen, die uns unablässig auf unsere Versäumnisse aufmerksam machen.

Damit sich der Mensch bewusst werde, dass es eben nicht nur auf die Ernährung des Körpers ankommt, sondern vor allem auch auf die Ernährung der Seele um eine glückliches und erfülltes Leben zu führen, sei hier folgendes angeführt und zuerst die Frage gestellt; wovon ernährt sich denn die Seele?

Was als Frucht von Tieren oder Menschen verzehrt wird, wird dem gröberen Teil nach zur Bildung und Nährung des gröberen Teiles des Körpers, wie Sehnen Muskeln und Knochen verwendet. Die edleren Teile werden für die Nerven verwendet und der ganz edle Teil wird zur Seelensubstanz. Sollten wir also nur unreines, unedles od. sogar giftiges zu uns nehmen, dann schädigen wir damit nicht nur unseren Körper sondern schwächen auch unsere Seele. Der Mensch ist offensichtlich dazu gemacht, dass er sowohl Mineralisches, als auch Pflanzliches, wie auch Tierisches zu sich nehmen kann. Er sollte sich jedoch bewusst sein, dass nicht alles, für den Verzehr für den Menschen bestimmt ist. Die vom Schöpfer eingerichtete Geduldsund Großzügigkeits-Spanne ermöglicht es uns nun auch hin und wieder eine nicht für uns bestimmte Nahrung zu uns zu nehmen, ohne, dass wir gleich daran sterben müssen! Wäre diese Geduldsund Reifespanne dem

Menschen nicht gegeben, dann würde er durch die sofortige negative Wirkung augenblicklich für die Zukunft abgeschreckt solche Nahrungsmittel zu sich zu nehmen. Dies widerspräche aber dem Gesetz des freien Willens und der freien Erkenntnis, denn diese benötigt Zeit. Je nach dem zugeführten Element ist die Geduldspanne länger oder kürzer. Essen wir etwas für den Körper giftiges, dann werden wir mit dem sofortigen Tod rechnen müssen. Im Allgemeinen führen wir jedoch dem Körper nur solche Stoffe zu, welche nicht sofort, sondern eben erst oft nach Jahren eine schädliche Wirkung auslösen. D.h. durch die bewusste Auswahl der Nahrung hat der Mensch einen Einfluss auf sein ganzes Wesen von Leib und Seele.

Da die Seele eine feinstoffliche Wesenheit bildet, benötigt sie aber nicht nur feinstoffliche materielle Nahrung sondern auch rein feinstoffliche Nahrung, welche zu ihrem Aufbau und ihrer Schönheit dienen.

Das hören oder spielen von edler, belebender, erbauender Musik. Die Betrachtung alles Schönen und Guten und alles was die Gefühle erhebt führen der Seele die lebenswichtigen Stoffe zu. Wird dies schon ab Kindesalter unterlassen, dann wird die Seele missgestaltet und ist kaum mehr in der Lage sich dem Höheren zuzuwenden. Durch die falsche Ernährung und das Hören von falscher Musik oder das Lesen von unguter Literatur wird der Seele großer Schaden zugefügt und oft erst nach jahrelangen Kämpfen kann sich die Seele aus diesen Verstrickungen lösen.

Viele von uns werden schon gehört haben, dass der Mensch als ein Gleichmass Gottes auch eine Dreiheit von Leib, Seele und Geist besitzt. Viel zuwenig Beachtung wird gerade in der heutigen Gesundheitslehre und „Gesundheitsindustrie“ auf die Gesundheit des Geistes gelegt. Wir haben nun ausführlich davon gesprochen, wovon sich der der Körper und die Seele ernähren sollte. Wie kann man denn den Geist gesund ernähren und was ist überhaupt der menschlich-göttliche Geist?

Der Vater-Schöpfer oder Gott ist in sich die eigentliche Ursubstanz aller Dinge, die da erfüllt die ganze ewige Unendlichkeit. Der Sohn, oder das vom VATERGott ausgehende Licht-Wort ist die Seele oder der zweite manifestierte Aspekt Gottes und unseres Selbst. Dieses Licht in uns, d.h. die klare Erkenntnis unseres Selbst, dass wir sind und dass wir eine Persönlichkeit sind, ist die Seele und muss nach und nach zur Wiedergeburt des Geistes geführt werden. Damit aber das alles gemacht werden kann, dazu gehört der Wille Gottes, und das ist eben der Heilige Geist in Gott, durch den die Werke und Wesen ihr volles Dasein bekommen.

Der Geist in uns wäre also der in die Tat umgesetzte Wille des von uns als gut und wahr erkannten. Dieser Geistwille liegt zunächst wie ein kleines Baby regungslos in uns und soll nun durch unser eigenes Erkennen und tun zur vollen Kraft in uns auferstehen. Dieser in uns lebende Geist-Wille ist direkt mit dem Geist-Willen unseres Schöpfers verbunden und wir können uns täglich mit diesem Geist-Willen immer mehr einen. Wenn wir dann die volle Einigung mit unserem eigenen Gott-Geist-Wesen erlangt haben, dann nennen wir das; die Wiedergeburt des Geistes! Wir können also unser Wesen nie zur völligen Gesundheit bringen, wenn wir nicht auf die klar vorgegebenen Hinweise und Ratschläge des Gott-Geistes hören. Unser Geist muss sich diese Tugenden erarbeiten, denn sie fallen ihm nicht in den Schoss. Erkenntnis des Wahren und Guten. Eifriges Tun, nach dem Erkannten und ein hohes Maß an Geduld sind von Nöten, damit wir diesen Weg erfolgreich gehen können. Jeder von uns hat mit Sicherheit schon in seinem Leben gespürt, dass auf dieser Erde eigentlich alles gegen diesen Geist strebt. Viele von uns möchten das Gute, tun es dann aber doch nicht, weil wir zu viele Widerstände im täglichen Leben erleben.

Und obwohl wir diese herrliche Zusage Jesu aus der Bergpredigt haben; 5:10 Selig, die um der Gerechtigkeit willen verfolgt werden; denn ihnen gehört das Himmelreich. 5:11 Selig seid ihr, wenn ihr um meinetwillen beschimpft und verfolgt und auf alle mögliche Weise verleumdet werdet.

5:12 Freut euch und jubelt: Euer Lohn im Himmel wird groß sein. Denn so wurden schon vor euch die Propheten verfolgt." sind die meisten von uns kläglich gescheitert und nehmen nicht die Mühe auf sich, um eben dieses Himmelreich in sich selbst und auf Erden zu gründen, Denn durch wen, wenn nicht durch Menschen, sollte es denn gegründet werden?

Im Buch der Lebensverdienste der Hildegard von Bingen lesen wird von 35 Tugenden und Lastern. Wir wollen hier nicht auf jeden einzelnen Punkt eingehen, denn das würde den Rahmen dieses Buches bei weitem sprengen aber wir wollen uns doch einige herausnehmen.

Laster:	**Tugend:**
Weltliebe	himmlische Liebe
Feigheit	göttlicher Sieg
Zorn	Geduld
Geilheit	Keuschheit
Verbitterung	Freigiebigkeit
Überheblichkeit	Demut
Ruhmsucht	Furcht des Herrn
Unglaube	Glauben
Trägheit	Starkmut
weltliche Traurigkeit	himmlische Freude

Nehmen wir mal an, dass diese Tugenden und Laster wie ein unsichtbares Gesetz, eben das moralische Gesetz auf ewig gültig sind und unser Leben beeinflussen ob wir dies nun wollen oder nicht. Vermutlich werden wir mit dieser Aussage keinen großen Applaus ernten, aber wir erlauben uns trotzdem den Gedanken zu formulieren.

Bei jeder noch so kleinen Übertretung tritt dieses moralische Gesetz automatisch in Aktion. Für uns unsichtbar wirkt es im Verborgenen und weist uns auf unsere Übertretungen hin.

Interessant ist festzustellen, dass wir in der heutigen Zeit eine völlige Umkehr der Tugenden haben. So werden am laufenden Band Superstars prämiert und schon die Kleinsten möchten im Mittelpunkt stehen und berühmt werden. Es wird also der Ruhmsucht förmlich gezüchtet. Wohin das in den meisten Fällen führt kann man nur zu gut beobachten.

Das Wort Keuschheit ist förmlich zu einem Schimpfwort geworden und wie wenn es nichts wäre, benutzen selbst erwachsene Menschen das Wort geil in aller Öffentlichkeit und sind nicht erstaunt darüber, dass die heutige Jugend sich gerade in sexueller Hinsicht kaum zu beherrschen wissen. Aufgrund völlig fehlgeleiteter Information in sogenannten Jugendzeitschriften werden den Jugendlichen Werte vermittelt, die wohl beinahe ohne Ausnahme zur Kategorie der Laster zählen.

Ohne auch nur den geringsten Widerstand in Politik, Gesellschaft oder von offiziellen religiöser Seite, wird alles schonungslos zertreten was über Jahrhunderte, ja, Jahrtausende bestand hatte. Alles wird einfach hingenommen und als Faktum akzeptiert, denn man will dem Geist der Moderne nicht widerstreben und etwa als Wertkonservativer gelten. Man vergisst dabei, dass die uns untergejubelten Werte, die wir z.B. in Zeitschriften wie Bravo, Bunte, Fit for Fun. etc. lesen ja nur von Menschen gemachte Werte sind und uns zumeist nur in die Irre führen.

Festzustellen ist, dass die Werte in den letzten Jahrzehnten immer stärker erodiert sind und es anscheinend keinen Halt mehr gibt. Das Perverseste und ekelerregendste wird zum Star und Gesunden erhoben und der Mensch, der dem Guten, Wahren und Schönen zustreben will, wird als altmodisch und intolerant verschrien.

Wäre es denkbar, dass der Mensch, als die Krone der Schöpfung, durch sein Fehlverhalten oder seine mangelnde Seelenhygiene Einfluss auf die Natur und die Elemente hat?

Viele Menschen haben es heutzutage verstanden, dass der Mensch durch Abgase und sonstige ungünstige Einflüsse die Natur verändert, ja sogar zerstören kann. Den inneren zerstörerischen Aspekten seines Lebens ist sich jedoch der heutige Mensch noch kaum bewusst und Politik, Religion und Gesellschaft versäumen es sträflich nicht genauer darüber nachzudenken, ob denn nicht die inneren Seeleneinflüsse genauso schwerwiegend od. sogar noch schwerwiegender auf die „Umwelt" einwirken, als die Äußeren.
Leider hat man dem Menschen die Krone geraubt und ihn auf das Niveau eines Affen reduziert, so dass die Menschen Gedanken dieser Art kaum mehr annehmen können. Jedoch gibt es Hinweise darauf, dass der Mensch weit mehr ist als ein mutierter Affe.
Der Mensch hat ohne jeden Zweifel eine unglaubliche Kreativität und Schöpferkraft in sich. Wer hat denn diese in ihn gelegt? Wenn wir des Menschen tun und lassen mit dem tun und lassen einer Affenfamilie vergleichen, dann sollten uns doch einige dramatische Unterschiede auffallen. Schon allein der äußere Einfluss des Menschen auf die Natur ist gewaltig. Der körperlich doch so kleine und auch schwache Mensch ist durch seinen Erfinder- und Schöpfergeist zu unglaublichen Dingen fähig. Die ihm eigene Willenskraft und das Durchhaltevermögen lässt ihn beinahe unglaubliches erreichen. Sollte dieser Mensch nicht auch innere Kräfte haben, die weit über das für uns Vorstellbare gehen? Wäre es nicht denkbar, dass die innere Welt des Menschen, wie Gefühle, Leidenschaften, Begierden und Fehlverhalten eine unmittelbare Wirkung auf die uns umgebende Natur hat?

Ist es denkbar, dass ein Wesen, welches mit so großartigen Eigenschaften ausgestattet ist seine Wirksamkeit nur in äußeren Aktivitäten hat, oder wäre es nicht auch plausibel, dass des Menschen Inneres Einfluss nimmt, auf das ihn Umgebende und dieses dann eben auch wieder zum Spiegel für das innere des Menschen wird?

Um weiteren Schaden an Mensch und Natur zu verhindern, wäre es sicher sinnvoll das ganze Bildungssystem danach auszurichten, ob denn nicht die inneren Seeleneinflüsse genauso schwerwiegend od. sogar noch schwerwiegender auf die „Umwelt" sind, als die Äußeren?
Wie wir aus den vorhergehenden Kapiteln ersehen konnten sind wir Menschen den verschiedensten geistigen Einflüssen ausgesetzt. Nicht nur mussten wir feststellen, dass sich der Mensch durch die falschen Gedanken und Gefühle beinahe selbst zerstören kann, sondern wir mussten auch erkennen, dass der Mensch durch die Gedanken und Wünsche anderer Menschen krank, ja sehr krank werden kann. Da alles, was uns umgibt mit Leben und einem bestimmten Bewusstseinsniveau ausgestattet ist, ist es nur folgerichtig, dass wir annehmen, dass wir, als offensichtliche Götter in Menschengestalt Einfluss haben, auf das Bewusstsein und damit das Wohlbefinden der uns Umgebenden Geschöpfe. In Paulus: Römer 8.19 lesen wir; „Denn das ängstliche Harren der Kreatur wartet auf die Offenbarung der Kinder Gottes." und weiter unten 21.;
„Denn alle Kreatur sehnet sich mit uns und ängstet sich noch immer."
Alle Kreatur schaut zu uns auf, wie der kleinere Bruder zu seinem Größeren oder der Sohne zu seinem Vater. Und wenn der Sohn seinen Vater böse Dinge tun sieht, dann wird er ihn wohl oder übel nachahmen. Wenn die Vorbilder versagen, dann ist alles predigen nichts nütze, denn der Mensch hat ein inneres Sensorium, ob das gelebte echt oder nur aufgesetzt ist. So wird die heutige Generation geradezu mit „Vorbildern" bombardiert, die geradezu alles verkörpern, was man nicht nachahmen sollte. Die Natur als äußeres Sensorium und Spiegelbild des inneren Menschen nimmt natürlich diese Unlauterkeiten auf und reagiert zum Teil heftig darauf. Wohl versteht es der heutige Mensch mit angeblichen wissenschaftlichen Argumenten, sich dieser Zusammenhänge zu entrei-

ßen und schiebt unbewiesene Theorien über Theorien nach, auf dass er sich ja nicht ändern muss, sondern in seinen lasterhaften Gepflogenheiten weiterfahren kann. Bei Erdbeben wird eine unbewiesene Kontinentalplattentheorie als Beweis herangeführt, bei Wirbelstürmen und heftigen Überschwemmungen muss die sogenannte Klimaerwärmung zur Gemütsberuhigung hinhalten. Und der Mensch ändert sich dennoch nicht. Er flucht, er lästert, er ärgert sich, er spricht und denkt schlecht od. missgünstig über andere, er ist geizig, habsüchtig und ungerecht und glaubt doch in allem Ernste, dass dies keinen Einfluss auf das ihn umgebende Leben hat?

Was lesen wir bei der Hildegard von Bingen über diese Zusammenhänge: LVM 3,2 Die Elemente sprechen: „Laufen und unsere Reisewege vollenden können wir nicht, wie es uns von unserem Unterweiser aufgegeben wurde. Denn die Menschen drehen uns mit ihren krummen Werken gleichsam wie eine Mühle herum. Daher stinken wir von ungesunder Luft und Hunger nach jeglicher Gerechtigkeit."
Die Elemente sehnen sich nach Gerechtigkeit, Gerechtigkeit von uns Menschen im täglichen Leben praktiziert. Diese von uns nicht gelebte Gerechtigkeit, hat wenn wir diesen Worten glauben schenken wollen so eine Kraft, dass selbst die Elemente, wie Winde, Wasser, Feuer und Erde aus ihrer Bahn geworfen werden und ihrer eigentlichen Berufung nicht nachkommen können.

Des weiteren Lesen wir: „Auch die Winde wurden vom schlimmsten Gestank der schändlichen Unsittlichkeiten behindert, so dass sie nicht auf richtige Weise mit reiner Luft blasen, sondern mit dem Unwetter der Donnerschläge schwer belastet, einhergehen. Und die Luft speit die Verschmutzung, wegen der allzu vielen Unreinheiten der Mensch vor sich her und dabei sendet sie eine ungehörige und unangemessene Feuchtigkeit aus, wodurch sie die Grünkraft und die Früchte, womit diese die Menschen ernähren sollten, zum Austrocknen bringt.... und daraus gehen sehr oft schädliche und unnütze Würmlein hervor, die die Früchte der Erde verletzen und verspeisen, so dass sie nicht zum Nutzen der Menschen gereichen. Diese verschließen ja ihre Herzen und ihre Münder für die Gerechtigkeit und die übrigen Tugenden und sie öffnen sich auch nicht für die Wahrheit." 3,34 Lassen wir diese Worte einige Augenblicke in uns wirken und versuchen wir einmal darüber nachzudenken, was es denn in uns selbst aber auch in unserer Gesellschaft gibt, welche etwa zu diesen Unreinheiten und Ungerechtigkeiten führen? Wir müssen nicht lange denken meine ich, denn sofort fällt uns dieses und jenes auf und wir beginnen zu erahnen, wie blind wir doch gewesen sind und wie lieblos wir mit uns selbst, mit unserem Nächsten und der uns umgebenden Natur umgegangen sind.

Warum haben wir Pornographie legalisiert?
Warum müssen selbst öffentlich rechtliche Institutionen eine Erotikseite haben?
Sind diese Freiheiten etwa für das Wohl unserer Gesellschaft nütze oder dienen sie nicht einer verführerischen Scheinfreiheit, die den Menschen bis in sein Mark verdirbt?
Wie ist es möglich, dass einzelne Menschen ein Vermögen von mehreren Millliarden anhäufen können und die Arbeitenden vom Lohn kaum leben können und deshalb vom Staat Kindergeld erhalten müssen, um überhaupt über die Runden zu kommen?
Mit welchem Recht verdient ein Bankmanager mehrere Millionen auch nachdem er mehrere Billionen vernichtet hat und ein Bauer, der uns unser tägliches Brot liefert muss um das überleben kämpfen?
Wie kommt es, dass Millionen von Ungeborenen getötet werden und sich kein oder nur geringer Widerstand regt? Sind wir schon so gefühllos geworden, dass uns unsere sogenannt Selbstbestimmung und Freiheit mehr bedeuten, als das Leben eines werdenden Menschen?
Warum wird es zugelassen, dass hunderte von Milliarden Schulden aufgetürmt werden und man erst wenn es zu spät ist, damit beginnt einen gewissen Sparwillen zu zeigen, der aber fruchtlos sein wird, da die dahinterstehende Mentalität nicht erkannt und geändert wurde?
Dieser riesige finanzielle Schuldenberg widerspiegelt uns auch unseren eigenen inneren moralischen Schuldenberg und wird uns nicht zur Ruhe

kommen lassen, bis wir ihn ganz abgetragen haben werden. Denn jeden Cent, den wir ungerechtermassen verdient haben, werden wir eines Tages zurückerstatten müssen. Das dies vermutlich nicht ohne Schmerzen gehen wird, dürfte jedermann wohl einleuchten. Beinahe endlos könnten wir Fragen an Fragen aneinanderreihen und es könnte uns erkennen lassen, dass wir alles falsch begonnen haben. Statt einem Gebäude der freien Liebe und Verantwortung haben wir uns ein Gefängnis des Kapitals und der Unverantwortlichkeit geschaffen. Alle Fragen werfen uns auf uns selbst zurück und es gibt kein Entkommen, denn wir werden eines Tages dafür die Verantwortung übernehmen müssen. Wir, nur alleine wir selbst haben uns diese Gesellschaftsform gegeben. Sie wurde und wird uns von niemandem aufgezwungen.
Nun beginnen einige wenige zu erkennen, dass da irgendwas nicht stimmen kann und demonstrieren und revolutionieren ohne dabei zu denken, dass das Äußere nur ein Spiegelbild des Inneren ist. Auch der Revolutionierende wird sich den inneren Gesetzen unterwerfen müssen ob er will oder nicht. So lange er zu Hass, Rebellion und Gewalt, sei es in Wort oder Tat aufruft und diese ausübt, wird er aber eben auch die Natur wiederum mit diesen Kräften konfrontiert werden. So lange, diese Grundwahrheiten des Lebens nicht oberstes Pflichtfach in unserem Bildungssystem werden, ist an keine bleibende Besserung zu denken.
Aber was nun? Einfach klein beigeben und den von Menschen gemachten Dingen seinen Lauf lassen?

Wir sollten nun beginnen alle diese Erkenntnisse in die notwendige Tat umzusetzen beginnen. Wir sollten auf keinen Fall darauf warten, dass sich die anderen oder die Politiker ändern. Nein, wir sollten zuerst bei uns selbst beginnen.

Das dies nicht leicht sein wird, davon gehen wir aus, denn die Gegenströmungen sind stark und nur dem ernsthaft willigen wird der Durchbruch in sich selbst gelingen. Beharrlichkeit, Geduld und Durchhaltevermögen sind gefragt. Aber der innere Ruf ist stark, und wer den inneren Ruf in sich durch seine Liebe zur Wahrheit und Gerechtigkeit vernimmt, der wird auch trotz aller Widerstände zum Ziele gelangen, denn der Geist gibt ihm die dazu notwendige Kraft.

Musik und Dämonen – Okkulte Hintergründe von Krankheiten durch Verwünschungen, Flüche, Dämonen

„Es ist nahe an Mitternacht. Etwas Böses lauert im Dunkel. Im Mondenschein siehst du etwas, das dein Herz beinahe zum Stillstand bringt. Du versuchst zu schreien, aber Panik raubt dir die Stimme und du bist wie erstarrt. Dies ist Thriller und niemand kann dich retten! Von der Bestie, die im Begriff ist, zuzuschlagen weißt du, es ist die Thriller- Nacht. Du kämpfst um dein Leben, in dir ein Mörder. Thriller heute Nacht, ja! Du hörst die Tür zuschlagen und realisierst, es gibt keinen Ausweg mehr. Du fühlst die kalte Hand und fragst dich, ob du je die Sonne wieder sehen wirst. Du schließt deine Augen und hoffst, dass das alles nur eine Vorstellung ist. Aber während dieser Zeit hörst du, wie eine Kreatur hinter dir heran kriecht. Deine Zeit läuft aus. Es gibt keine zweite Chance gegen das Ding mit vierzig Augen. Du kämpfst um dein Leben. In dir ein Mörder. Kreaturen der Nacht rufen. Die Toten beginnen in ihrer Maskerade herumzulaufen. Es gibt kein entkommen aus den Fängen des Aliens dieser Zeit. Dies ist das Ende deines Lebens. Sie sind darauf aus, dich zu kriegen. Dämonen kommen näher von allen Seiten! Sie werden von dir Besitz ergreifen, es sei denn, du änderst deine Telefonnummer“!

Dieser Text stammt vom meistverkauften Musikalbum aller Zeiten, „Thriller“ von Michael Jackson. Wie kann es möglich sein, dass Menschen auf der ganzen Welt zu solch einem Text anscheinend fröhlich tanzen? Wie kann es dazu kommen, dass Texte dieser Art auf der ganzen Welt gesungen und gespielt werden, ohne dass jemand dagegen Widerstand leistet? Tobt sich hier reine Phantasie aus – und gibt es die reine Phantasie überhaupt – oder hat dieser Text einen realen Hintergrund, der sich auf geschickte Art und Weise tarnt und so die Menschen in die Irre führt?

Oder betrachten wir diesen Text der Gruppe AC/DC, Höllenglocken-Hells Bells. AC/DC ist in der Lage 100‘000 und mehr Menschen in ihre Konzerte zu locken, wo dann unter wildem Getanze, dem Satanismus frei gehuldigt wird und sich sogar Pesonen der Öffentlichkeit stolz mit den sogenannten Künstlern und Musikern zeigen, nur um zu zeigen, dass sie auch modern und in sind. Aber lesen sie selbst was sich Millionen von Menschen in ihre Seele einverleiben:

„Glocken der Hölle (Hells Bells)

Ich bin grollender Donner, ein Unwetter
Ich komme über euch wie ein Hurrikan
Meine Blitze zucken über den Himmel
Du bist noch jung, aber du wirst sterben

Ich mache keine Gefangenen, schone niemanden
Keiner, der sich mir widersetzt
Mit dieser Glocke nehme ich dich mit in die Hölle
Ich werde dich kriegen, Satan kriegt dich

Glocken der Hölle
Ja, Glocken der Hölle
Für dich läute ich die Glocken der Hölle
Mein Fieber steigt, Glocken der Hölle

Ich werde dir schwarze Gefühle den Rücken rauf und runter laufen lassen
Wenn du auf das Böse stehst bist du mein Freund

Sieh, wie mein weißes Licht aufblitzt wenn ich die Nacht zerteile
Denn wenn Gott auf der Linken ist, bleibe ich auf der Rechten

Ich mache keine Gefangenen, schone niemanden
Keiner, der sich mir widersetzt
Mit dieser Glocke nehme ich dich mit in die Hölle
Ich werde dich kriegen, Satan kriegt dich

Glocken der Hölle
Ja, Glocken der Hölle
Für dich läute ich die Glocken der Hölle
Mein Fieber steigt, Glocken der Hölle

Glocken der Hölle, Satan kommt zu dir
Glocken der Hölle, er läutet sie schon
Glocken der Hölle, das Fieber steigt
Glocken der Hölle, über den Himmel

Glocken der Hölle, sie nehmen dich mit nach unten
Glocken der Hölle, sie schleifen dich hinterher
Glocken der Hölle, werden die Nacht zerteilen
Glocken der Hölle, du kannst nicht dagegen ankämpfen, ja

Glocken der Hölle – Höllenglocken

Da dies kein theologisches Buch ist, soll nicht tiefgründig auf diese Zusammenhänge eingegangen werden. Jedoch wollen wir mit diesem Kapitel das Bewusstsein für die zum Teil schrecklichen Zusammenhänge dieser Art schärfen, so dass die Menschen sich wahrhaftig frei entscheiden können, auf welche Seite des Lebens sie sich schlagen.

Phänomene dieser Art kommen in der westlichen Kultur im alltäglichen Leben kaum mehr vor. Jedoch in Filmen, Büchern, in der Werbung und Mode sind Einflüsse dieser Art nicht nur vorhanden, sondern geradezu omnipräsent. Mit dem Okkulten , Grausamen und Hässlichen lässt sich viel Geld verdienen und wenn wieder ein neuer Thriller auf dem Film- od. Buchmarkt erscheint, kann man davon ausgehen, dass sich gute Gewinne damit erzielen lassen. Mit grausamster Brutalität werden Menschen dahingeschlachtet, verzaubert, verdammt, in die Hölle gestoßen, gefoltert, sexuell missbraucht, ohne dass sich dabei auch nur der leiseste Protest regt, weder in der Politik noch im öffentlichen Leben. Gibt es hierfür eine Erklärung? Es werden doch sonst schon Proteste laut, wenn Tiere schlecht behandelt oder sonstige Umweltmissstände aufgezeigt werden. Könnte es sein, dass der Mensch für seine eigene Innenwelt viel zu wenig sensibilisiert ist und seine Aufmerksamkeit von Politik und Medien zu sehr auf das Äußere gelenkt wird, das ja oft nur ein Spiegelbild seines Inneren ist? Mit welchem Recht lassen wir zu, dass grauenhafte Texte und Bilder auf die Gehirne und Herzen der Menschen und vor allem Kinder und Jugendlichen einprasseln? Ist es denkbar, dass diese Einflüsse ohne Wirkung sind? Da in unserem Kulturkreis Phänomene dieser Art nicht allgemein bekannt sind, müssen wir unser Blickfeld erweitern und erkennen, dass es Kulturen gibt, die bis in die heutige Zeit täglich mit Phänomenen dieser Art konfrontiert werden. Wenn wir nach Afrika schauen, dann haben wir bis heute dort die Voodoo- und schwarzmagische Kultur, die mit bewusster geistiger Manipulation versucht, auf das Leben der Menschen einzuwirken. Da werden Menschen verflucht, verwünscht, ja selbst vor einer rituellen Tötung, in den meisten Fällen werden hierzu Kinder benötigt, wird nicht Halt gemacht. In Asien haben wir noch einen weitverbreiteten Ahnenglauben und man ist stets bemüht, die Ahnen wohlgesinnt zu stimmen und sie nicht zu verärgern. Um sich bei den Ahnen gut zu stellen, sind ebenfalls Opfer nötig, die von Tieropfern bis zu Menschenopfern gehen können. Diese Kultur findet man ebenfalls bis heute noch in Afrika oder Südamerika.

Ebenfalls hat man dort große Angst vor Dämonen und deren Einflüssen. Derartige geistige Phänomene sind dort beinahe an der Tagesordnung und Besessene sind eine anerkannte Tatsache, um deren „Befreiung“

sich die ansässigen Schamanen mit ihren Mitteln bemühen. Selbst Jesus heilte Besessene und trieb Dämonen aus und es gibt hellsichtige Menschen, die uns darüber tiefe Zusammenhänge aufzeigen könnten, wenn wir nur auf sie hören würden. Wie konnte es soweit kommen, dass in unserem Kulturkreis das Wissen über diese Zusammenhänge beinahe völlig verloren gegangen ist? Wir werden darauf im Schlusskapitel über die Einflüsse der Musik näher eingehen.

Kommen wir nun darauf zu sprechen, wie sich geistige Einflüsse auf die Gesundheit des Menschen auswirken können. Eine häufig vorkommende, aber zumeist gar nicht beachtete, Krankheitsursache ist auf die Wirkung von Flüchen, Verwünschungen oder sogar dämonischen Einflüssen zurückzuführen. Gerade weil dies in der heutigen Zeit gar nicht beachtet, sondern sogar belächelt wird, soll auf dieses Phänomen eingegangen werden, denn nur Wissen kann den Menschen vor den Gefahren des Lebens schützen. Da wir es hier mit unsichtbaren Einflüssen zu tun haben, ist natürlich eine Beweisführung mit wissenschaftlichen Kriterien schwierig bzw. im jetzigen Zustand der Gesellschaft sogar unmöglich. Dennoch wollen wir hier einige Zusammenhänge erläutern, die es allen ermöglichen, die notwendigen Schlüsse zu ziehen und sich vor Gefahren dieser Art zu schützen oder sogar Heilung zu erfahren, wenn man von solchen Einflüssen betroffen ist. Das tragische an der Sache ist, dass sich die Menschen dieser Einwirkungen zumeist gar nicht bewusst sind. Jedoch ahnen viele, dass es etwas geben muss, das ihr Leben ungünstig beeinflusst. Dies führt natürlich dazu, dass sie Einflüssen dieser Art völlig ausgeliefert sind und ihnen weder die Schulmedizin noch in den meisten Fällen ein Naturarzt helfen kann, da diese ja in den meisten Fällen solche Vorkommnisse leugnen oder sie nicht wahrhaben wollen. Aufgrund der in den letzten Jahren gemachten Erfahrungen gehen wir davon aus, dass etwa 20% aller Krankheitsfälle auf Einflüsse dieser Art zurückzuführen sind. Es handelt sich also um einen erschreckend hohen Anteil! Hierzu gleich ein konkretes Beispiel, das die Zusammenhänge verdeutlicht: Eine Kundin ruft früh morgens an, nachdem sie wegen der Beschwerden eigentlich ihren Arzt kontaktieren wollte. Sie habe seit Jahren starke Schmerzen auf der Brust und manchmal das Gefühl, sie müsse sterben, weil sie das Gefühl habe erwürgt zu werden. Es stellte sich heraus, dass sie verflucht war. Auf die Frage, ob sie jemanden kenne, der ihr etwas Böses wünsche oder mit dem sie nicht im Einklang sei, kam sofort die Antwort: ja, ihre Schwester. Es hatte offensichtlich da sehr große Zwistigkeiten gegeben. Nach meiner Bemerkung, da sei Hilfe möglich, wollte ich aber zunächst wissen, was sie denn fühle, wenn sie an ihre Schwester denke. Antwort: "Am liebsten würde ich sie erwürgen." Daraufhin sagte ich ihr, in diesem Fall könne ich nicht helfen, außer sie sei bereit, alle negativen Gefühle gegen die Schwester abzulegen. Man achte hier auf den Spiegel, dass die Gefühle des erwürgen wollens, umgehend zurückgespielt werden und dieses bedrohende Gefühl bei der Kundin auslöste.

Eines der grundlegenden Probleme dieser Art ist wohl die mangelnde Selbsterkenntnis der Menschen, aber auch die fehlende Bereitschaft, sich wahrhaftig zu ändern und Fehler nicht ständig bei anderen, sondern vor allem bei sich selbst zu suchen. Mit größter Sicherheit kann ein Fluch oder eine Verwünschung nur wirksam werden, wenn sie auf eine gewisse Resonanz treffen, also von einer entsprechenden Empfindung angezogen werden. Das heißt, der Mensch muss zuerst alles Verfluchende, Verwünschende, Verabscheuende, Beurteilende aus seinen Gedanken und Gefühlen verbannen. Erst dann ist er völlig frei und vor weiteren Angriffen dieser Art geschützt. Die Wirkung von Flüchen und Verwünschen ist äußerst vielfältig und kann ein Leben völlig durcheinanderbringen. Körperliche Beschwerden, die bis zur definitiven Schädigung des Organismus gehen, emotionale Verwirrtheit, Depressionen, Schlafstörungen, innere Unruhe, Energielosigkeit, Ängste u.v.a.m. sind die Ergebnisse solcher unsichtbaren Negativkräfte. Eine Kundin konnte über Jahre kaum auf den Füssen stehen, weil diese ständig brannten und von Schlaf war gar nicht zu reden. Aufgrund des Gespräches stellte sich heraus, dass sie diese Beschwerden nach ihrem Besuch in einem arabischen Land hatte und sich sicher war, dort verflucht worden zu sein. Nach der Intervention konnte die Kundin wieder normal schlafen. Eine Bewusstwerdung dieser Problematik kann bei den Ratsuchenden zu sofortigen Erkenntnissen führen und neue Kräfte mobilisieren, sodass man nicht mehr Opfer einer unbekannten Macht oder Krankheit ist, sondern jetzt, nachdem man die Zusammenhänge erkannte, die notwendigen Maßnahmen treffen kann. Oft reicht schon das innere tiefe Erkennen, Bereuen und Verändern, um sich aus diesen Schlingen zu befreien. Bei Verfluchungen und Verwünschungen haben wir es mit starken negativen Energien zu tun, die offensichtlich eine äußerst zerstörerische Wirkung haben können. Hier noch ein Beispiel, welches die geistigen Entsprechungsbilder verdeutlicht, die dahinter stecken. Eine ca. 30jährige Frau suchte seit 17 Jahren Rat und Hilfe bei allen möglichen Experten der Schul- und Alternativmedizin. Nachdem ich ihr Hilfegesuch in einem Gesundheitsforum gelesen hatte, nahm ich mehrere Monate später Kontakt mit ihr auf.

Auf meine Frage, ob man ihr hatte helfen können, antwortete sie mit Nein. Ich bot ihr meine Hilfe an und es ergab sich, dass sie mit einer Verwünschung belegt war. Ich bat sie, darüber nachzudenken, ob hierfür jemand in Frage komme. Daraufhin antworte Sie, ihr würde ganz mulmig zumute, denn vor 17! Jahren habe sie sich von einer Freundin getrennt und kurz darauf seien ihre Probleme mit den brennenden Fußsohlen aufgetreten. Man betrachte hier die Symbolik. Die Freundin wollte vermeiden, dass die Person wegläuft. Ob die Verwünschung nun bewusst ausgesprochen wurde oder nur einem „unbewussten" Ärger entstammt, ist an und für sich nebensächlich, denn die Wirkung ist in beiden Fällen vorhanden.

Ich riet der Betroffenen sich zu erforschen, ob auch sie manchmal andere verwünsche oder negativ über sie denke. Aber dies sei doch ganz normal, das mache doch jeder, meinte sie. Ich riet ihr daraufhin, in Zukunft besser auf solche Zusammenhänge zu achten und unbedingt mit ihrer Freundin Kontakt aufzunehmen, damit diese die Verwünschung rückgängig machen könne und eine gegenseitige Aussprache zur Vergebung führen kann.

Weitere Fallbeispiele:

Ein Patient, rief ihn vor Jahren an und teilte ihm mit, dass es ihm schlecht ginge, er aber keine Gründe dafür wüsste. Er wollte einfach nicht essen, denn wenn er gegessen hatte, dann überkam ihn ein Gefühl, als ob er sich erbrechen müsste. Ihm war alles gleichgültig und er fühlte eine innere Lethargie. Es stellte sich heraus, dass eine Verfluchung im Spiel war. Der Mann schien auch sofort zu wissen, wer der Verfluchende ist und ging auf mein Anraten zu seinem Nachbarn, um sich für alles zu entschuldigen. Er entschuldigte sich bei ihm und beide gaben sich die Hand. Auch dem Nachbarn ging es seit dem Streit gesundheitlich nicht gut. Beide hatten den anderen verflucht und deutlich wurde das Sprichwort: Was du säst, das wirst du ernten - sowohl im Schlechten als auch im Guten. Der war nach kurzer Zeit total beschwerdefrei. Jedoch nahm der Nachbar die Entschuldigung nicht wahrhaftig an und wurde nach Aussage des Kunden mehrere Wochen später dafür vom Lebensgesetz schwer bestraft.

Ein junges Mädchen, 13 Jahre alt, litt einige Jahre an einer schweren Jugendarthritis. Die Mutter bat A.S. um Rat. Während des Telefonats erzählte die Frau u. a. vom Vater des Kindes, der bei der Trennung regelrechte Verfluchungen gegen das Kind ausgesprochen hatte. Die Beschwerden des Kindes waren inzwischen so schlimm, dass es kaum noch in der Lage war sich normal zu bewegen. Das Mädchen war offenbar sehr stolz und hatte obendrein eine große Wut auf den Vater. Zunächst muss diese Wut empfunden werden und dann sollte das Kind seine Charaktereigenschaften verändern, um den Flüchen keine Resonanz mehr zu bieten.

Eine andere Kundin von A.S. wurde ebenfalls von ihrem Vater derart verflucht, dass sie sich ebenfalls kaum mehr bewegen konnte. Die Beinmuskeln wurden immer schwächer, so dass sie kaum mehr laufen kann. Die Schulmedizin vermutete in beiden

Fällen eine Autoimmunerkrankung. Wenn sich jedoch die Streithähne versöhnen, dann verhält sich der Körper wie ein Auto, das wieder gelenkt und geführt wird, denn die Steuerung übernimmt in dem Fall die Seele.

Bei den Einflüssen von negativen Geistwesen oder sogar Dämonen sieht die Sache jedoch wieder ganz anders aus und es sind auch andere Maßnahmen zu treffen, um nicht unter den Einfluss dieser äußerst präsenten und in der heutigen Zeit dominanten Wesen zu geraten.

Wie gesagt, ist dies kein theologisches Buch und es soll nur soweit darauf eingegangen werden, dass jeder Willige und Erkennende die notwendigen Schlüsse daraus ziehen und damit Schaden für sich selbst und andere abwenden kann. Da Dämonen und negative Geistwesen in der heutigen Zeit allgegenwärtig sind, die Menschen diese aber zumeist nur in Filmen, Büchern und Zeitschriften wahrnehmen und dadurch dem Glauben verfallen, dass all das nur reine Fiktion oder Phantasie ist, hat die negative Geisteswelt leichtes Spiel, sich den Menschen unerkannt zu nähern und sie auch in ihrem Sinne zu beeinflussen. Im Unterschied zu Flüchen und Verwünschungen haben wir es hier mit realen Wesenheiten oder Persönlichkeiten zu tun, die zumeist auf dieser Erde lebten und gestorben sind.

Auf der anderen Seite angekommen, werden sie nun zum Teil von gewissen emotionalen Ausdünstungen der Menschen angezogen und begleiten diese beinahe Tag und Nacht. Ja, es kann soweit kommen, dass diese Wesenheiten völlig Besitz von einem Menschen nehmen und diesen ganz in ihrer Gewalt haben. Dämonen, als Gesandte des finsteren, licht- und lieblosen Geistesreiches, haben nur eines im Sinne, den Menschen die Erkenntnis des Guten, Wahren und Liebevollen zu unmöglich zu machen und ihnen den Lebensweg als einen der ungezügelten Lust und Freiheit, der Verantwortungslosigkeit, des Reichtums und Berühmtseins schmackhaft zu machen, was dann sehr oft zu einer inneren Leere und Suchtproblemen führt und den Menschen nicht selten in den Selbstmord treibt.

Hierzu ein konkretes Beispiel des ex Black Sabath-schwarzer Sabath Sängers Jeff Fenholt. An seiner Lebensbeschreibung kann man ganz klar erkennen, das hinter der Hardrock und heavy Metal Szene viel mehr abläuft als harte Rythmen und harte Riffs. Das was in den Songs besungen wird, wird auch im täglichen Leben praktiziert, mit all den negativen Folgen die daraus erwachsen. Aber lesen oder hören Sie selbst was er uns zu erzählen hat.

https://www.youtube.com/watch?v=hSbL62V4Qy0

> Auszug aus dem Gespräch: ich hatte Überdosen mehrere male, wurde mehrmals fast getötet, Autos, Flugzeuge, all die verrückten Rockstar und Rock und Roll Lebensgewohnheiten. Aber Gott hat einen Sinn für Humor, denn ich wurde in eine Kirche eingeladen und sollte einen Vortrag halten. Es war die Kirche, die mich vorher rausgeworfen hatte. Ist das nicht erstaunlich?
>
> Wie bist du dann zum Glauben gekommen? Ich lebte in meinem Anwesen auf Long Island, 4 Hektaren am Meer und ich dachte, dass ich mich dort abgeriegelt hätte. Aber ich war voller Ängste und ich hatte Panikattacken, aber niemand wusste davon. Wenn ich eine Panikattacke hatte, dann habe ich einfach mehr Pillen eingeworfen oder was auch immer oder sofort eine Flasche Whisky und runtergetrunken. Und ich war ein sehr bösartiger Mensch, weil ich ständig am Abgrund stand und so kamen einige Schreiner in mein Haus, welche an einem Flügel des Hauses arbeiten sollten. Ich wusste dabei nicht, dass einer davon bei der Mafia war und zum Glauben an Jesus gefunden hat. ..... Ausser dem Mafiaboss waren aus dem Gefängnis entlassene Kriminelle in dieser Gruppe und sie fragten mich, ob sie für mich beten dürften, worauf ich sie auf das abscheulichste beschimpft habe und ihnen zu erklären

versuchte, warum das nie passieren wird. Und dann bekam ich eine Panikattacke und ich dachte für mich, alles was diese Leute wollten war für dich zu beten und ich beginne zu zittern?! Ich ging hinunter und sagte zu ihnen, wenn ihr auf eine Spende wartet, dann könnt ihr lange warten. Aber wenn ihr für mich beten wollt, dann könnt ihr dies tun. Der Grund, dass ich nichts mit Gott oder Jesus zu tun haben wollte, war der, dass ich so viel dämonisches in mir hatte. Ich hörte eine Stimme, die in mir sagte, wenn ich Jesus akzeptieren würde, dann würde ich umgebracht werden. .....Der ex Mafiaboss fragte mich ob ich den wirklichen Jesus Christus kennenlernen möchte und in dem Moment fühlte ich wie einen Schlag in meinem Gesicht und ich fühlte wie Panik in mir hochstieg und ich schrie ihn an, BETE! Und alle kamen, auch die , die in dieser Gruppe in der Drogenrehabilitation waren und legten ihre Hände auf mich und das versetzte mich noch mehr in Panik. So schrie der Mafiaboss; „Im Namen Jesu!“ und das war das einzige was ich noch weiss. Als ich wieder aufwachte war alles anders. Die Panik war weg und alles war weg. „

Das ist eine reale Geschichte aus der wir sehr viel lernen können. Die Geister die ich rief oder rufe, werde ich nur schwer wieder los. Die Geister die, die Gesellschaft ruft, wird sie nur schwer wieder los, weil diese die Menschen in tragische Abhängigkeiten und Scheinfreiheiten führt, aus denen es wie hier erwähnt nur einen Ausweg gibt!

Die Verblendung der Menschen durch Medien und andere Kanäle sind äußerst erfolgreich und könnte man einen Blick in die Herzen der Menschen werfen, man würde erschrecken. Wie können die Wirkungen solcher Wesenheiten beschrieben werden? Hierzu einer kurzer Auszug dem Buch von George G. Ritchie „Mein Leben nach dem Sterben“, Seite 40. George Ritchie war 1943 für mehrere Minuten klinisch tot und durfte die Erinnerungen an sein jenseitiges Erleben zu unserem Nutzen behalten.

- in einer Kneipe - „... Ich konnte Zivilisten und Armeeangehörige sehen, die es sich gemütlich gemacht hatten und Bier, Wein und Whisky in den Sitznischen und an der Bar tranken. Ich beobachtete die anderen Wesen (die Geister Verstorbener), die dieselben Schwierigkeiten hatten, die auch ich gehabt hatte, als sie versuchten ein Glas hochzuheben. Ihre Hände gingen direkt durch das Glas hindurch (man siehe auch den Film „Nachricht von Sam", in dem Zusammenhänge dieser Art bildlich gezeigt werden.). Da standen sie nun und man sah ihnen ihre Enttäuschung an. Ab und zu war eines der menschlichen Wesen so betrunken, dass sich das elektrische Feld oder die Aura vom Kopf bis zu den Füssen von ihm löste. Sofort versuchten die weniger verdichteten Wesen (Geister) ohne Aura so schnell wie möglich, vor den anderen interessierten Wesen, durch das losgelöste elektrische Feld in das menschliche Wesen zu gelangen. ... Sie wurden noch immer von ihrer Sucht beherrscht und die einzige Möglichkeit, das Gefühl des Berauschtseins zu genießen, fanden sie darin, in eine menschliche Aura zu schlüpfen." Seite 44: „Was ich hier sah, entsetzte mich mehr als alles andere, was ich jemals in meinem Leben gesehen hatte. Da man die Gedanken der Wesen dieser Ebene lesen konnte, wusste man, dass sie angefüllt waren mit Hass, Betrug, Lügen, Selbstgerechtigkeit, die an Größenwahn grenzte und liederlichen, sexuellen Aggressionen, die sie veranlassten, aneinander jede mögliche Art abscheulicher Taten durchzuführen."

Kennen wir Menschen, an denen wir Eigenschaften dieser Art wahrnehmen können? Oder haben wir selbst noch solche Eigenschaften in uns? Falls dies der Fall sein ist, dann sollten wir uns bewusst sein, dass eine Annäherung von dämonischen Wesenheiten in unsere Sphäre sehr wahrscheinlich ist. Betrachten wir einmal die Massenmedien wie Fernsehen, Zeitschriften oder die Musikindustrie und fragen wir uns, welche für Werte dort angepriesen werden? Wo finden wir hier Geduld, Nachsicht, Großzügigkeit, Umsicht, Bereitschaft zum Dienen, Sanftmut und großzügige Liebe? Herrschen in fast allen erwähnten Medien nicht die Geister von Zank und Hader, Missgunst, Argwohn, Lieblosigkeit, Rauschsucht und sexueller Lust vor?

Öffnen wir nicht den Mächten Tür und Tor, mit denen die meisten von uns eigentlich gar nichts zu tun haben möchten, indem wir zu fast täglichen Konsumenten dieser vermittelten Inhalte werden und diese dann auf unsere Gefühle, Worte und Taten einwirken können? Unbestritten ist, dass Vorbilder immer Nachahmer finden, unabhängig davon, ob diese „Vorbilder" echt oder nur scheinbar sind. Wie können wir es zulassen, dass unsere Kinder und Jugendlichen täglich oft mehrere Stunden lang diesen Einflüssen ausgesetzt werden. Ist es da weiter verwunderlich, dass Dinge geschehen können, die für einen normal empfindenden Menschen undenkbar sind? Nur eine gänzliche Abkehr von diesen Beeinflussungen kann uns aus dem Einflussbereich der Dämonen entfernen. Wenn sich immer mehr Menschen dieser Zusammenhänge bewusst werden, dann wird auch die Macht der Medien nach und nach bröckeln, weil es immer weniger Zuschauer und Zuhörer mehr geben wird.

Die unsichtbaren Wesen heften sich an eine Person und versuchen, diese immer in Situationen auf dieser Erde zu führen, die langfristig äußerst schädlich sind, sowohl für die körperliche, als auch für die seelische Gesundheit. Einige Menschen, die wir darauf angesprochen haben, hatten es im Gefühl, dass bei Ihnen etwas nicht stimmt und sie von fremden, unguten Kräften beeinflusst wurden. Wie können wir vermeiden, dass wir in den Einfluss solcher Mächte geraten? Alle, die noch kein eigenes inneres Licht entwickelt haben, das Wesenheiten dieser Art automatisch zurückstößt, wird dringend angeraten, alle irdischen Orte zu meiden, an denen sich Wesenheiten dieser Art aufhalten, wie Massenansammlungen, z. B. Konzerte von sogenannten Pop- und Rockstars, verräucherte Lokale, Trinkgelage, Fasnacht u.v.a.m. horchen wir doch einmal in uns hinein, wie wir uns am berühmten Tag danach fühlen.

Sind wir danach nicht leer und ausgelaugt und zu keiner richtigen Tat fähig? Heftige Zornausbrüche, Ängste, körperliche Gebrechen bis zu

Organversagen können u. a. können Auswirkungen von Besessenheit oder dämonischen Einflüssen sein. Leider ist es oft der Fall, dass Verfluchungen und Verwünschungen Hand in Hand mit dämonischen Belastungen gehen, da sich diese Ebenen offensichtlich leicht anziehen. Dass wir keine wehrlosen Opfer dieser Umstände ein müssen, das durften wir erkennen.

Wir sind in vollem Umfang selbst die Gestalter unserer Um- und Innenwelt. Durch unser Denken, Fühlen, Sprechen und Handeln ziehen wir die Wesen an, die durch das Gesetz „ein jedes sucht sein gleiches" angelockt werden. Sobald wir aus diesem üblen Kreislauf ausbrechen, werden sich neue Türen öffnen und das Leben wird nach und nach eine neue Richtung einschlagen, denn Geduld und Willenskraft sind unerlässlich, um zum Ziel zu kommen. Dringende Warnung für alle, die der Meinung sind, dieses Unterfangen sei ein Leichtes. Eine endgültige Befreiung von Süchten oder Beeinflussungen dieser Art ist das Schwerste überhaupt. Es gehört ein hohes Maß an Verzicht auf gewohnte Verhaltensweisen dazu und es bedarf großer Ausdauer, Beharrlichkeit und Willenskraft um das eigene Lebensschiff noch in eine andere Richtung steuern zu können. Nicht jedem geht es so wie dem Sänger von Black Sabath, die meisten müssen jahrelang um ihre Befreiung ringen.

Gehen Sie davon aus, dass die unsichtbaren Mächte einen bereits Gefangenen oder Besetzten nicht so einfach werden ziehen lassen. Diese Wesenheiten werden alles aufwenden, um Sie vom Ihrem Vorhaben, einen neuen Weg einzuschlagen, abzubringen. Man wird Sie verlockenden Versuchungen aussetzen. Man wird versuchen, Sie mutlos zu machen und man wird Zweifel am Gelingen in Ihnen säen! Seien Sie deshalb immer äußerst achtsam, was Sie denken und fühlen und seien Sie stets Gebieter Ihrer eigenen Gedanken. Nicht umsonst sagte schon Jesus zu uns; „Sündige fortan nicht mehr, auf das dir nicht noch Schlimmeres widerfahre." Hier einige praktische Lösungsvorschläge sowohl für Verfluchungen als auch Verwünschungen und Belastungen durch negative Geistwesen.

Selbsterforschung, wo und wann man eventuell Flüche oder Verwünschungen ausgestoßen hat und unbedingte Zurücknahme dieser Energien. Wenn dies nicht von ganzem Herzen geschieht und man sich in Zukunft nicht ändert, dann wird dies keinen Einfluss auf die Verfluchung haben können, da nur eine reale gelebte TAT eine tatsächliche Wirkung haben kann. Alles andere wäre Phantasterei und Wunschdenken und würde uns wieder in die Hände der Wesen spielen, von denen wir uns entfernen wollen. Falls möglich, nehmen Sie Kontakt auf mit dem Menschen, den Sie verflucht oder verwünscht haben und bitten ernsthaft um Vergebung. Sollte Ihnen dieser Akt der Demut und Selbstverleugnung noch nicht möglich sein, dann können Sie davon ausgehen, dass sich die Dämonen darüber freuen. - Selbsterforschung wo und wann man andere Menschen bewusst beleidigt, gekränkt und auf irgendeine Weise verletzt hat und wenn möglich, Rücknahme der gemachten Fehler in einem persönlichen Gespräch. Sollte dies nicht mehr möglich sein, weil das Opfer nicht mehr auf dieser Erde weilt, dann sollte dies in Gedanken ausgesprochen werden. Seien Sie immer mit dem ganzen Herzen dabei und meinen Sie es absolut ernst, sonst erzielen Sie keine oder nur eine geringe Wirkung. Es absolut ernst zu meinen heißt, sein ganzes Leben danach auszurichten, denn der Glaube ohne die Tat ist leer. Was hätte ein Hungernder davon, wenn wir ihm versprechen würden, in Zukunft für ihn zu sorgen, es aber dann nie täten, weil wir die damit verbundenen Opfer und eventuellen Einschränkungen nicht in Kauf nehmen wollen? Wir raten dringend davon ab, sich direkt an Dämonen oder negative Geistwesen zu wenden oder diese eventuell sogar zu verwünschen, wie wir dies auch schon erlebt haben.

Das könnte fatale Folgen haben, die aber nicht sofort erlebbar sein müssen, sondern sich erst nach Jahren offenbaren können. Da dies für viele Menschen ein äußerst unangenehmes Thema ist, bieten wir Ihnen an, Ihnen mit Rat und Tat zur Seite zu stehen, sofern Sie dies wünschen. Treten Sie mit den Buchautoren in Verbindung.

Denjenigen unter Ihnen, die einen Tiefergehenden Blick in diese Zusammenhänge tun möchten, empfehlen wir das Buch von George Ritchie, „Zurück von morgen". Dort sind auf anschauliche Art und Weise Zusammenhänge dieser Art für jeden verständlich beschrieben.

Weitere Künstler die sich von ihren alten verderblichen Wegen verabschiedet haben:

Alice Cooper
https://www.youtube.com/watch?v=v3q7ycY9hbk

ehemaliger Satanist zu Jesus Christus
https://www.youtube.com/watch?v=6l7A4cQHxuY
Sylvester Stallone

Dave Mustain – Megadeath
https://www.youtube.com/watch?v=wvAo7FifNy4

Brian Welch von der Band Korn, megabestseller
https://www.youtube.com/watch?v=Fs7i_ckEHVA&list=PLReul2d1rCOoiQxrC4CKFMxoApTC0k1qp

Bono der Band U2
https://www.youtube.com/watch?v=kvrz5i96pxg&list=PLReul2d1rCOoiQxrC4CKFMxoApTC0k1qp&index=10

Sylvester Stallone, Rocky, Rambo etc.
https://www.youtube.com/watch?v=peZZY777AjU&list=PLReul2d1rCOoiQxrC4CKFMxoApTC0k1qp&index=2

Der Einfluss der Musik auf unsere seelische und körperliche Gesundheit:

Vielleicht stimmen Sie mir zu, wenn ich behaupte, dass die Musik wohl die höchste und berührendste aller Künste ist. Man könnte die Musik auch als Mittler zwischen der unsichtbaren und der sichtbaren Welt bezeichnen. Die unsichtbaren Töne können uns Menschen zu Tränen rühren, uns erregen, uns ganz sanft und melancholisch stimmen oder auch unsere Aggressionen wecken. In jedem guten Film darf die passende Filmmusik nicht fehlen, denn sie unterstützt die Bilder auf eine Art und Weise wie es keine andere Kunst vermag. Musik verstärkt die Spannung, schenkt Gelassenheit und kann unser Innerstes zutiefst berühren. Und obwohl wir dies alles wissen und es mit größter Sicherheit auch schon erlebt haben, gehen wir äußerst unachtsam mit diesem heiligen Instrument Musik um. Vermutlich jeder von uns wurde von der Musik schon stark berührt. Der eine oder andere wurde vielleicht durch sie sogar verändert. Musik hat eine unglaubliche Kraft, ja sie kann sogar Schmerzen lindern und den Menschen im Guten und Schlechten unterstützen. Musik kann auch als ein Instrument zur Veredelung des Menschen bezeichnet werden. Gibt es so was, wie neutrale Musik oder ist nicht jede Art Musik Vermittler einer Botschaft? Wenn wir uns die gängigen Stilrichtungen anschauen, dann steckt hinter jeder Musikrichtung eine Lebensphilosophie, die sich durch Stil und Worte kundgibt. Das ist für jeden leicht erleb- und nachvollziehbar. Wenn Sie an einem Rockkonzert von ACDC teilnehmen, dann werden sich die dort anwesenden Zuhörer ganz anders verhalten, als bei einem Beethoven Konzert.

Die Töne selbst sind ein neutrales, aber leicht zu missbrauchendes Medium. Vergleichen wir einen reinen Ton der Violine mit einem stark veränderten, kreischenden Ton einer E-Gitarre und es wird uns bewusst, dass nur wir, als Musizierende, die Qualität der Musik bestimmen. Der Spieler, als Überbringer einer Botschaft, trägt die Verantwortung. Ist der

Mensch von edler Natur, dann wird auch seine Musik edel sein und das Edle im Menschen fördern. Ist der Mensch aggressiv, unzufrieden, mit sich selbst nicht im Reinen, dann wird auch seine Musik diese Wirkung auf den Zuhörer haben. Wie oft haben wir schon Menschen gehört, die nach einem Konzert gesagt haben, wie ausgelaugt sie gewesen seien, weil die lebensspendende Kraft der Musik auf das schändlichste missbraucht wurde. Fügen wir dann noch Gesangstext hinzu, dann wird die Sache umso deutlicher, ja geradezu dramatisch. Wenn wir uns allein die Texte der heute gängigen Musik anhören, dann stellen wir erschüttert fest, wie sie sich beinahe ausnahmslos dem Negativen zuwenden. In nahezu jedem Lied wird von einer neuen Liebe gesungen. Es wird der verflossenen Liebe nachgetrauert und ein neue herbei beschworen, um diese dann gleich im nächsten Nummer- 1- Hit wieder loszuwerden, weil man sich nicht mehr versteht und so geht dies Jahr für Jahr. Schon seit mehreren Jahrzehnten werden die Köpfe und Herzen der Menschen mit Botschaften förmlich bombardiert, denn es gibt ja kaum mehr eine Flucht vor der ständigen Berieselung mit angeblicher Pop- und Rockmusik. Selbst auf den Bergen werden jetzt Rock- und Popkonzerte abgehalten, um mit der Zeit zu gehen und die jungen Leute ja nicht als Kunden zu verlieren.

Was hat dies nun alles mit unserer Gesundheit zu tun? Ich vermute einige von Ihnen werden schon ahnen, worauf ich hinaus will, aber ich werde hier noch einige Beispiele anführen, die die Zusammenhänge verdeutlichen sollen. Viele Menschen heutzutage beklagen sich über die zunehmende Verwahrlosung und Gewalttätigkeit unserer Jugend. Andere, selbst Jugendliche, beklagen die zunehmende 'Versexung' unserer Gesellschaft, weil sie einfach keinen Raum mehr finden, der nicht davon besetzt ist.

Um dies zu veranschaulichen hier einige Textbeispiele neueren und älteren Datums:
Geh! – Tokio Hotel
Tage geh´n vorbei
Ohne da zu sein

Alles war so gut
Alles ich und du
Bleib da
Geh!
Wir ham nichts falsch gemacht, die ganze Zeit gedacht so könnt´ es weiter geh'n.
Alles andere werden wir sehen
Lass uns hinter dir und mir, Versuch nicht, zu verstehen
Warum es nicht mehr geht
Ich liebe dich
Versuch uns beide zu verlier´n
Für uns wird´s erst weitergehen, wenn wir uns nicht mehr sehen
Tage geh´n vorbei
Ohne da zu sein
Deine Spuren führ´n zu mir
Soweit weg von dir
Du bist blöd

Frage: wie kann ein junger Menschen, der Musiktexte dieser Art manchmal stundenlang anhört, wie kann ein solcher Mensch zielstrebig, verständnisvoll, treu und vor allem auch liebevoll sein? Ist es denkbar, dass ein Text dieser noch harmloseren Art einen Menschen nicht in seinem Denken und Tun beeinflusst, wenn wir uns der Kraft von Musik und Worten schon eingangs bewusst geworden sind. Die Musik geht über unsere Ohren direkt in unser Herz und Gehirn und hinterlässt dort seine Spuren. Das lässt sich allein schon durch ihre schmerzlindernde Wirkung erklären. Udo Lindenberg fährt auf der gleichen Schiene. „Es tut nicht mehr weh, endlich nicht mehr weh, wenn ich dich zufällig mal wieder seh'; es ist mir egal, so was von egal und mein Puls geht ganz normal; musst nicht glauben, dass ich ohne dich nicht klar komm, ich komm sehr gut zurecht kannst ruhig ..."
Wir könnten hier unzählige Rock- und Popsänger anführen und alle, ohne Ausnahme, leben in dieser Welt des Zwiespalts und sind nicht in der Lage, eine gesunde Beziehung über mehrere Jahre, geschweige

denn ein ganzes Leben durchzuhalten. Immer wieder wird der Partner betrogen und verlassen und aus den Trümmern wird dann ein neuer Liedtext, der den Menschen genau diese Verirrungen ins Herz legt. Dies sind vordergründig aber noch die harmloseren Texte. Betrachten wir die nachfolgenden „Werke", dann stellt sich die Frage, wie es kommt dass solche Texte überhaupt erlaubt sind, denn sie sind so unglaublich böse und hässlich, dass ein Nichteingreifen der Behörden und vor allem der Eltern schon als fahrlässige Körper- und Seelenverletzung beurteilt werden muss. Für alles gibt es Grenzwerte. Alles, aber auch alles muss gewisse Richtlinien erfüllen, damit die Umwelt vor angeblichem Schaden bewahrt wird, nur unsere Innenwelt und die unserer Nächsten scheint uns nicht im Geringsten zu kümmern. Hier lassen wir Mord, Vergewaltigung, Gewaltverherrlichung, Obszönitat, Verwahrlosung, Perversion und krankhafte Eitelkeiten zu, ohne dass sich auch nur eine Stimme des Protestes regt!!! Wie konnte es soweit kommen, dass wir unsere Kinder und Jugendlichen stundenlanger Beeinflussung von völlig verantwortungslosen Persönlichkeiten aussetzen, ohne dass diese zur Rechenschaft gezogen werden? Wie konnte es soweit kommen, dass uns anscheinend jedes Gefühl für das Schöne, Wahre und Gute abhanden gekommen ist? Beschallen Sie Pflanzen mal stundenlang mit Hardrock und Sie werden sehen, dass sie verkümmern werden. Sollte es bei uns Menschen anders sein? Sind wir nicht bei weitem empfindsamere Wesen als Pflanzen oder etwa Tiere? Würden Sie Ihrer Tochter erlauben, mit jemandem auszugehen, von dem Sie wissen, dass er bereits mit tausend Frauen geschlafen hat, dies öffentlich zugibt und sich damit brüstet? Würden Sie Ihrem Sohn eine Freundin oder Ehefrau wünschen, die nichts anderes im Kopf hat, als ihn ins Bett zu kriegen und sein Geld zu stehlen? Würden Sie nicht versuchen, Ihrer Tochter einen Mann auszureden, der sich öffentlich in den Schritt fasst und der eigentlich vom Gesetz eine Buße und Verwarnung wegen Erregung öffentlichen Ärgernisses hinnehmen müsste?

Würden Sie ihren Sohn zu einem Treffen mit einer Frau schicken, die vor zigtausenden öffentlich onaniert? Wenn Sie diese Fragen mit Nein beantworten, dann frage ich, warum lassen wir es dann zu, dass gerade diese Leute direkten Zugang zum Herz und Gehirn ihrer Liebsten finden können, ohne dass Sie als Eltern auch nur die geringste Kontrolle darüber haben? Das perfide an dieser Art von Musik ist doch, dass sie auf unglaubliche Art und Weise jedes Gefühl zu entkoppeln vermag. Normalerweise ist es doch so, dass Musik ein Gefühl oder eine Szene betont, verstärkt oder besänftigt. Der Mensch fühlt durch die Musik sofort, ob nun eine spannende oder romantische Szene kommt. Die moderne Unterhaltungsmusik hat jedoch Gefühl und Musik so voneinander getrennt, dass sie den Menschen völlig in die Irre führt. Aufgrund der Tanzbarkeit der meisten Lieder wähnt sich der Zuhörer auf sicherem Boden und die ansonsten wach gewordenen Warngefühle „jetzt kommt Gefahr“ sind völlig irregeleitet. So werden der Beeinflussung, die nur dämonisch genannt werden kann, Tür und Tor geöffnet und die Menschen sind in der Lage, sich an den entsetzlichsten Texten zu berauschen und zu tanzen.

Würden Sie die Tragweite des oft kaum verständlichen Textes erfassen, dann ließen sie es möglicherweise bleiben. Aber die magische Kraft des modernen Rhythmus macht die Menschen blind und praktisch taub, denn die Hypnose durch sich stetig wiederholenden Wortspielereien sind nicht ohne Wirkung.

So lesen wir im Jakobus Brief im 3. Kapitel über die Macht der Zunge: „Also ist auch die Zunge ein klein Glied und richtet große Dinge an. Siehe ein klein Feuer, welch einen Wald zündet's an! Und die Zunge (das Wort) ist auch ein Feuer, eine Welt voll Ungerechtigkeit. Also ist die Zunge unter unseren Gliedern und befleckt den ganzen Leib und zündet an all unseren Wandel, wenn sie von der Hölle entzündet ist. ... Aber die Zunge kann kein Mensch zähmen, das unruhige Übel, voll tödlichen Giftes.“

Es liegt also so viel unheilbringende Kraft im gesprochenen Wort, dass diese Kraft nicht nur unseren ganzen Körper negativ beeinflussen kann, sondern eben auch unser ganzes Leben. Man ermesse die Tragweite dieser Aussage und versuche, die ungeheure Zahl an negativen, bösartigen, erniedrigenden Worten zu zählen, die jeden Tag aus dem Äther kommen.

Hellsichtige Menschen, wie etwa Cyril Scott in seinem Buch; „Musik, ihr geheimer Einfluss durch die Jahrhunderte“ beschreibt es so: „Es ist eine Tatsache, dass heftige und fortgesetzte leidenschaftliche Gefühlsbewegungen (wie z.B. bei einem Rockkonzert), insbesondere Massenhysterie, eine Vielzahl von Gedankenformen in den niederen der unsichtbaren Existenzpläne erschaffen und dass diese Gedankenformen für die Dauer einer Reihe von Jahren erhalten bleiben, bevor sie durch irgendeine besondere Einwirkung zerstört werden. Betrachtet man sie mit hellseherischen Fähigkeiten, dann erscheinen sie oft als ein dichter, giftiger Dampf mit Greifarmen, die sich in alle Richtungen ausstrecken und in jedem Augenblick auf dem Sprung sind, über die Unbedachten herzufallen und ihr Gift in den emotionalen Organismus einfließen zu lassen.“
So wären auch die gewalttätigen Exzesse verschiedener Pop- und Rockgruppen zu erklären, die nach jedem Konzert nicht nur Ihr gesamtes Zimmer demolierten, sondern oft auch noch ihre eigenen Musikinstrumente.

Die beinahe immer zu beobachtenden sexuellen Ausschweifungen während und nach gewissen Konzerten lassen sich nach Cyril Scott so erklären: „Das orgiastische Element in seinem synkopischen Rhythmus, das völlig getrennt von irgendeinem gehobeneren musikalischen Inhalt war, erzeugte eine übermäßige Erregung der Nerven und lockerte die Kräfte der Selbstbeherrschung. Daraus entstanden eine unechte Heiterkeit („Girls want to have fun“), ein vermeintliches Durchhaltevermögen (bis zur Erschöpfung) und eine Unersättlichkeit, die zu einer moralisch und körperlich schädlichen Reaktion führte.“ Bei jedem nur einigermaßen klar denkenden und fühlenden Menschen sollten bereits die Alarmglocken zu läuten beginnen und die Zusammenhänge liegen wohl für jeden greifbar auf dem Tablett vor uns ausgebreitet.
Da sich die zerstörerischen Wirkungen dieser unsichtbaren aber sehr wohl hörbaren Einflüsse nicht leugnen lassen, stellt sich natürlich die Frage warum niemand etwas dagegen tut. Die Antwort ist einfach, unsere ganze Gesellschaft ist mit dieser Musik förmlich verseucht. Wo auch immer wir

hingehen, sei es in ein abgelegenes Tal in den Bergen oder an einen herrlichen Sandstrand, immer und überall berieselt uns die kaum zu stoppende Gewalt des Niederen und dies nahezu auf der ganzen Welt. Nur durch die Erkenntnis des Einzelnen und dessen Weigerung, sich weiterhin diesem Szenario des Grauens auszusetzen, ist an eine langsame Umkehr zu denken.

An eine gesellschaftliche Abkehr von dieser Massensuggestion ist momentan wohl kaum zu denken, denn damit sind zu große finanzielle und persönliche Vorteile verknüpft und welcher Teenager würde nicht gerne ein Superstar? Sie denken vielleicht ich übertreibe, wenn ich hier von der Herrschaft des Schreckens schreibe? Deshalb hier noch ein Auszug aus einem Liedtext von KISS, einer von vielen, den man benutzen könnte, um die Herrschaft des Schreckens zu veranschaulichen: „Ich wurde von einem Dämon erzogen, vorbereitet, wie dieser zu herrschen. Ich bin der Herr des öden Landes, ein Mann dieser Zeit aus Stahl. Ich rufe die Dunkelheit nach meinem Wohlgefallen und ich befehle dir, niederzuknien vor dem Gott des Donners, dem Gott des Rock'n Roll." In was für Hände haben wir uns da begeben?
Möchten wir wirklich, dass unsere Kinder sich solche Menschen zum Vorbild nehmen? Ertragen wir es, dass sie zu tausenden in die Konzerte dieser Gruppen gehen? Warum wird es erlaubt, dass sogar das öffentlich- rechtliche Fernsehen und Radio sozusagen Gratiswerbung für diese Gruppen macht, obwohl die meisten ohnehin schon Millionäre sind? Wäre es nicht vielmehr die Aufgabe des öffentlich-rechtlichen auf die offensichtlichen und versteckten Gefahren hinzuweisen und für Aufklärung zu sorgen? Die Auswirkungen auf das Gemüt und sogar den Körper des Menschen sind unbestritten und es liegt nun an uns, dass wir uns radikal von diesen zerstörerischen Kräften lossagen. Welche Alternativen gibt es? Das Großartige an der heutigen Zeit ist ja gerade die unglaubliche Vielfalt, aus der wir frei nach unserem Gutdünken und unserer Erkenntnis wählen können.
So können wir uns der heutigen Medien bedienen und zu Musik greifen, die eine heilsame, ja sogar eine heilende Wirkung hat für unseren Leib

und noch viel mehr für unsere Seele. So möchte ich in diesem Zusammenhang einen amerikanischen Komponisten erwähnen, dessen „Musik mit einer Mission" zum Schönsten gehört, das je komponiert wurde. Es handelt sich um den jungen Komponisten Tim Janis, der mit seiner Musik schon Millionen Zuhörer berührt hat. Die heilende und trostspendende Wirkung seiner Musik wird sogar von der amerikanischen Krebsliga empfohlen. Ich möchte es auch nicht versäumen, Sie auf die wunderbare Musik von Secret Garden hinzuweisen, die schon viele Herzen angerührt hat. Es gibt Licht am Horizont und die Schönheit ist für jeden zu finden, der sich ihr wahrhaft nähern möchte. Jeder, der sich diesen wunderbaren Begleiter zu Nutze macht, wird die Wirkung in sich selbst, aber auch in seiner Familie erleben. Denn die friedvolle Kraft dieser Musik wird auch Ihre Familien und die Herzen Ihrer Kinder verändern und die Zeit des Zankes und Haders ist dann vorbei. Machen Sie doch einmal den Versuch und spielen Sie in Ihrer Familie nur noch Musik mit einer heilenden Wirkung. Beginnen Sie bei Ihren Kindern schon früh und lehren Sie sie, zu unterscheiden und genau hinzuhören, wo das Schöne zu finden ist. Nur zuhören muss man dieser Musik und sie in sein Herz einlassen, dann werden ihre wohltuenden und heilenden Schwingungen den Menschen und dadurch die Welt verändern!

Die Zusammenhänge des Lebens

Lieben Sie Ihr Leben? Wenn sie jetzt überlegen müssen, dann lassen Sie sich ein T-Shirt mit der Aufschrift bedrucken „Ich liebe mich" und das ist kein Scherz. Tragen sie dieses Shirt für eine gewisse Zeit immer mal wieder und achten sie unbedingt darauf, was passiert. Denn wenn das Wort Liebe für eine Weile unter einem Glas mit Wasser steht, dann riecht und schmeckt dies noch nach Tagen gut, während das Wort Hass das Wasser im Glas nach kurzer Zeit übel riechen und verderben lässt. Wir haben gelernt, dass der Körper vor allem aus Wasser besteht, dass es seine Struktur über Worte verändern kann und diese auch erinnert. Also lässt sich die positive Ausrichtung auch in unserem Körper und Geist erspüren. Und wenn wir damit *in* uns eine Veränderung bewirken können, dann funktioniert das auch *außen,* um uns herum.

Albert Einstein brachte die Welt nicht nur mit seiner Relativitätstheorie oder mit der Quantenphysik ins Grübeln. Der kluge Kopf steckte voller guter Ratschläge. Allein das Beispiel mit der Biene sollte uns nachdenklich machen. Er weist uns über die Biene darauf hin, wie abhängig wir mit unserem Leben von der Natur sind, denn wenn die Biene von diesem Planeten verschwinden sollte, dann hätte der Mensch nur noch vier Jahre zu leben: „Zuerst stirbt die Biene und dann der Mensch". Um gesund zu sein, sollten wir in uns gehen und Gott um Führung bitten. Gehen Sie so oft wie möglich in die Natur. Erfreuen sie sich an ihr und beten Sie darum, dass sie uns lange erhalten bleibe. Allzu lange hat Mutter Erde viel zu viel erdulden müssen und man sollte sich fragen: Wann übernimmt der Mensch endlich Verantwortung für dass, was er ihr und anderen Lebewesen angetan hat. Und wann erkennt der Mensch den Zusammenhang zwischen seinem Handeln und den Symptomen vieler Krankheiten? Wann begreift er das Ursache und Wirkungsprinzip des Lebens? Wann sieht er die Verbindung zwischen allem, was existiert und den Dingen, die er nicht mit seinen Augen sehen kann und die dennoch existent sind?

Bei manchen Erkrankungen spricht die Medizin von Erbkrankheiten. Was aber noch zu wenig Beachtung findet, ist die Übertragung von unverarbeiteten Emotionen und Verhaltensmustern über Generationen, die gesundheitliche Folgen haben können. Es gibt Therapeuten, die überzeugt davon sind, dass zum Beispiel Allergien, ADS- und ADHS-Kinder etwas mit den übertragenen Kriegs-Ängsten der Ur-Großeltern zu tun haben könnten. Wenn das stimmen sollte, könnte diese Annahme vielleicht Hoffnungslosigkeit auslösen, denn noch immer glaubt der Mensch an die Wunderpille. Wogegen muss sie diesmal funktionieren? Immer dann, wenn man die mögliche Ursache findet, ist auch bald eine Lösung in Sicht. In „Gesund durch Wissen“ gibt es genügend Anregungen, dem Leiden auf die Spur zu kommen und packt man es an der Wurzel, so kann sich durch eine Bewusstseinsänderung auch die Gesundheit wieder einstellen. Sanfte Wege und Naturprodukte lassen den Körper anders reagieren.

Uralte Rezepte und Mineralien helfen oftmals dabei, dass der Körper sich wieder fängt. Viele Wege führen in die Gesundheit und einige wertvolle Tipps haben wir in diesem Buch festgehalten. Was wir im Alltag jedoch immer noch unterschätzen, sind Emotionen. Leichtfertig setzten wir uns freiwillig Situationen aus, die unserer Gesundheit schaden können. Gefühle entstehen selten nur in einer Person, sie übertragen sich auch auf andere. Denken Sie doch nur mal an ein Fußballspiel in einem Stadion. Wenn die eigene Mannschaft Tore schießt, erleben die Fans Glücksmomente und sind euphorisch, Verlieren sie, dann sind sie zu Tode betrübt. Alle Empfindungen können sich schlagartig ins Gegenteil verwandeln. Und wer entscheidet sich bewusst oder unbewusst für eine Gefühlsveränderung? Wir selbst!

Hier eine andere Situation, in der Gefühle das Leben vieler beeinträchtigen kann: Die Polizei lässt eine Bande, die Kinderpornos herstellt, auffliegen. Zunächst müssen die Beamten beim Sichten die Bilder ertragen, dann die Richter, der Staatsanwalt, die Geschworenen, Journalisten und alle Leser und Zuschauer, die bei der Berichterstattung mit Entsetzen reagieren. Was wir nicht bedenken ist, dass der Schaden dieser Untaten viel größer ist, als oftmals angenommen wird. Solche Emotionen wecken durch die daraus entstehenden Gedanken in jeder Zelle eine chemische Reaktion. Unser Körper verhält sich wie das Wasser. Jede Zelle passt sich unseren Gedanken an. Bruce Lipton schreibt in „Intelligente Zellen – wie die Erfahrungen unsere Gene steuern“ darüber, dass „die biochemischen Funktionen unseres Körpers zeigen, dass unser Denken und Fühlen bis in jede einzelne unserer Zellen hineinwirkt." Die Zelle verändert sich nicht nur biochemisch, sondern hat - wie unser Gehirn- offenbar auch ein Gedächtnis. Bruce Lipton widerlegt, dass unsere DNS unser Leben bestimmen würde und ist ebenfalls der Auffassung, dass „sowohl unser persönliches Leben als auch unser kollektives Dasein durch die Verbindung zwischen innen und außen, zwischen Geist und Materie gesteuert wird. Eine Erkenntnis die, logisch weiter gedacht, auch weiterreichende spirituelle Konsequenzen hat." Wenn unser Alltag gespickt ist mit Nachrichten, die uns auf die Palme bringen, Ängste auslösen oder uns panisch werden lassen, dann brauchen wir uns nicht mehr über körperliche und seelische Symptome zu wundern. Ein bewusstes Leben kann mehr verhindern, als ein unbewusstes. Das tragische ist, dass ein unbewusstes Leben genauso kreativ in der Gestaltung ist, wie das bewusste – es hat nur fatale Folgen für uns.

Wir erinnern uns auch, dass der Mensch nicht nur vor allem aus Wasser, sondern z. B. auch aus einem Gemisch von Mineralien besteht. Eine Mangelerscheinung kann durch die Einnahme von Mineralien ausgeglichen werden, jedoch nur dann, wenn das fehlende Mineral auch gezielt zugeführt wird, damit dass Verhältnis zu den anderen im gesunden Rahmen bleibt. Aber die Einnahme von sanften Präparaten oder allopathischen Mitteln reichen nicht aus, wenn das Umfeld des Menschen bereits krank ist. Jedes krankhafte Symptom kann sich verschlimmern, wenn man süchtig nach einer Emotion wird, d. h. unser Gehirn zwingt uns zu einer bestimmten Handlung, damit wir diese spezielle Emotion wieder in uns abrufen können. Deshalb wiederholen wir im Alltag auch immer wieder dieselben Fehler, damit wir in diesem Kreislauf verharren können. Sind wir über eine gewisse Zeit traurig, ängstlich, zornig, feindselig oder neidisch, dann entsteht eine Sucht nach diesen Emotionen. Deshalb kann sich auch ein Choleriker selbst schwer bremsen und für einen melancholischen Menschen wird es schwierig, ohne Hilfe wieder in seine Mitte zu finden. Die Sucht nach den sich wiederholenden Emotionen muss behoben werden.

Denken Sie nur mal an die letzte Grippe. Wieso haben Sie sich angesteckt? Hatten sie nicht vorher wieder mal Stress? Sagen manche Emotionen vielleicht „herzlich willkommen“ zu Pilzen und Bakterien? Offenbar gibt es eine Ko-Abhängigkeit zwischen Emotionen und Parasiten. „So wie innen, so auch außen“, heißt es doch. In dem Fall zieht unsere innere Gefühlswelt offenbar die Parasiten an. Und wenn wir über das Thema Parasiten wieder zu den morphogenen Feldern kommen, dann wissen wir, was uns allen im Kollektiv blüht – auch ähnlich gelagerte Problem können miteinander reagieren.

Wer sich schon mal mit der Hypothese der morphischen Felder des englischen Biochemikers und Zellbiologen Rupert Sheldrake beschäftigt hat, weiß vom Gedächtnis der Natur und den Feldern, die mit den Dingen in leicht in Resonanz gehen können, weil sie eine ähnliche Schwingung haben. In Wikipedia steht, das diese „morphischen Felder die Entwicklung von Strukturen beeinflussen sollen.“ Aber was heißt das genau? Unterhalten sie sich am Telefon doch mal mit einem Menschen, der plötzlich gähnen muss. Was tun sie? Sie gähnen ebenfalls, obwohl Ihr Gesprächspartner sich am anderen Ende der Welt befindet. Auch das Verhalten von Affen auf verschiedenen Inseln wurde beobachtet. Wenn eine Gruppe auf einer Insel etwas Neues gelernt hatte, dann übertrug sich das auf die andere, obwohl sie so weit voneinander entfernt waren und keinen Kontakt zu einander hatten. Oder was ist mit der Vorahnung von Müttern, die im Krieg genau spüren, wenn ihre Söhne in der Schlacht sterben? Wenn da keine Verbindung zwischen allen Dingen und Menschen wäre, dann gäbe es solche Wahrnehmungen nicht, auf die wir dann auch reagieren.

Wenn der Mensch nach einem Erlebnis seelisch angeschlagen ist, dann vermittelt er diesen Zustand auch nach außen, an die Personen, denen er begegnet oder die ihm etwas bedeuten. Wir können das Elend und die Freude eines anderen in uns spüren, nur machen wir uns darüber keine Gedanken. Wir empfinden den Zustand eines anderen über seine Ausstrahlung, seine Wort- und Themenwahl in Gesprächen, über seine

Handlungen und Denkmuster. Besonders sensible Menschen spüren auch den anderen, selbst wenn er sich weit entfernt aufhält. Je nach persönlicher Überzeugungswelt zieht der Mensch obendrein das Umfeld an, in dem er seine Muster aufrechterhalten oder die vorhandene Emotion verstärken kann. In Diskussionen bemerken wir, wie oft der Mensch krampfhaft an Ideen festhält, die eigentlich beliebig austauschbar wären. Oftmals sind diese Ideen noch nicht einmal durch eine persönliche Erfahrung entstanden. Sie werden nicht selten ungeprüft von Autoritäten übernommen, z. B. als Kind von Eltern und Großeltern.

Solange der Mensch nicht seine eigene Bestimmung erkennt, lebt er sein ganzes Leben als Marionette. Der Bildungsgrad spielt dabei keine Rolle. Die Emotionen werden durch unser gewähltes Umfeld verstärkt und sie potenzieren sich über die Geschehnisse, die wir durch sie anziehen. Dies geschieht dann fortwährend, bis unser Körper mit Symptomen rebelliert. Diese Rebellion deuten oder erfahren wir dann irgendwann als Krankheit. Übertragen auf die Natur heißt das, dass auch sie rebellieren kann, weil sie mit dem Menschen und all seinen Lebewesen und Pflanzen eng verbunden ist. Und solange der Mensch nicht in Liebe handelt, schadet er sich und seiner Umwelt durch fremdbestimmte Aktionen. Mit dieser Erkenntnis können wir beginnen, dieses Höllenfeuer zu löschen. Nach gefundenen Erkenntnissen kann eine Veränderung allerdings nur stattfinden, wenn wir sie auch leben. Nur so können wir dem alten Fahrwasser entfliehen und neue Erfahrungen machen. Vielleicht werden wir sogar irgendwann dauerhaft gesund bleiben? Erfahren wir Angenehmes, ziehen wir bald mehr Leichtigkeit an. Gelingt es uns dann, Vertrauen zu bewahren, umgibt uns auch ein anderes morphogenes Feld. Die Menschen um uns herum reagieren plötzlich anders, sind freundlicher und offener. Es würde sich sicherlich lohnen, dies auszuprobieren. Das heißt: Beginnen Sie mit den gewünschten Veränderungen immer bei sich selber. Zu den ersten Schritten gehört das Vergeben. Dann lenken sie Ihre Aufmerksamkeit im Alltag bewusst auf Ethik und die Achtung der Natur und der Schöpfung. Wir können uns bewusst machen, dass Spiritualität die Basis der wahren Liebe ist. Aus ihr wachsen gesunde

Erkenntnisse, die zu leben sich lohnt. Es gibt keine klügere Einrichtung als die Natur selbst. Warum fragen wir sie dann nicht öfter?

Wenn wir sie mehr studieren würden, als auszubeuten, könnten wir unaufhörlich von ihr lernen. Es ist allein schon interessant, einen Bienenschwarm zu beobachten und zu sehen, wie alle ganz eng beieinander fliegen, ohne dabei eine Massenkarambolage zu verursachen. Wie gelingt ihnen das?

Mitgefühl und der Wille, den Menschen in unserer Gesellschaft zu „dienen", anderen mit unseren Talenten behilflich zu sein, lassen uns angenehmere Gefühle empfinden, als weiterhin in Wut und Verzweiflung zu verharren. Die unangenehmen Empfindungen können durch neue nur ersetzt werden, wenn man seine Aufmerksamkeit auf das Positive lenkt. Die stärkste Empfindung ist die Liebe und ohne, dass wir selbst eine Veränderung wollen, geschieht sie immer wieder. Hoffen wir, dass angenehme Empfindungen sich möglichst schnell mit besonders vielen Menschen verbinden. Glaube, Liebe und Hoffnung lassen ein dauerhaftes, wohliges Gefühl entstehen, das auch als Barometer für unsere Gesundheit dienen kann. Wenn die Energie des Menschen (die Erde) ansteigt, wächst auch sein Bewusstsein und damit kommen wir immer wieder zu neuen (gesünderen) Erkenntnissen.

Wenn wir heute schon gemeinsam auf den Meeren beten würden, dann müsste sich die Struktur des Wassers allein über unsere positiven Worte wieder zum Guten verändern lassen. In der Potenzierung angenehmer Gefühle steckt auch die Antwort auf die Frage, wann wir gesund sein werden. Es geht nur in Verbindung mit einem verändertem Bewusstsein und der Natur! Aber wo fängt man im Alltag damit an? Ein Meditationskreis ging vor der griechischen Küste auf ein Schiff und beschäftigten sich mit der „Herzensenergie" (aus: „Heiler dieser Welt – das Ursache /Wirkungsprinzips des Heilens"). Kurz darauf wurden sie von zahlreichen Delphinen umringt. Als sie diese Ausflüge wiederholten, wurde die

Zahl immer größer und am Ende schwammen mehr als 200 Delphine um das Schiff.

Durch die Liebe als göttliche und heilende Kraft, die alles regeln kann, könnte sich das Positive viel schneller ausbreiten, als das Negative. Durch die Liebe kann jede Entscheidung anders ausfallen und einem Erfinder den Weg in eine humane Technologie weisen. Noch wird Menschlichkeit gegen Habgier, die Liebe gegen Hass und Zuneigung gegen Ablehnung getauscht. Wenn wir in diese negativen Gefühle abdriften, dann nur, um unsere alten Denkmuster nicht aufgeben zu müssen. Fatal ist auch, dass unser Unterbewusstsein alle Erfahrungen sammelt ohne sie zu bewerten. Es ruft sie auch als Wahrheiten ab. Wenn wir den Kreislauf nicht erkennen wollen, können wir ihn auch nicht durchbrechen. Die Erfahrungen, die wir auch an unsere Kinder weitergeben, lässt sie in ihnen weiterleben. Diese Übertragungskette besteht schon seit Generationen und die Menge an wirren Entscheidungen muss uns unweigerlich in den körperlichen, seelischen und geistigen Kollaps führen. Unser Verstand gibt allem, was wir sehen und erleben, eine Bewertung und die Basis vieler Vorurteile beruht oft auf Manipulation.

Bedenken Sie nur, was sie beim Lesen ihrer Tageszeitung empfinden, wenn es um einen schweren Unfall geht. Zunächst mal haben sie sich dafür hergegeben, die Zeitung mit diesem Aufmacher zu kaufen und zum anderen, um einer vertrauten Sucht nach Leid nachgehen zu können. Wenn der Mensch seine Aufmerksamkeit auf Angenehmes fokussieren würde, riefe er mit Sicherheit auch andere Erfahrungen herbei. Er würde sich für eine andere Welt und eine Forschung mit mehr Empathie entscheiden. Wenn die Gier besiegt werden könnte, dann wäre die Menschheit von einem großen Übel befreit, denn die Basis des Elends in der Welt sind Habgier, Neid, Rücksichtslosigkeit, Intoleranz und Machtgehabe. Wenn allein die Öffentlichkeit mehr über negative und positive Ionen in der Raumluft und in der Natur informiert wäre, könnten alle Lebewesen gesünder sein. Aber durch die Industrialisierung verschiebt sich das Verhältnis von positiven und negativen Ionen bedenklich. Autoabgase,

Fabrikqualm, Ruß und Dreck scheinen die negativen Ionen in der Luft regelrecht zu verschlingen. Auch Stahl- und Betongebäude scheinen die Ladungen von negativen Ionen zu absorbieren.

Dabei sollen negative Ionen in der Raumluft sogar hyperaktive Kinder ruhiger werden lassen. Sie sollen Neurosen und Angstgefühle abbauen können und für einen gesunden Appetit sorgen. Natürliche Baustoffe wie Wolle, Baumwolle und Seide sollen gesund sein und negative Ionen an sich binden können. Wie lange schafft es Mutter Natur noch, sich gegen unsere Fehler zu wehren? Wie lange noch können wir die Luft bedenkenlos atmen und Fische aus den verschmutzen Meeren essen? Solange der Mensch nicht lernt, jedes Leben respektvoll zu behandeln, wird er an seiner eigenen Handlungsweise zu Grunde gehen. Die medizinische Forschung kann diese Fehler nicht ausmerzen. Gespritzte Früchte, chemische Futtermittel für Tiere, Konservierungsstoffe in fast sämtlichen Fertigprodukten, Geschmacksverstärker – alle diese Stoffe stammen aus den Köpfen der Menschen. Ist der Mensch unbewusst so gepolt, dass er sich selbst – in kleinen Dosen – umbringen will? Auch wenn, dank gesundheitlicher Bestimmungen, Obergrenzen für chemische Zusätze festgelegt wurden, zählt am Ende doch die Summe aller Schadstoffe und nicht der Messwert eines einzelnen Produkts. Am Meer und überall dort, wo Wasser fließt, stehen viele negative Ionen den positiven gegenüber. Dieses Ionen -Verhältnis scheint den Menschen besonders gut zu tun. Nur, tun auch wir den Ozeanen noch gut? Auch hier ist die im Buch erwähnte Seelenhygiene ein wichtiger Bestandteil menschlicher Bewusstwerdung. Ohne gebührenden Respekt vor der Schöpferkraft der Natur und dem „Göttlichen" befindet sich der Mensch im Fahrwasser seiner Hab- und Machtgier. Unsere Gesundheit funktioniert nach dem göttlichen Prinzip von Ursache und Wirkung. Solange wir uns im Labyrinth der materiellen Irrwege befinden, werden sich unser Körper, unser Geist und die Seele dagegen wehren.

Die Natur ist die stärkste Kraft und sie wird Sieger bleiben, egal ob wir sie wertschätzen oder nicht. Sie wird sich wehren durch weitere Naturkatastrophen, die wir mit mehr Spiritualität und Vernunft abwenden könnten. Wenn wir gesund sein wollen, dann müssen wir mit Mutter Natur zusammenarbeiten, d. h. wir müssen auch ihre Pflanzen besser pflegen, ihren wahren Nutzen ergründen und sie für unsere Gesundheit einsetzen. Auch Mineralien wie Gold und Silber haben andere Werte, als viele von uns meinen. Vieles, was wir in der Natur als Mineralien antreffen, finden wir auch im menschlichen Organismus wieder. Alles, was der Mensch braucht, um glücklich und gesund zu sein, kann er in sich und um sich herum entdecken.

Was Ihnen ihr Therapeut empfiehlt, wissen wir nicht. A.S. aber empfiehlt seinen Lesern „sanfte" Wege und eine gute Entscheidung für ihr weiteres Leben. Aufklärung ist der richtige Weg und wenn die Menschen danach beginnen, ihre Achtsamkeit für ihre Gesundheit anders zu bündeln, dann ziehen sie auch für ihre Gesundheit immer öfter das Richtige heran.

Und mit einer persönlichen Veränderung kann es bald auch zu einer Veränderung in der Gesellschaft kommen. Wir alle sind miteinander verbunden und brauchen uns gegenseitig. Jeder verfügt über bestimmte Begabungen. Lösen wir das verschobene Menschenbild auf und erkennen wir, dass die Macht für Gesundheit in jedem von uns steckt. Erkennen wir gemeinsam die Ursachen, die uns wirklich krank werden lassen. Dann kommen wir allmählich dem eigentlichen Sinn unseres Lebens immer näher – wir entdecken die Göttlichkeit als einen Funken in uns selbst! Von diesem Augenblick an wird sich die Welt für uns anders drehen, denn je wohler sie sich zu fühlen beginnen, je gesünder werden sie sein und andere Menschen mit ihnen. Wir helfen ihnen und uns selbst gerne dabei - mit den Inhalten von „Gesund durch Wissen!

INDIKATIONSLISTE ZUR SELBSTHILFE

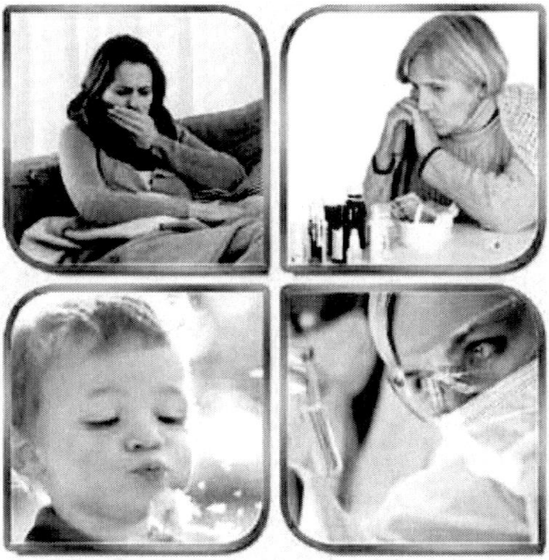

Andreas Schauffert

TATWellness.com
Postfach 819, 5734 Reinach
Tel. +41 0415667161

A - K

M - Z

Allergien: MSM und Schwefel im akuten Zustand. Allergien werden in den meisten Fällen durch Pilz- od. Parasitenbefall verursacht. Chin. Kräutermischung mit Energiemischung zur generellen Reinigung und Aufbau des Körpers.

Arthritis: NEM und Protein plus zeigen in den meisten Fällen eine hervorragende Wirkung. Jedoch gibt es Fälle die wurden durch einen traumatischen Schock ausgelöst od. auch durch einen Infekt od. das Schlafen auf einem schlechten Platz.

Asthma: Asthma wird häufig durch Pilze od. auch Bakterien verursacht. Körperreingung mit Silber, hohe Dosierung, Aulterra und Zeolith ev. noch Schwefel.

Arthrose: NEM und Protein plus, bei beginnender Arthrose MSM od. Schwefelwasser, bei schwerer Arthrose Protein Plus und NEM. Je höher man dosiert, desto schneller die Wirkung.

Augen und Ohrenentzüdung: Silberwasser od. Handy cure. Silber in das offene Auge sprayen. Ohr, einen Wattebausch in Silberwasser tränken und ins Ohr führen. dort einige Zeit verweilen.

Blähungen: 500 ml Silberwasser auf nüchternen Magen trinken. Ev. bekommt man Durchfall, muss aber nicht sein. Danach 1 Teelöffel Energiemischung. Am nächsten Tag nochmals das gleiche Prozedere. Energiemischung 3 mal täglich nehmen. Statt Silber kann man auch mit der chin.

Kräutermischung ersetzen und hat den Vorteil, dass dann auch Parasiten, Viren, Bakterien und Pilze zuverlässig entfernt werden. Ev. noch ein Pro Biotisches Produkt einnehmen.

Bluthochdruck: 3 Tassen ungesüssten Hibiskustee trinken, die Einnahme von Proteinen erhöhen. Nattokinase od. Kuhhornteile tragen.

Burnout Syndrom: Goldwasser und die Energiemischung

Candida Pilz: Silberwasser hoch dosiert und sofort schlucken. Zusammen mit Zeolith und dem neuen Candidaprodukt.

Depression: Goldwasser und etherium gold kombiniert zeigen hervorragende Resultate.

Diabetes: Diabetes: entweder den MDS forte Tee, Zimt od. Vanadium Chrom und Zink.

Durchblutungsprobleme: werden hauptsächlich durch die falsche Ernährung verursacht. Kalte Hände und Füsse verschwinden nur durch die Ernährungsumstellung. Zur Unterstützung der Durchblutung Muschel-Kuhhorn-Ionenbänder. Zur Reinigung der Blutgefässe: Natto, MDS Forte, Wirkung innerhalb von 2-3 Wochen maximal. Tragen von Turmalinsocken.

Epilepsie: Goldwasser und etherium gold zeigen erstaunliche Resultate.

Halsschmerzen: Handycure od. Silber gurgeln

Haarausfall: msm, Brasil korallen und die dermasolve Haarcreme, 100 % erfolg!

Herzinfarkt: Natto, mds forte, Goldwasser und Frischzellen

Herzschwäche/Herzhytmusstörungen: Selen und Q10 hochdosiert ca. 400 mg täglich.

Hirnschlag: Natto, mds forte, Goldwasser und Frischzellen

Husten: es gibt viele Ursachen für Husten. Der Körper möchte etwas loswerden. Man achte auf seelische Aspekte, aber auch die Sauberkeit der Umgebung. Silberwasser, chamae Rose vor allem wenn mit viel Schleim verbunden. Die schnellsten Resultate hatten wir mit Handycure.

Koordinationsprobleme: grosse Erfolge zeigt die Kombination von Goldwasser und Etherium gold.

Krampfadern-Venenprobleme: die Pinienpollen zeigen verblüffende sichtbare Ergebnisse innerhalb von einigen Tagen. Natto, MDS forte und die Ionenbänder sorgen dafür, dass Venenschmerzen komplett verschwinden, weil das Blut besser fliesst.

Krebs: wir glauben, dass Krebs durch verschiedene Ursachen ausgelöst werden kann. Schlechter Schlafplatz, Elektrosmog, Umweltgifte, falsche Ernährung und seelische Aspekte.

können alle dafür verantwortlich sein. Wir haben hervorragende Rückmeldungen mit der Kombination von: Pinienpollen, Chaga, jap. Reiskleie, Graviola, Jackfrucht und Artemesia. Poly MVA ist ebenfalls sehr zu empfehlen preislich aber deutlich höher.

Magen-Darmprobleme: kann man eine seelische Ursache wie Nervosität, Unruhe, generelle unverdaute Probleme ausschliessen, dann ist meistens die falsche Ernährung der Grund für die Probleme. Sofortige Wirkung in bis jetzt allen Fällen ergibt das Trinken von Gardeniatee zusammen mit einem Teelöffel Energiemischung. Ebenfalls sehr zu empfehlen sind chamae Rose und MDS Forte.

Morbus Bechterew: Oft durch einen emotionalen Schock ausgelöst. Wir hoffen mit NEM und Gold eine deutliche Verbesserung hinzukriegen.

Morbus Crohn: verändern Sie ihr Enährung und sie werden sehr schnell gesund werden mit Schwefelwasser und MSM ergänzen. Ebenfalls geeignet Jackfrucht, Pinienpollen und Chaga.

MS, Multiple sclerose: wir können hier keine generellen Ratschläge gaben da unser erachtens 1: es viele Fehldiagnosen gibt und 2. der Grund für MS auf verschiedenen emotionalen wie körperlich Ebenen zu finden sein kann.

Nahrungsunverträglichkeit: meist durch Pilzbefalle ausgelöst, Pilz kur machen.

Nieren- und Leberschäden: Kupfer, Chamae Rose Leberkomplex, Zunderschwamm und andere Mineralien einnehmen.

Osteoprose-Knochenschwund: zuverlässige Resultate innerhalb von 1-3 Tagen mit NEM und Brasil Korallen. die ersten Tage doppelte Dosierung.

Parasiten: Aulterra, bei hartnäckigen Fällen Kupfer, Silber und Zink, Mind. 3 Esslöffel täglich bis die Parasiten verschwunden sind. auf keinen Fall zu früh aufhören. Mit starken Reaktionen ist zu rechnen. ev. mit Artemesia kombinieren.

Parkinson: neben scheinbar unlösbaren äusserer Probleme, welche zu innerer Unsicherheit führen, ist sicher die falsche Ernährung ein Hauptgrund. Ev. können Viren und Pilze auch mit verantwortlich sein. Energiemischung, Goldwasser und Etherium gold.

Parodontidits-Zahnfleischprobleme: Zahnwasser, chin. Kräutermischung, Silberwasser (Achtung kann Zähne verfärben), night time Zahnpasta und Handy cure.

Pilze: Pilze sind für zahlreiche gesundheitsprobleme verantwortlich, die bis zum völligen Kollaps des Organismus führen können. hautausschläge, magen-darm Probleme, Müdigkeit-abgeschlagenheit, Kopfweh, schwindel, fauler Mundgeruch, ev. MS und parkinsonähnliche phänome wären denkbar. Pilzkur: das radikalste mittel ist silberwasser in grossen mengen kann man mit sofortiger Wirkung rechnen. ebenfalls äusserst wirksam sind die Mineralien shungit und zeolith, sowie auch das chin. Antibiotikum. es lohnt sich ab und zu eine entpilzung durchzuführen. Pilze stellen eine sehr grosse Bedrohung dar, welche die Menschen von innen zersetzen können. Diese können zu zahlreichen Störungen des Organismus führen, welche schulmedizinisch kaum erkannt werden. Müdigkeit, Schwindel, Gelenkschmerzen, fauler Atem und zahlreiche Hautprobleme können darauf zurückgeführt werden. Blähungskur machen und äusserlich Silberlotion, Zeolithcreme einreiben.

Reizdarm: Schwefelwasser zeigt eine sofortige Wirkung, verzicht auf alle kohlesäurehaltigen Getränke, Kaffee, Nikotin, Alkohol und das befolgen unserer allgemeinen Ernährungsratschläge. siehe auch Morbos Crohn

Rheuma: Gelenk- und Weichteilrheuma werden sehr oft durch die falsche Ernährung ausgelöst. Schlechter Schlafplatz, Stress, Probleme mit dem Partner u.v.a.m können Auslöser dieser Phänomene sein. schlafen in den Bambus-Infrarotdecken, msm, Schwefelwasser und NEM zeigen sehr schnell und zuverlässig Wirkung. bei entzündlichen Prozessen noch das Protein plus dazu.

Schlaflosigkeit: Goldwasser, Etherium Gold, Turmalinprodukte oder super schlaf serum mit DHEA und Melatonin.

Thrombosen: Muschel-Kuhhorn- Ionenbänder, sowie Nattokinase und Pinienpollen sorgen dafür, dass das Blut leicht fliesst und sich die Blutplättchen nicht verklumpen.

Verbrennungen: Emuöl, Dermasolve, Mammutbaumcreme und MSM Lotion bringen Linderung.

Vergesslichkeit: Goldwasser und Etherium Gold.

Verstopfte Nase: Wattebausch in Silber tränken und in die Nasenlöcher führen. Dort einige Zeit verweilen. Handycure ist eine sehr gute Alternative bei Verstopfter Nase.Silberwasser, chamae Rose vor allem wenn mit viel Schleim verbunden. Die schnellsten Resultate hatten wir mit Handycure.

Verstopfung: Silber hochdosiert, 100 ml od. mehr aufs mal trinken, die Verstopfung sollte dadurch erledigt sein.
Chaga und Energiemischung als Aufbautherapie.

Wechseljahrbeschwerden: Pinienpollen, DHEA, Full spectrum und DNA RNA Spray sind Wachstumshormonstimulatoren, welche sehr zuverlässig wirken.

Zahnprobleme: Probiotisches Lächeln, Zahnwasser und Handycure bei Zahnwurzelentzündungen. Night time Zahnpasta zeigt sowohl bei kariösen Zähnen wie auch bei Zahnhalsproblemen sehr schnelle Resultate.

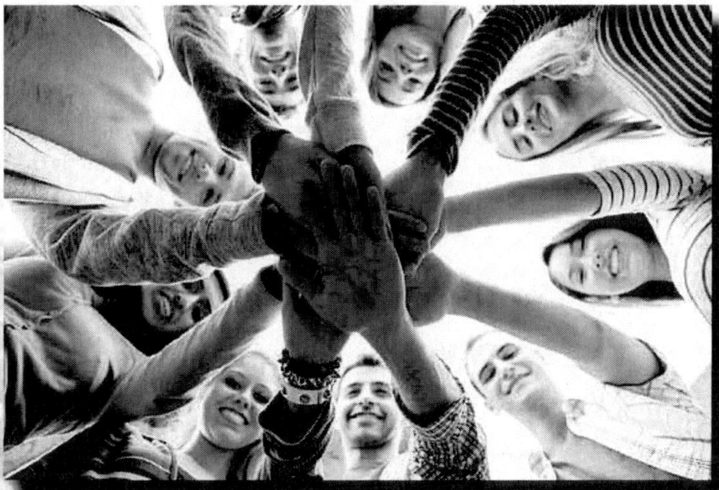

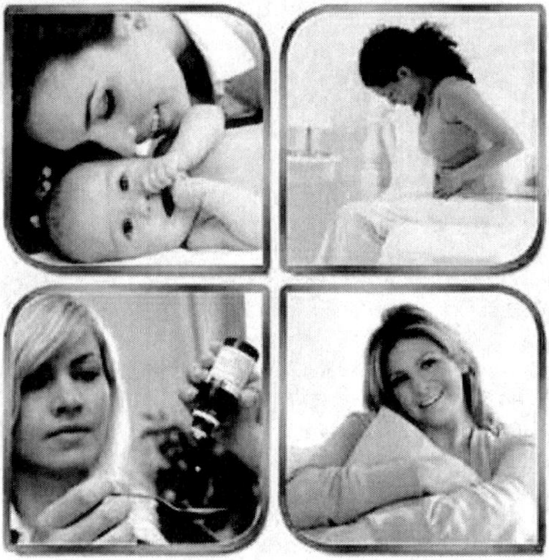